新しい医療モデルの創造を目指して

青森県立中央病院　編著

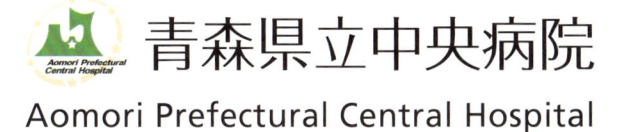

青森県立中央病院
Aomori Prefectural Central Hospital

バリューメディカル

病院長インタビュー

県民の健康を支え、
高度で安全な医療を提供
センター化が着実に成果をあげる

青森県立中央病院長（青森県病院事業管理者）　**吉田 茂昭**（よしだ しげあき）

青森県立中央病院が大きく生まれ変わりつつあります。
青森県民の健康を支え、高度で安全な医療を提供し、
患者中心の心あたたかな病院を目指すことを目標に、
日々、改革を続けているからです。
その旗振り役でもある吉田茂昭病院長に、これまでの改革実績、
さらに、今後進めていくべき課題などについて聞きました。

病院長インタビュー

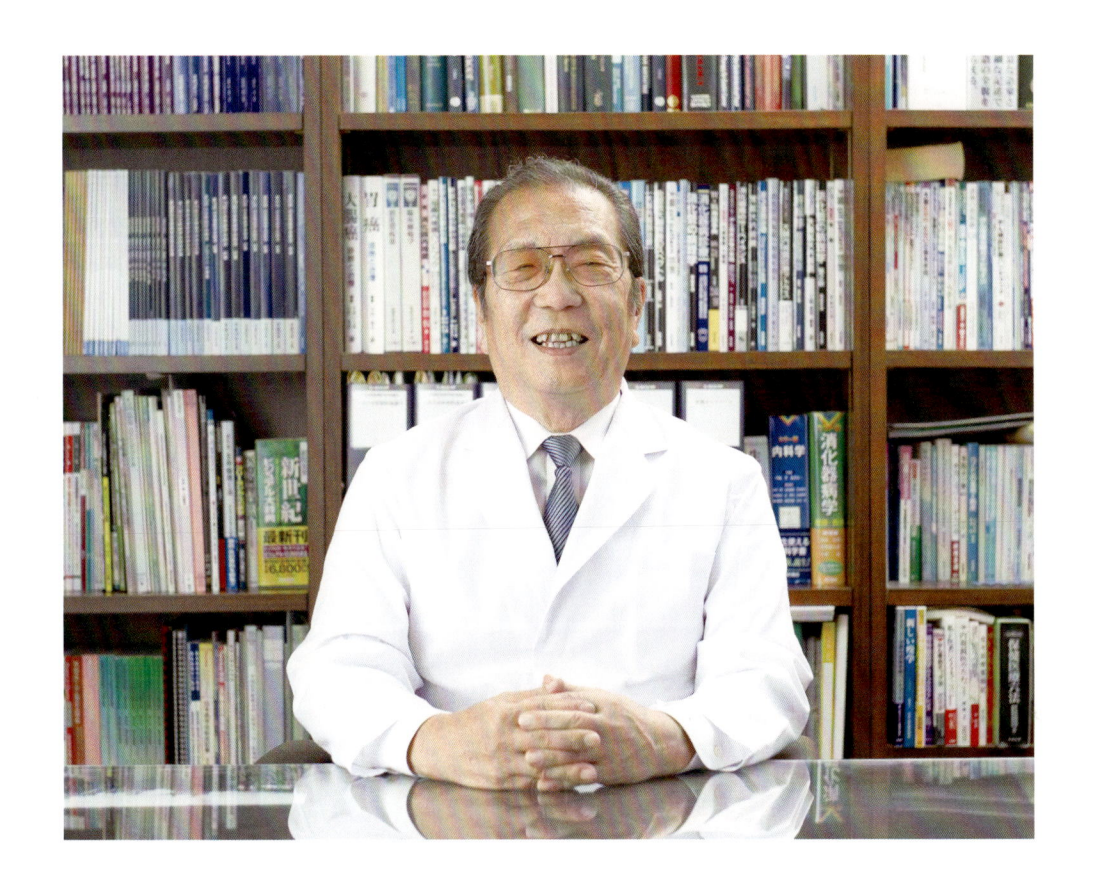

―青森県立中央病院と言えば「センター化」が、全国的にも注目されています

　2008（平成20）年4月に、まず「がん診療センター」「循環器センター」「脳神経センター」の三つのセンターを立ち上げました。次いで、2010年1月には「糖尿病センター」をスタートさせることで、4大疾病に対する拠点を確保しました。糖尿病センターの中には、眼科や皮膚科が入っています。これは眼科の8割、皮膚科の6割が網膜症や皮膚潰瘍（かいよう）などの糖尿病をベースとした患者さんだったためです。

　これまでの診療体制と言えば、とにかく縦割りが基本でしたが、センター化によって患者目線に立った体制に変革したいというのが、そもそもの考えでした。しかし、いざやってみると難しく、病棟を入れ替えることだけでもかなりの労力でした。とはいえ、実際に動き出してみると、診療の流れが実にスムーズに運ぶようになりました。組織や体制を変えることが、一種の創造力として院内に大きなインパクトを与えたのだろうと受け止めて

います。

　当初は、センター化と言ってもなかなか実現できないだろうと不安感もありました。私自身、国立がん研究センターからきて、いい意味で地域事情を知らなかったために、改革が可能だったのもかもしれません。「トータル」と「ディテール」という言語がありますが、スタッフと相談しながら、この両方を医療に求めることにしました。

　なお、現在は、特定診療部門にリウマチ膠原病内科や整形外科がありますが、将来は、再生医療や人工骨を応用した、運動器疾患センター的な機能の必要性も感じています。

―4疾病以外にも、県の医療計画の中核を占める5つの事業にも力を入れています

　5事業とは「救急医療」「災害時医療」「へき地医療」「周産期医療」「小児医療」のことを指します。

　既に開設されていた「総合周産期母子医療センター」に加え、小児医療では専門分化に対応するため、小児HCU（高度治療室）から小児精神科の領域まで含め、日常診療の幅を広げつつあります。そうは言っても、小児科医師の不足感はぬぐえませんし、まだまだ弱い側面があります。「小児センター」のようなものも視野に、これまで以上に力を入れていきたいと思います。

　また、2011年5月には救命救急センターの増改築工事の完成に伴い、八戸市立病院とともにドクターヘリの共同運航を開始しました。2012年10月以降は県内二機体制の発足によって、単独運航を担っています。このような活動基盤の整備強化により、救急医療だけでなく、災害時医療の拠点機能の充実も進めています。

　また、へき地医療についても、2010年度から自治医大卒業生の同院への配置替えに伴う、総合診療部の機能強化を図り、医療支援を行っています。

―医療提供のあり方にも変化が見られます

　これまでは、患者さんが一人の医師にすべてをゆだね、その信頼関係や人間関係に基づいて、さまざまな医療行為を受けるという、「院内完結型医療」を基本としていました。しかし最近は、医療の進歩に伴って、多くの治療が外来化してきたこともあり、患者さんが各医療施設の特色を上手に利用しながら、病態に合った診療を受けていく「地域完結型

医療」が望ましいシステムとして登場しています。

つまり、「高度である」ことと「広域であること」の両立が求められているわけです。一見、二律背反するとも思えますが、その両方を目指していかなければなりません。その意味で、当院が「4疾病5事業」に特化すればするほど、今まで以上に医療連携が重要度を増していくということになります。

―今後、青森県立中央病院が目指すところは何でしょうか

今や地域医療を担う施設間の意思疎通は不可欠となり、密接な連携なしに今後の医療は展望できません。より良質な医療の提供に向け、スタッフ一同、チーム医療の発展型として、さらに密接な医療連携の構築を目指しています。

言い替えれば、医師個人ではなく、医療スタッフを含めたグループ診療が重要と言えます。院内だけでなく、病診連携でも言えることです。よく病診連携や「パス」などは面倒だと言われることがありますが、閉鎖的な考えを取り払い、医療スタッフの協力を得ながら地域全体で診ることの重要性を唱え続けることが大切です。

現在、国では税と社会保障の一体改革の中、さまざまな施策を打ち出しています。今までと同じような医療をしていたのでは、地域の医療制度は持ちません。高齢化、在宅化に積極的に対応することが重要です。地域完結型医療に向けて、紹介率も逆紹介率も高めていく必要があります。紹介率8割、逆紹介率9割を目標にしたいと思っています。県民あっての青森県立中央病院です。県民の方々に身近に感じていただき、地域で診ることの意義を分かっていただく必要性もあります。

古い話になりますが、2005年に病院改革プランが緒に就いた際、私自身も県外から改革メンバーの一人として、ロードマップづくりなどに参画しました。当時、思い描いていた将来像は、関係機関のご支援、ご協力を賜り、着実に実現しつつあります。今後とも青森県民の医療施設として、日夜努力する所存ですので、県民の皆様からのさまざまな意見や提言などをいただければと思っています。

2015年7月

もくじ

病院長インタビュー

県民の健康を支え、高度で安全な医療を提供。センター化が着実に成果をあげる
　青森県立中央病院院長(青森県病院事業管理者)　吉田 茂昭 ・・・・・・・・・・・・・・・・・・・・・・・・・・・・・・・・・・・ 2

クローズアップ——青森県立中央病院の高度で安全な医療 ・・・・・・ 17

クローズアップ 1　がん診療センター　　　　　　　　　　　　　　　18

年間に2000人が受診。集学的、全人的ながん治療
　副院長・がん診療センター長　森田 隆幸 ・・・ 18

診療専門部署「企画室」を新設。広報活動、がん登録に力注ぐ
　がん診療センター企画監　佐々木 宏一 ・・ 20

内視鏡治療のスペシャリスト。大腸がんのESD施行数も大幅増
　消化器内科副部長　花畑 憲洋 ・・・ 22

肺がん手術の大半に胸腔鏡手術導入。創も小さく、入院日数も短縮
　呼吸器外科部長　佐藤 伸之 ・・ 24

乳房の形を美しく残す最新手術。多くの選択肢がある乳がん医療
　外科副部長　橋本 直樹 ・・・ 26

前立腺がん手術に大きな効果。ロボット支援で体にやさしい(低侵襲)手術
　泌尿器科副部長　小笠原 賢 ・・・ 28

直腸がんの機能温存手術。括約筋間切除(ISR)を取り入れる
　外科部長　西川 晋右 ・・・ 30

新しい医療モデルの創造を目指して——青森県立中央病院

東北最大規模の無菌室を完備。北日本を代表する造血幹細胞移植の専門施設	
血液内科部長　久保 恒明	32

IMRTなどの高精度放射線治療。がん治療に最新技術を応用	
腫瘍放射線科部長　横内 順一	34

安全性の高い外来化学療法。「レジメン」管理で情報の共有化	
消化器内科部長　棟方 正樹	36

「痛み」で困っていることがない——がん患者の痛み治療のゴール	
緩和医療科部長　前任／的場 元弘、後任／太田 智裕	38

腫瘍心療科を新設し、入院がん患者を心理的サポート	
腫瘍心療科部長　鈴木 克治	40

クローズアップ 2　循環器センター　42

心臓のあらゆる疾患に対して、安全で、最高の医療を24時間体制で提供	
副院長・循環器センター長　藤野 安弘	42

24時間体制で専門医が待機。カテーテル使用の冠動脈ステント留置術	
前循環器科副部長　横田 貴志	44

頻脈性不整脈の根治的治療に、カテーテルアブレーションが有効	
循環器科副部長　大和田 真玄	46

病棟内に専用の心臓リハビリ室。「急性期」からの実践も推進	
前心大血管リハビリテーション科部長　齊藤 元太　心臓リハビリテーション指導士　石井 玲	48

冠動脈バイパス手術で、狭心症患者の「生活の質」向上に効果
心臓血管外科部長　永谷 公一 ……………………………………………………………… 50

高齢化で増え続ける心臓弁膜症。治療法には弁形成術と弁置換術
心臓血管外科部長　永谷 公一 ……………………………………………………………… 52

ステントグラフト治療は県内最多。ハイブリッド手術併用で大動脈瘤治療の救命率アップ
心臓血管外科部長　永谷 公一 ……………………………………………………………… 54

クローズアップ 3　脳神経センター　56

脳神経外科の全般にわたって最新・最高の医療を提供
脳神経センター長　佐々木 達也 ……………………………………………………………… 56

脳卒中ケアユニット（SCU）を新設し、急性期患者の治療に貢献
脳卒中ケアユニット部長　布村 仁一 ………………………………………………………… 58

体にやさしい神経血管内治療。さらに確実な治療適応決定、治療が可能に
神経血管内治療部部長　緑川 宏 ……………………………………………………………… 60

大きく進歩した神経内視鏡手術。脳内血腫除去術などに貢献
脳神経外科副部長　昆 博之 …………………………………………………………………… 62

神経難病ネットワークを構築。ALS患者などを在宅で看護
神経内科部長　冨山 誠彦 ……………………………………………………………………… 64

認知症連携パスの試行的運用。診断後、治療方針添え「逆紹介」
神経内科部長　冨山 誠彦　神経内科副部長　新井 陽 ………………………………… 66

新しい医療モデルの創造を目指して──青森県立中央病院

クリッピング術後の合併症対策に術中モニタリングが有用	
脳神経センター長　佐々木 達也	68

クローズアップ 4　糖尿病センター　70

糖尿病の患者教育と合併症対策を推進。未然予防、早期診断、専門的治療に力注ぐ	
糖尿病センター長　小川 吉司	70

検査入院で皮膚病変をスクリーニング。内科と連携しながら効率的な治療	
皮膚科部長　原田 研	72

わずかな傷で手術、最新25G（ゲージ）システム導入。術後の回復も早い糖尿病網膜症の硝子体手術	
糖尿病センター副センター長・眼科部長　櫻庭 知己	74

透析予防の指導外来をスタート。定期検査で早期発見、適切な治療	
内分泌内科部長　田澤 康明	76

目指そう「7割」の目標値。合併症回避のために糖尿病教室に力注ぐ	
糖尿病センター長　小川 吉司	78

CGMによる良質な血糖コントロール。「点」から「線」への管理に	
糖尿病センター長　小川 吉司	80

クローズアップ 5　総合周産期母子医療センター　82

リスクの高い新生児を集約。集中治療で死亡率を改善	
総合周産期母子医療センター長　尾﨑 浩士	82

青森県内唯一のMFICU施設。ハイリスクな症例が集まる
産科部長　尾﨑 浩士　母性看護専門看護師　八嶋 三由紀 ………………………………… 84

国内トップクラスのNICU実績。治療技術の高度化と人材育成が奏功
新生児科部長　網塚 貴介 …………………………………………………………………… 86

クローズアップ 6　救命救急センター　　88

三次救急と総合診療の一体的運用。県民の多様なニーズに対応する
救命救急センター長　前任／大西 基喜、後任／花田 裕之 ………………………………… 88

ドクターヘリは現場から治療を開始。救急医療の地域格差是正のために尽力
救急部部長　齋藤 兄治 ……………………………………………………………………… 90

外傷診療チームを組織し、生命を脅かす重傷外傷と闘う
救急部副部長　石澤 義也 …………………………………………………………………… 92

院内のケアの質を高めるために、縁の下の力持ちに徹する総合診療部
総合診療部部長　葛西 智徳 ………………………………………………………………… 94

生活習慣病をターゲットに「メディコトリム」推進。メタボも大幅に改善
医療管理監　小野 正人 ……………………………………………………………………… 96

クローズアップ 7　特定診療部門　　98

7つの診療科で構成。各診療センターと連携診療
特定診療部門長　竹森 弘光 ………………………………………………………………… 98

新しい医療モデルの創造を目指して――青森県立中央病院

「臨床的寛解」を実現する。生物学的製剤によるリウマチ治療の一大変革
リウマチ膠原病内科部長　竹森 弘光 ……………………………………………………… 100

「二人の主治医がいる安心」。リウマチの地域医療連携を目指す
リウマチ膠原病内科部長　竹森 弘光 ……………………………………………………… 102

リウマチ診療に関節エコー検査。体への負担も少なく、簡便で低コスト
リウマチ膠原病内科副部長　金澤 洋 ……………………………………………………… 104

食物アレルギーの専門家集団。苦しみからの解放にさまざまな療法を駆使
小児科副部長　會田 久美子 ………………………………………………………………… 106

「過多月経」の患者に朗報。子宮内膜アブレーション療法
産婦人科部長　森川 晶子 …………………………………………………………………… 110

全国的にも著しい成果を見せる。大腿骨頸部骨折の地域連携パス
整形外科部長　伊藤 淳二 …………………………………………………………………… 112

クローズアップ 8　中央診療部門　114

「縁の下の力持ち」的な存在。診療を支えるプロフェッショナル集団
中央診療部門長　立花 直樹 ………………………………………………………………… 114

MRI棟を新設、3台体制に。東北地方トップレベル
放射線部部長　前任／場崎 潔、後任／澁谷 剛一　放射線部副技師長　佐藤 兼也 …… 116

バーチャルスライド技術を導入。組織像をコンピューターで観察
病理部技師長　檜山 美佐江 ………………………………………………………………… 118

血液疾患の診療を支える血液検査。「末梢血液像」で病変を探る	
臨床検査・輸血部主幹専門員　寺澤 儀男	120

化学療法で使用する抗がん剤注射。安全かつ適正に薬剤師が調製	
薬剤部薬剤指導監　山本 章二	122

造血幹細胞移植を支える。採取における臨床工学技士の技術力	
臨床工学部主査　菅原 幸治	124

患者への栄養食事指導を通して、チーム医療の一翼を担う	
栄養管理部　前任／蝦名 悦子技師長、後任／菊地 祥子主査	126

クローズアップ 9　看護部　128

6つの看護班に看護要員853人。24時間365日体制で看護	
看護部部長　三上 紀子	128

看護師の専門を生かした相談外来。外来・病棟一貫看護体制取り入れる	
看護部部長　三上 紀子	130

24人の認定・専門看護師。スペシャリストとして活躍	
乳がん看護認定看護師　成田 富美子　新生児集中ケア認定看護師　溝江 和佳子	132

院内の医療安全情報を迅速に把握。対策強化で「安全文化」の醸成図る	
医療安全管理室・主幹看護師　渡部 稲子	134

チーム医療で質の高い感染管理	
感染管理室・感染管理認定看護師　赤平 恵美	136

新しい医療モデルの創造を目指して──青森県立中央病院

看護師による「リスク判定」。病院全体で栄養管理を（経口、経管、経静脈）
5階東病棟・主幹看護師　赤平 敦子 …………………………………………………… 138

サポートチームとして人工呼吸器管理。離床への意識も高まる
集中治療部・主任看護師　伊藤 伸子 …………………………………………………… 140

褥瘡対策チームを多職種で編成。多職種と協同で褥瘡対策を行う
看護管理室・主任看護師　斉藤 朱美 …………………………………………………… 142

がん患者の「痛みからの解放」に向けた取り組み
看護管理室・主任看護師　山下 慈 ……………………………………………………… 144

放射線治療現場に看護師を配置。副作用の状況を把握、適切に対処
腫瘍放射線科・看護専門官（主幹看護師）　鈴木 恵里子 ……………………………… 146

「リンパ浮腫看護外来」で手厚く治療。外来のリンパドレナージも増加傾向
外来看護班・看護指導監　越後 雅子 …………………………………………………… 148

高まる看護専門外来の重要性。がん看護専門外来などの開設も準備
外来看護班・看護指導監　越後 雅子 …………………………………………………… 150

看護師集団の人材育成のため、「レベル」を設け段階的に教育
看護管理室　前任／松田 一子（現、5階西病棟・看護師長）、後任／古跡 千里子（看護師長） ……………… 152

クローズアップ 10　医療連携部　154

「いつでも」「どこでも」耳を傾け、院内の患者サポート体制を構築
医療連携部次長　前任／柿崎 紀子（現、4階南病棟・看護指導監）、後任／斎藤 智恵（総括主幹看護師） ……………… 154

クローズアップ 11　医療情報部　156

増える「ドクターズクラーク」。医師の負担減に大きな貢献、患者にもメリット
医療情報部次長　村上 成明 ……………………………………………………………… 156

日々進歩する医療情報システム。電子カルテ情報の活用、他施設展開できる汎用型を目指す
医療情報部主査　三浦 浩紀 ……………………………………………………………… 158

COLUMN　心あたたかな病院　162

受付案内から荷物の運搬まで。患者さんを支えています──院内ボランティア
ボランティア　須原 通知子さん ………………………………………………………… 162

院内保育所「ゆりかご」を復活。医療スタッフの職場環境充実に努めています
経営企画室・総括主幹　早坂 佳子 ……………………………………………………… 164

病院案内 ── 県民の健康を支える　167

病院の理念、基本方針、患者さんの権利 ………………………………………………… 168

病院の概要 …………………………………………………………………………………… 169

主な沿革 ……………………………………………………………………………………… 170

組織図 ………………………………………………………………………………………… 171

外来受診までの手続き ……………………………………………………………………… 172

院内案内図 …………………………………………………………………………………… 174

交通のご案内 ………………………………………………………………………………… 178

新しい医療モデルの創造を目指して──青森県立中央病院

敷地内平面図、当院へのアクセス ･･･ **180**

索引 ･･ **181**

＊所属名、役職は 2015 年 5 月 1 日現在のものです。
＊2015 年 4 月 1 日の異動により、前任・後任を併記している項目もあります。本文は前任者の氏名としています。

Aomori Prefectural Central Hospital クローズアップ

青森県立中央病院の高度で安全な医療

クローズアップ 1 がん診療センター

年間に2000人が受診
集学的、全人的ながん治療

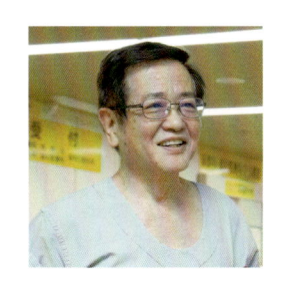

副院長・がん診療センター長
もりた たかゆき
森田 隆幸

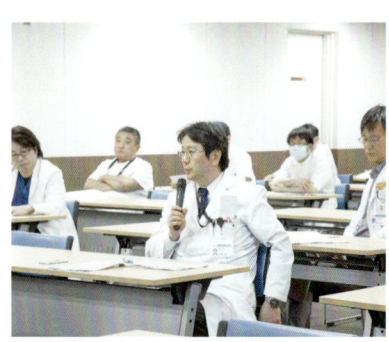

がん診療センター管理会

がん診療連携拠点病院としてセンター化

「病院の中にもう一つ病院ができたようなものでした」。がん診療センターの森田隆幸センター長は、こう振り返る。2008（平成20）年、都道府県がん診療連携拠点病院として開設した。当初、年間1500人だった患者は、その後増え続け、今では年間2000人が受診している。

青森県は平均寿命が低く全国でも「短命県」として知られている。がんによる死亡率の高いことが影響していると言える。その理由を「がんがかなり進行してから受診する患者が多いため」と森田センター長は分析する。さらに、一人の患者が複数のがんにかかる「重複がん」が多いのも特徴だ。

センター化して力を入れたのは、がん患者の登録である。どの部位のがん患者が多いのか、院内で独自のデータを集めた。記録を元に、県民意識の高揚に努めてきた。将来的には、予後（回復経過）や進行度までもホームページ上で分かるように充実していきたいと言う。

こうした取り組みによって青森市や八戸、弘前などの医療圏をはじめ、これまで以上に県内全域から患者が訪れるようになった。「患者さん自身がインターネットで青森県立中央病院を調べ、かか

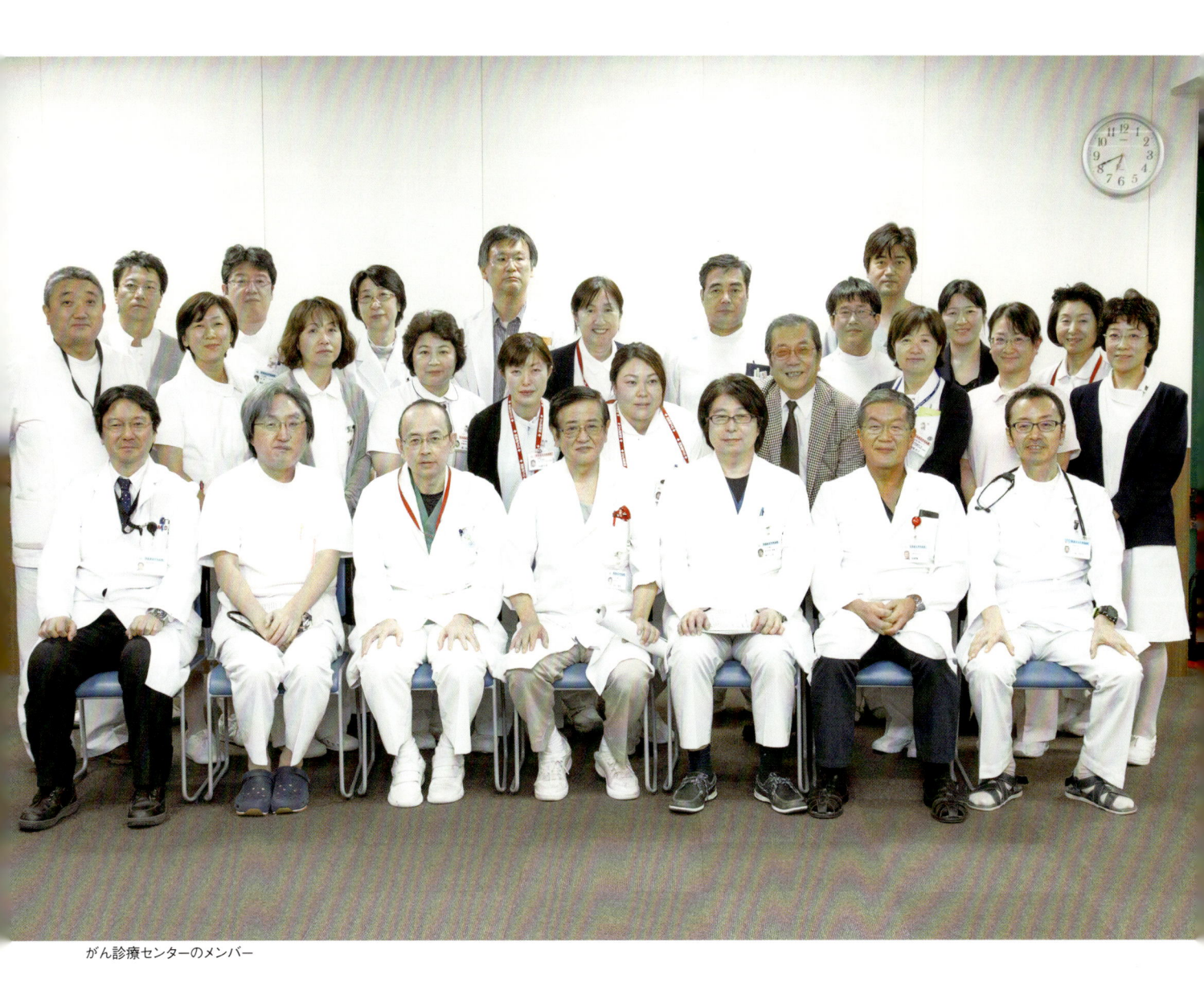

がん診療センターのメンバー

地域完結型の連携医療を展開

　同センターは、がん治療を担う消化器内科、血液内科、呼吸器内科、呼吸器外科、外科、泌尿器科、耳鼻咽喉科・頭頸部外科、腫瘍放射線科、歯科口腔外科、緩和医療科、腫瘍心療科による連携組織から成る。

　患者の期待に応えるため、診療技術の向上や手術治療、抗がん剤治療、放射線治療、緩和ケアなど、治療と同時にケア向上に努めている。特に、医師だけでなく多面的な専門分野のスタッフによるサポート体制が充実し、QOL（生活の質）を上げるために、心のケア、口腔ケア、リハビリにも積極的に取り組んでいる。「単にがんが治るだけでなく、仕事に戻ることができるなど社会復帰の支援も重要だ」と力説する。

　地域がん連携パスを取り入れた地域連結型の連携医療も積極的に展開している。「依然として、進行がんの患者さんも多いものの、がん患者さんの早期発見が増えてきた。県民の意識が向上した一つの表れ」と受け止めている。さらにチーム医療の充実を図り、集学的、全人的ながん治療を展開する。

りつけ医に紹介状を書いてもらって来られるケースもある」と言う。

19

クローズアップ 1

診療専門部署「企画室」を新設
広報活動、がん登録に力注ぐ

がん診療センター企画監　佐々木 宏一（ささき こういち）

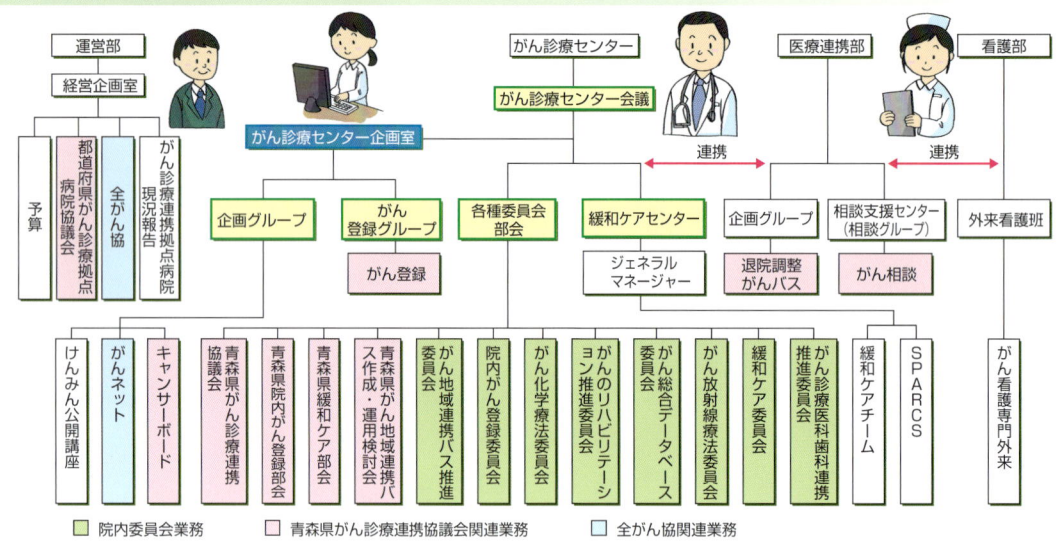

がん診療センターの組織および院内組織関連図

2014年度から緩和ケアセンターの看板も

　ここに、青森県立中央病院のがん診療センターの組織図がある。同センターのすぐ下に、「がん診療センター会議」とある。医師たち構成員は49人。年5回の会議が開かれ、センターの運営方針を決定する。このほか、数多くの委員会などが記されている。これらの組織を事務的な面から取りまとめているのが「がん診療センター企画室」である。職員は7人だ。

　企画室を設置したのは2011（平成23）年。同センターが2008年に設置されてから3年後だ。設置以前は専用部屋もなく、運営部に所属する経営企画室で、院内全体の事務の一部として担当していた。「がん診療施設としての当院の認知度が高まり、いっそう充実した啓発活動などを行うために新設した。私たちの役割は、がん拠点病院としての下支えだ」と佐々木宏一企画監は話す。

　当初は企画グループだけだったが、2013年度からは、がん登録グループも設けたほか、緩和ケアセンターの看板も2014年度から掲げている。

「けんみん公開講座」も毎年開催

　企画グループが担っている主な仕事の一つが「けんみん公開講座」である。2014年9月20日、青森市内のホテルで「青森県のがんを知ろう──がんの疫学──」をテーマに開催した。「がんを遠ざける」生活習慣の具体的な方法について、国立がん研究センターの専門医が分かりやすく説明した。

　前の年には「乳がん体験から学んだこと」と題した基調講演の後「がん診療に求めるもの」をテーマにトークセッションを開いた。このほか「がん時代を生き抜く」「がんを学ぼう」などをテーマに年1回開いている。質問ブースも設けられ、毎回多くの県民が詰めかけている。

　院内外の医療関係者を対象にした「キャンサーボード」と言う講演会も開催している。2014年度は5回。「がん医療におけるリハビリテーションの役割」「がん患者の心のケア」などのテーマだ。医師や看護師のほか、チーム医療に携わる「コメディカル」と呼ばれる検査技師・放射線技師・薬剤師・理学療法士・栄養士たちも参加、質の高いがん医

クローズアップ 1 がん診療センター

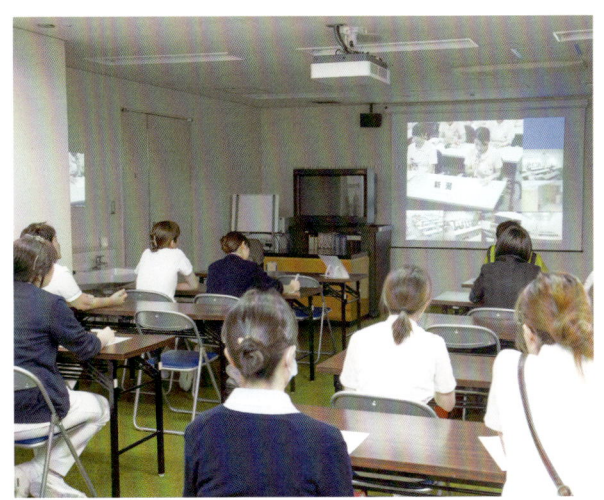

テレビ会議による多地点テレビカンファレンス（がんネット）

療の提供を目的に、研さんを積んでいる。

さらに、がんネットと呼ばれる全国のがん拠点病院との「多地点テレビカンファレンス」も、企画グループが担当している。拠点病院同士で多地点テレビ会議システムを用いて、月3回、定期的に症例報告などの研修を行っている。

がん登録は年間約2000件を超える

もう一つの柱が、がん登録グループによるがん登録作業だ。専従の職員3人が担当している。がん登録の新規登録は、年間約2000件。青森県立中央病院を受診し、がんと診断された患者はすべて登録の対象である。県内のがん診療連携拠点病院6施設で年間約7000件に上る。

「がん登録に参加している医療機関は、まだ限られているため、実数はもっと多いはずだ。参加する医療機関を増やしていきたい」と佐々木企画監。同院分だけでも、これまで約2万3千件を登録。生存率が重要になるため、予後の追跡調査も行っている。

がん診療センター会議の下部組織には、多くの専門委員会がある。がん放射線療法委員会、がんのリハビリテーション推進委員会、緩和ケア委員会、がん化学療法委員会などである。医療連携部などの関係部署とも連携しながら、集学的な治療の確立と向上を図っている。

「がん診療に関して、院内の体制をここまできちんと構築した病院は少ない」と佐々木企画監。「今後は、超高齢社会が進展するなかで、がん患者の在宅医療が増えることが予想される。がんの拠点病院として取り組みを強化していきたい」と言う。

「『がんを知り、がんと向き合い、がんを乗り越えられる社会』の実現を目指して」。これは、青森県が2013年に策定した「第二期青森県がん対策推進計画」のキャッチフレーズだ。青森県のがん医療の中核を担う青森県立中央病院のがん診療センター。企画室も側面からバックアップしている。

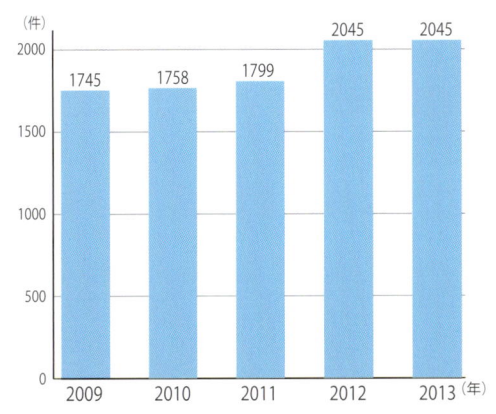

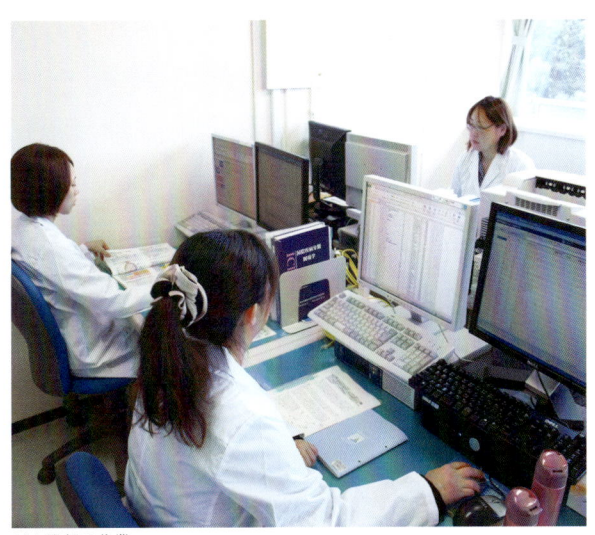

年	件数
2009	1745
2010	1758
2011	1799
2012	2045
2013	2045

院内がん登録の年代別登録数

がん登録の作業

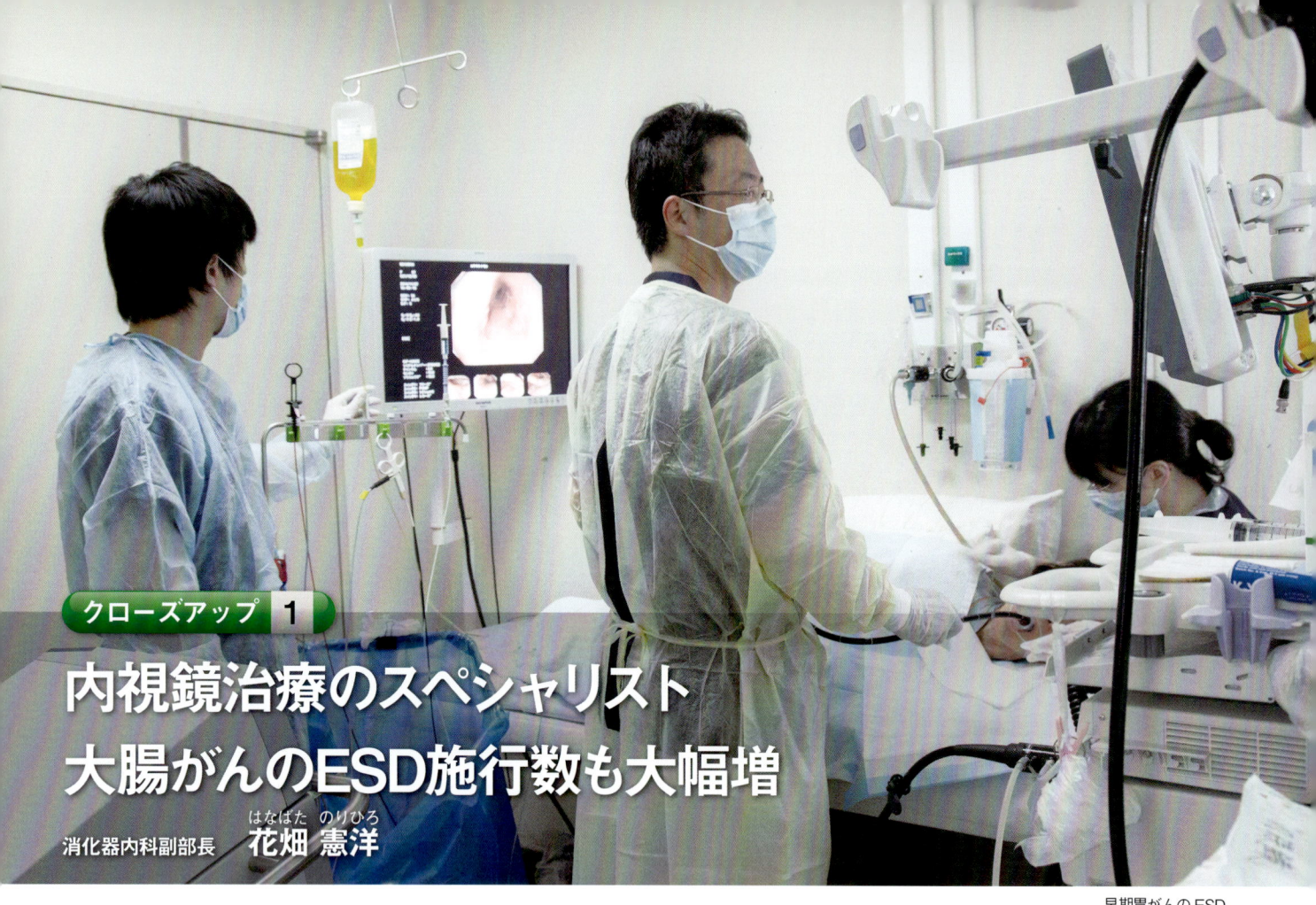

クローズアップ 1

内視鏡治療のスペシャリスト
大腸がんのESD施行数も大幅増

消化器内科副部長　花畑 憲洋（はなばた のりひろ）

早期胃がんのESD

年間100件、出血や穿孔に留意

「食道から大腸まで、内視鏡治療の適応症例があれば、積極的に行う」。こう語るのは、消化器内科の花畑憲洋副部長である。2014（平成26）年4月、青森県立中央病院に赴任した。内視鏡の治療のスペシャリスト。前任地の弘前大学医学部附属病院では、多くの内視鏡的粘膜下層剥離術（ESD）を手掛けてきた。

現在、多くのESD治療を行っているのは早期大腸がんである。同年6月に10件、1年間で100件程度になるが、それまで同院ではほとんど実施していなかった。弘前大学医学部附属病院でも年間80～100件の実績がある。

大腸がんのESD治療では、大腸の壁は薄く、カメラの操作が難しいため、穴も開きやすく、出血しやすい。便汁があるために、臓器に穴の開く穿孔になれば腹膜炎を起こしやすい。また長くてヒダが多く屈曲している。とりわけS状結腸や横行結腸など曲がりの多い部位などでは、大変難度の高い技術が求められる。

それだけに、豊富な経験と手技が要求される。あらかじめ、内視鏡でがんと推定されるケースが対象で、大きさが2cmを超えるものに対して行う。それより小さい場合は、通常の大腸ポリープの手術と同じ方法を取っている。

病変を持ち上げ、ナイフで剥離

治療の手順を紹介すると――。

注射針で粘膜下層に生理食塩水やヒアルロン酸ナトリウムを局所注入し、病変を持ち上げることで、固有筋層との間に距離をつくる。粘膜面を切

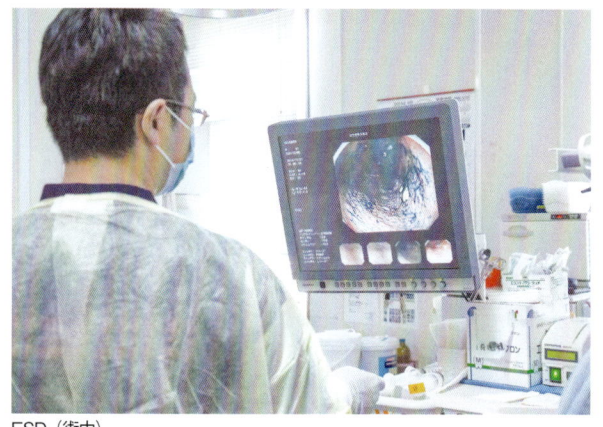

ESD（術中）

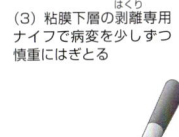

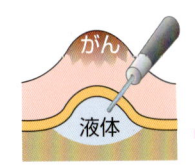

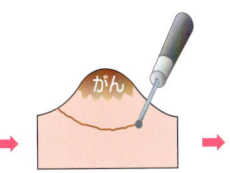

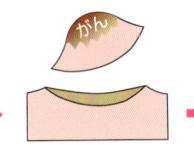

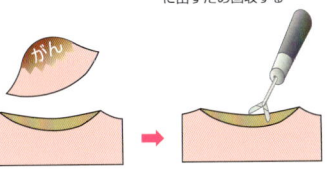

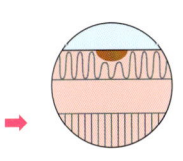

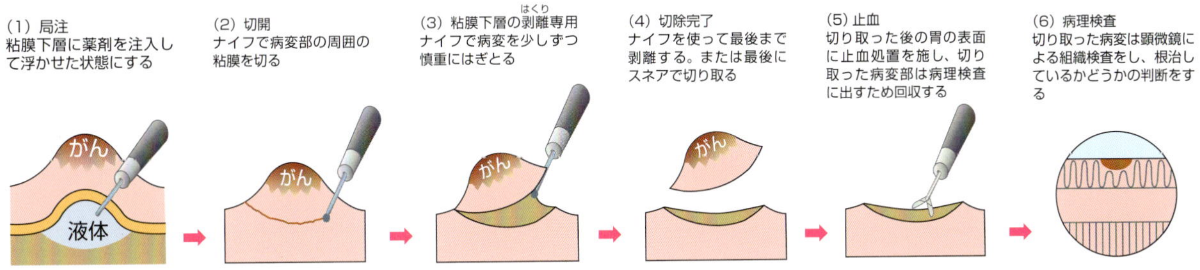

クローズアップ 1　がん診療センター

(1) 局注　粘膜下層に薬剤を注入して浮かせた状態にする
(2) 切開　ナイフで病変部の周囲の粘膜を切る
(3) 粘膜下層の剥離専用ナイフで病変を少しずつ慎重にはぎとる
(4) 切除完了　ナイフを使って最後まで剥離する。または最後にスネアで切り取る
(5) 止血　切り取った後の胃の表面に止血処置を施し、切り取った病変部は病理検査に出すため回収する
(6) 病理検査　切り取った病変は顕微鏡による組織検査をし、根治しているかどうかの判断をする

大腸がんの内視鏡的粘膜下層剥離術〈ESD〉

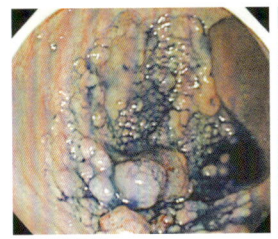

早期直腸がん 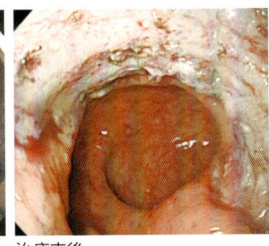　　治療直後 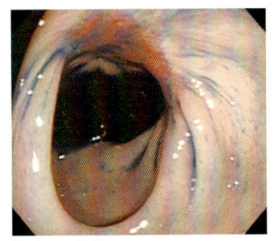　　治療3か月後

開し、その隙間からフックナイフで少しずつ剥離する。粘膜下層内を走る血管を、出血しないように丁寧に切り離す。

切除してできた潰瘍部の血管を凝固し、止血する。回収した標本を病理診断に出し、治療効果を判定する。患者にとって体に負担の少ない治療法で、治療の前日に入院し、計5～6日間で退院できる。

大腸ESDは、2012年4月、保険適用となった。病変のすぐ下の粘膜下層を直接剥離する手技だ。これまでは内視鏡による摘除対象となる早期がんでも、その大きさのために外科手術を選択せざるを得ない場合もあった。体にメスを入れることから合併症を起こすリスクがあり、ESDに比べると、そのリスクの割合は確実に高かった。

早期がんに対して、内視鏡治療を行うか外科手術を行うかどうかを判断する際、重要なのは根治性と安全性だ。2cmを超える早期がんに、大腸ESDを行うかどうかは、病変の浸潤度で判定する。粘膜下層浅層までの浸潤であれば、転移の可能性は低いため内視鏡で摘除すれば完治となる。

小腸カプセル内視鏡も導入

内視鏡治療には、内視鏡的粘膜切除術（EMR）と内視鏡的粘膜下層剥離術（ESD）がある。EMRはスネアと呼ばれる円形状のワイヤを使って切除する方法だ。大腸がん手術で、ESDを取り入れている施設は少ない。その意味でも、同院のESDによる大腸がん手術は、先駆的と言える。「EMRによる直腸がん手術を行った患者が再発したため、ESDを取り入れ再治療したケースもある」と花畑副部長。

胃がんの場合、ESDはすでに標準治療となるほど浸透している。手術方法は大腸がんと同じだが、病変の周辺に切り取る範囲の目印をつける「マーキング」が必要だ。胃袋を切除し、縫い合わせた部位に再発した患者に対して、機能温存を重視しESDを行うケースもある。胃がんのESDは月間8件、食道がんも月間1～2件の手術を行っている。

さらに、小腸の病変にも力を入れている。バルーン内視鏡に加えて、カプセル内視鏡による検査、観察もその一つだ。2014年4月以降、2か月で5～6件行い、年間30件の施術を予定している。

「今後は、十二指腸の乳頭部切除のほか、耳鼻科と合同による咽頭がんのESD、さらにはGISTと呼ばれる胃の粘膜下腫瘍を、腹腔鏡と内視鏡を使った合同手術で行いたい」と花畑副部長は話す。

内視鏡治療は、病変まで直接アプローチできる方法の一つである。体に負担の少ない内視鏡治療ができる状態で、がんを発見することが大切だ。そのためには、検診や内視鏡検査がより重要になってくる。

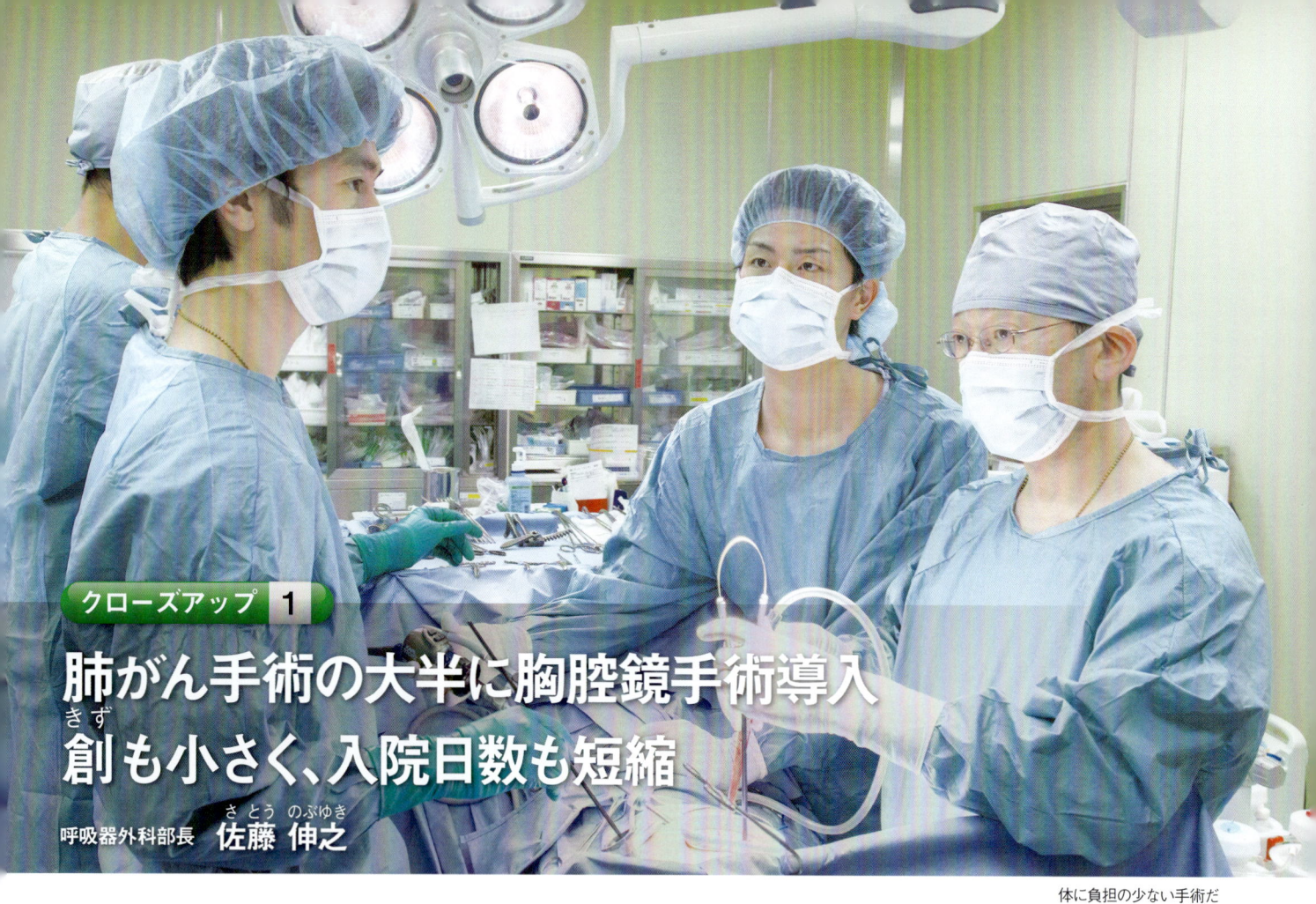

クローズアップ 1
肺がん手術の大半に胸腔鏡手術導入
創も小さく、入院日数も短縮

呼吸器外科部長　佐藤 伸之(さとう のぶゆき)

体に負担の少ない手術だ

■「カメラ孔」「操作孔」に「小開胸」

「肺がんの手術について当院では、ほとんどの場合、開胸を選択せず、胸腔鏡手術(きょうくうきょうしゅじゅつ)で行っている。合併症が増えることもなく、患者さんにとってやさしい手術方法だから」と話すのは呼吸器外科の佐藤伸之部長だ。青森県立中央病院では年間80～100例の肺がん手術を行っているが、その約90％を胸腔鏡で行っている。残る10例も何らかの形で、カメラを使用している。

胸腔鏡手術の手順を説明すると──。

まず、内部をカメラでのぞくための「カメラ孔」を開ける。直径5mmほどの大きさだ。次に、実際に肺を取り出す部分の「小開胸」をする。長さは5～6cm程度だ。切る場所は、肺がんの場所によって異なる。肺葉(はいよう)は5つあって、右は上葉(じょうよう)、中葉(ちゅうよう)、下葉(かよう)、左は上葉、下葉。切除の場合は袋ごとブロック単位で取るのが通常だ。このため、上葉ならば脇の下を、下葉なら肩甲骨の下を切り開く。最後に、乳首の下あたりに、12mm程度の助手用の「操作孔」を開ける。

小開胸の場合は、できるだけ筋肉を切らずに分ける。肩甲骨の下は、筋肉をはがしながら避ける。脇の下は筋束にそって分ける。こうした方法で筋肉はできるだけ温存する。

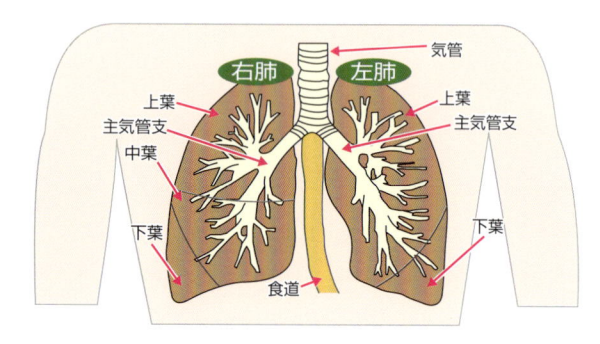

胸の中に細い筒状のカメラを入れてモニターを見ながら行う。この際、肺葉の切除と同時に、がんの転移の有無にかかわらず、周辺のリンパ節をすべて切除する郭清(かくせい)も行う。取り残しがないように、しかも神経を傷つけないように留意する。同時にリンパ節への転移の有無を確定する。

肺と周辺の臓器

■ 手術時間は2時間、少ない出血量

「気管支、肺動脈、静脈の処理ができれば、切

除は可能だ。がんが中枢に近いほど、処理は難しくなる」と佐藤部長。気管支、血管は金属のホッチキス（自動縫合器）で閉じる。手術時間は2時間程度と開胸に比べ大幅に短い。出血量も少なく、50ml以下のこともある。

「開胸も胸腔鏡手術も基本的には同じ。がんをきちんと取りきることが重要で、その手技が異なるだけ。痛みが軽いとか、創が目立たないとか、入院期間が短縮できるなど、胸腔鏡手術の利点は多い」と佐藤部長。実際に、手術の2日後から歩くことができ、入院期間もほぼ1週間と短い。

安全性についても、カメラを近づけ、テレビモニターに十分拡大することで、医師間で情報が共有できる。このため、開胸よりも繊細な手技が可能になる。

しかしながら、胸腔内に癒着があったり、炎症が強かったりすると手術時間が長くなることもある。場合によっては、胸腔鏡手術で進めても、上下に創を広げ開胸手術に変更するケースもある。

非小細胞肺がんのⅠ・Ⅱ期が手術対象

肺がんには、小細胞肺がんと非小細胞肺がん（腺がん、扁平上皮がん、大細胞がん）がある。小細胞がんは肺がんの約15％を占める。リンパ節転移や遠隔転移のケースも多く、化学療法や放射線治療が主な治療方法だ。初期の場合に限り手術を行うが、まれなケースと言える。

一方、非小細胞肺がんは、ある程度の進行期までは手術が可能だ。腫瘍の大きさが7cm以下で、リンパ節転移も腫瘍のある肺の付け根にとどまり、遠隔転移がないⅠ期、Ⅱ期までは5年生存率が高い。しかし、リンパ節転移のあるⅢ期になると、成績はかなり落ちる。抗がん剤や放射線治療を組み合わせて、がんをコントロールした後に、手術をするケースもある。

肺の部分切除もある。高齢の人で、重度な肺気腫などで肺機能が十分でない場合に行う。一方、小型の肺がんに対しては、根治的な肺の区域除去を選択することもある。

同院で、肺がんの胸腔鏡手術を始めたのは、2000（平成14）年頃からだ。トップランナーとは言えなかったが、その件数も順次増やしていった。化学療法との組み合わせにも力を入れ、これまで胸腔鏡手術が困難だった事例も、少しずつ可能になった。

佐藤部長は「今後は、クオリティーを保ちながら、さらに創そのものを小さくしたい。そのことが患者さんのニーズに応えることになる」と話す。

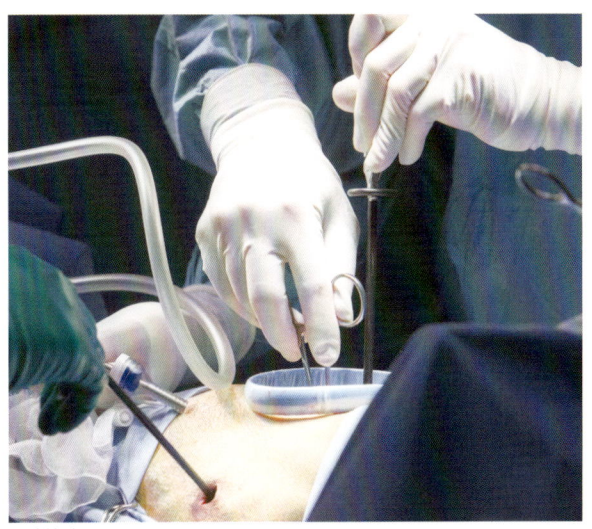

胸腔鏡手術の図解

胸腔鏡手術

クローズアップ 1

乳房の形を美しく残す最新手術
多くの選択肢がある乳がん医療

外科副部長　橋本 直樹（はしもと なおき）

乳房温存術

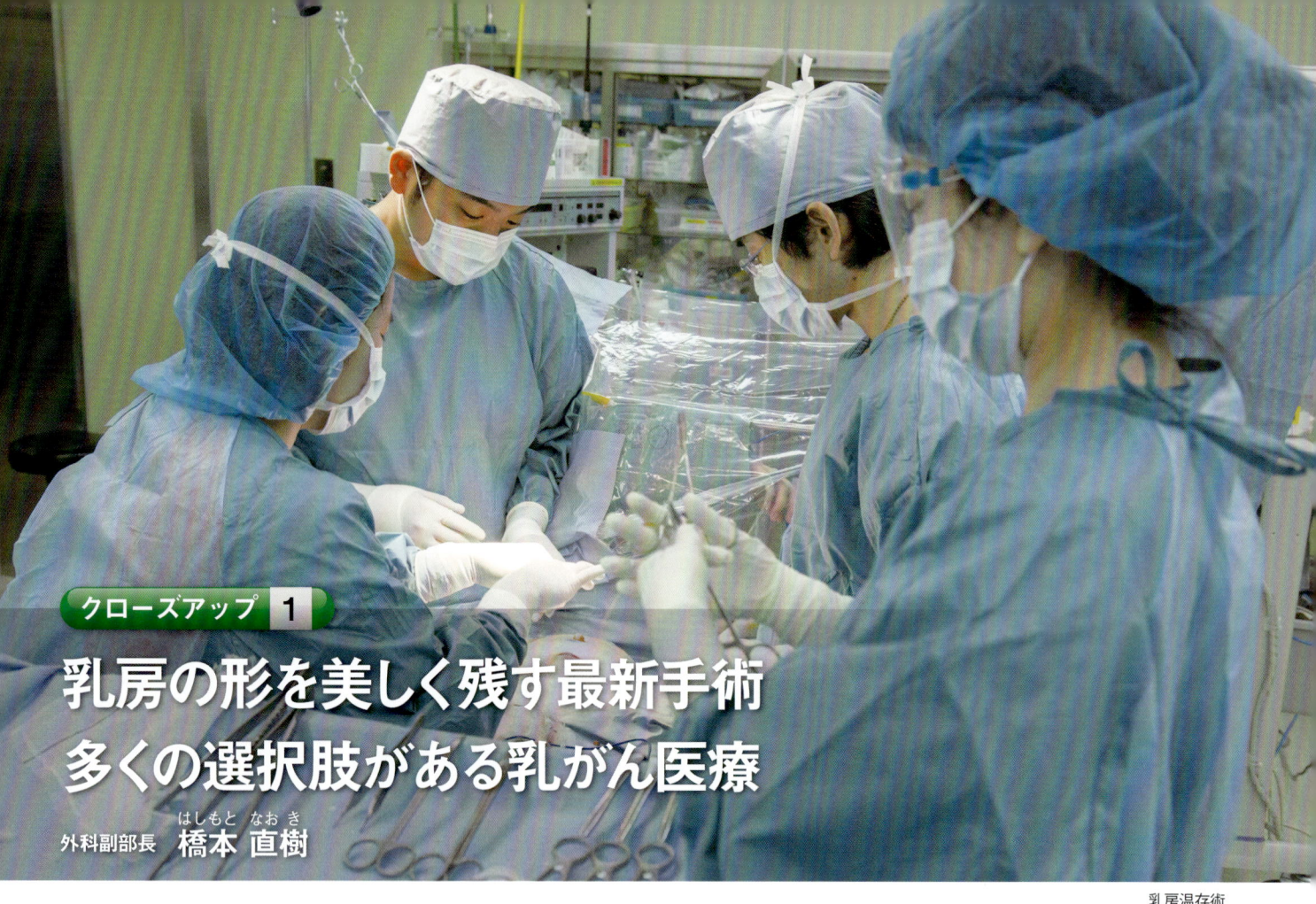

患者の9割が乳房温存術

　乳がんの特徴は、ほかのがんと比べて若い人がかかる割合が高いことだ。現役で仕事を持っている人、家庭で重要なポジションにある人も多い。

　「患者さんに寄り添いながら、治療方針を決める手助けを、医師だけでなく専門の看護師などチーム全体で行っているのが、当院の最大の特徴だ」。こう指摘するのは、外科の橋本直樹副部長。日本乳癌学会の認定医で専門医でもある。

　治療方法は、乳がんの臨床病期によっても異なるが、原則的に根治性、体に負担の少ない低侵襲性、さらには切除後の乳房の形を美しく整える整容性の3点が重要である。

　具体的には、乳房全部を摘出する「乳房切除術」か、一部部位を残す「乳房温存術」かに分かれる。現在の標準的な手術は、可能な限り「乳房温存術」を行っている。青森県立中央病院では全体の9割に相当する。しかしながら、事前の画像診断では見つけられなかった、がんの広がりを発見した場合、切除術に切り替えるケースもある。

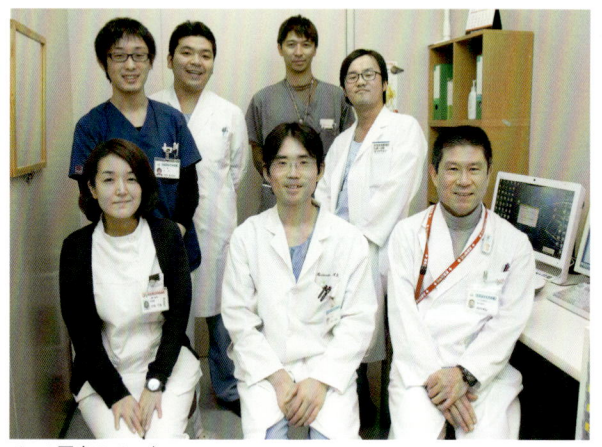

チーム医療のメンバー

　さらに、薬物療法と手術の順番の判断もある。どちらを先にしても、患者の予後（回復経過）が変わらないケースも多い。乳房温存術を目指すため、薬を投与しながら、半年後に手術するという選択もある。患者の希望も参考にしながら、最高の治療方針を決める。

　そもそも、乳房は母乳をつくる乳腺（にゅうせん）と乳汁を運ぶ乳管、それらを支える脂肪から成っている。それぞれの乳腺は小葉に分かれ、小葉は乳管という管状の構造でつながっている。乳がんの9割は、この乳管から発生する。

「多地点カンファレンス」も導入

　同院の乳がん治療の特徴的な事例を紹介すると――。
　一番目はチーム医療に心掛けている点だ。青森県内で最初に資格を取得した乳がん看護認定看護師がいる。成田富美子さんがその人。「治療を開始するまで患者さんの心理的な支援を含めて、医師と患者さんの間に立ちながら、できるだけ手厚いケアを心掛けている」と話す。また、皮膚科や放射線科、脳神経外科、緩和医療科などの医師との連携も欠かせない。
　院外との連携にも力を入れている。月に一度、乳がんの第一人者の専門医を浜松市から招き、診療に加わってもらう。さらに東京、大阪、沖縄など全国8地点の病院とネットでつなぎ、症例を挙げながら「多地点カンファレンス」を開いている。
　「乳房温存術」などを行った後、温存乳房の再発を防ぐ放射線治療を行う場合、患者への負担を軽減する意味で、放射線照射の回数を通常の25回から、16回に減らしている。25回なら5週間かかるが、3週間で済む。1回の照射量を多くすることで実現できたが、患者の予後には変化がないことが分かっている。
　リンパ節が腫れていない患者を対象にした後遺症の少ない手術として広まっているのが「センチネルリンパ節生検」である。乳がん細胞がリンパ節に転移するときに、最初に流れ込むリンパ節のことをセンチネルリンパ節（見張りリンパ節）と言う。このリンパ節だけを摘出して手術中の病理診断で転移なしと判断されると、残りのリンパ節は切除しないという

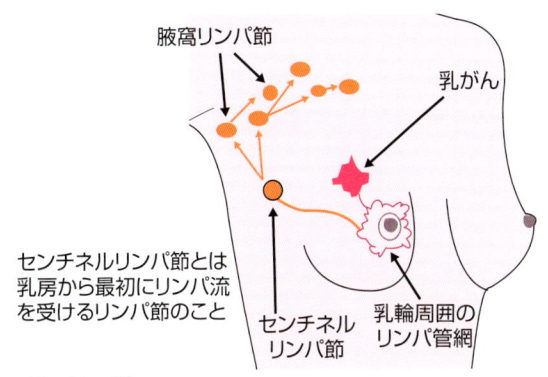

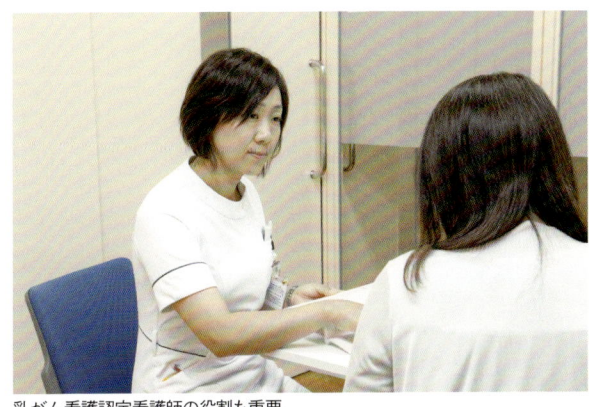

乳がん看護認定看護師の役割も重要

ものだ。同院では年間120例の乳がん手術を行っているが、7～8割はこの方法を取り入れている。
　「転移があっても、非常に小さい時（微小転移）には、残りのリンパ節を切除することを省略している。ただ、術後の再発予防の治療をきちんと行うことになる」と橋本副部長。これによって、腕が腫れる、腕が上がらないなどのリンパ浮腫が減ってきた。

「再建」にシリコン製の人工乳房も検討

　乳房再建には、自分の組織を体のほかの部位から採取して再建する方法と、シリコン製の人工乳房を使って再建する方法がある。人工乳房の再建術が可能な病院は、青森県内にはない。希望する患者は東京の病院まで出掛けている。実施するには、専門の形成外科医も必要だ。
　遺伝性乳がんはトピックスな事象である。俳優のアンジェリーナ・ジョリーでも有名になった。1割程度が遺伝性と言われ、採血で分かる。見つけるのは簡単だが、その後の体制ができていないと検査はできない。専門のカウンセラーもいる。近隣の県を含めても、実施している病院はない。データそのものも少ないが、がんになってから手術した場合と事前に切除した場合の予後に大きな違いはみられない。
　2015（平成27）年度からスタートする病院の「新成長プラン」には再建術と遺伝性乳がんの検査・手術も盛り込む方針だ。

センチネルリンパ節とは乳房から最初にリンパ流を受けるリンパ節のこと

センチネルリンパ節

クローズアップ 1

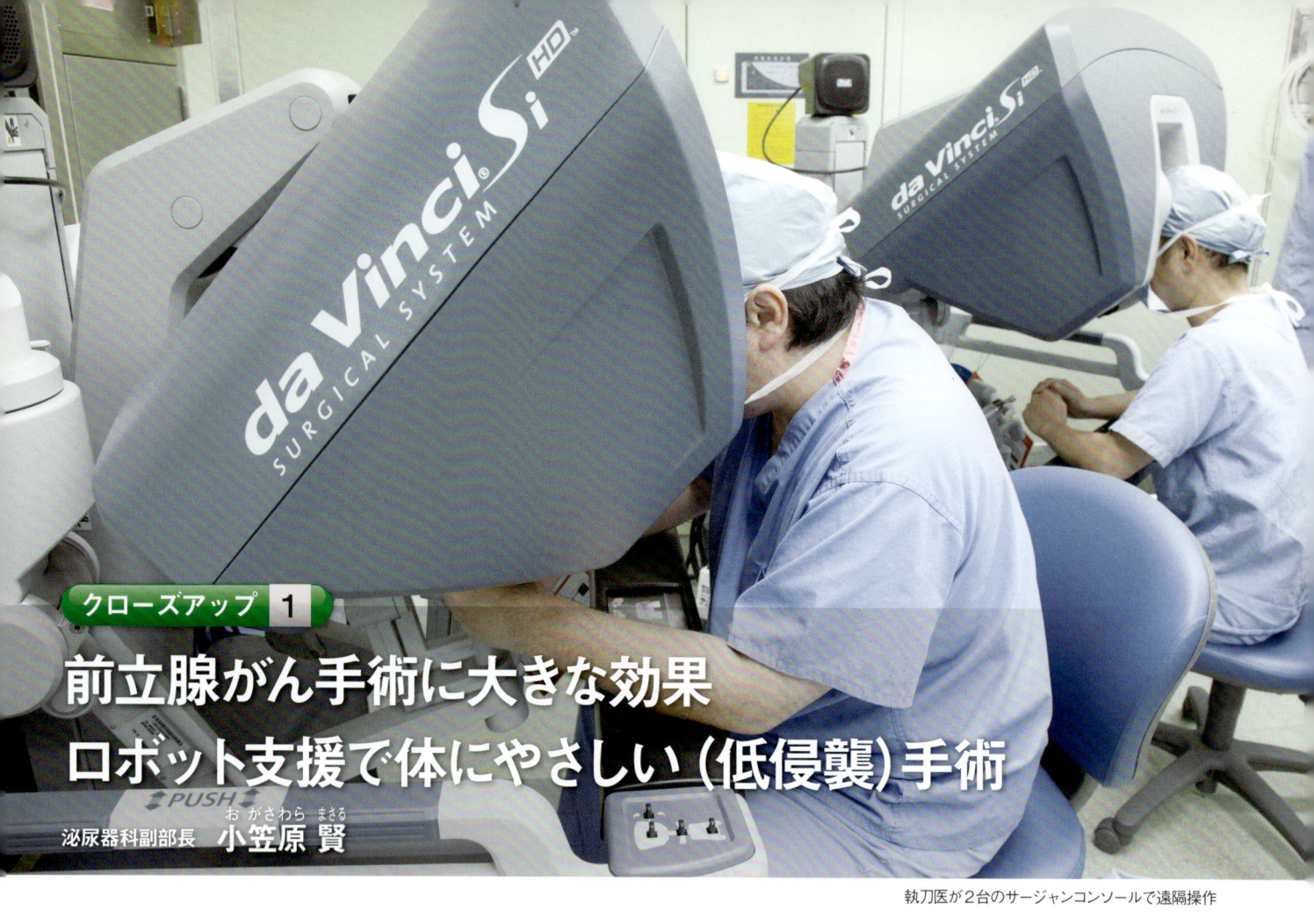

前立腺がん手術に大きな効果
ロボット支援で体にやさしい（低侵襲）手術

泌尿器科副部長　小笠原 賢（おがさわら まさる）

執刀医が2台のサージャンコンソールで遠隔操作

県内2か所目の「ダヴィンチSi」導入

　青森県立中央病院は2014（平成26）年8月、泌尿器科の手術に最先端のロボット手術支援システム「ダヴィンチSi」を導入した。青森県内では弘前大学医学部附属病院に次いで2か所目である。

　ダヴィンチには、2台のサージャンコンソール（操作席）があり、2人の術者が共同して手術することが可能である。患者に取り付けられるペイシェントカートは、鉗子（かんし）を取り付ける3本のアームと、内視鏡カメラを取り付ける1本のアーム、の計4本のアームを備えている。

　サージャンコンソールに設けられた両手の指を使う操作部、両足のペダル、手元のタッチパネルにより、アームに取り付けられた鉗子の先が、執刀医が操作した通りに動く仕組みである。

　ロボット手術という言葉から、ロボットが自動的に手術すると誤解されることが多いが、術者の操作を患者のお腹の中で忠実に再現しているのである。

精密な操作性と3D画像、少ない出血量、優れた尿禁制

　ダヴィンチは、従来の手術と比較して幾つかの優れた点がある。

　従来の腹腔鏡手術（ふくくうきょうしゅじゅつ）では、鉗子の軸が固定されたままの操作のため、動かせる方向に制限があった。それに比べて優れた関節機能を持つダヴィンチでは、お腹の中で曲がる自由度の高い関節によって、執刀医の手指の動きに応じて繊細かつ円滑に鉗子が動くので、縫合が容易になった。

　3次元立体（3D）画像も大きな特徴である。隠れた部分にも回り込んで見える上、奥行きの関係が分かりやすいため、安心して素早い操作が行える。泌尿器科の臓器がある骨盤腔や後腹膜腔は、もともと空間がない狭いところのため、細かい血管や神経を避けながら手術するための空間を作る必要がある。周囲は太い血管や重要な臓器に囲まれている上に奥まっており、従来の開腹手術や腹腔鏡手術では正確な手技は極めて難しい。前立腺（ぜんりつせん）を摘出した後の尿道膀胱吻合（にょうどうぼうこうふんごう）では、このような狭い空間で細い管をつなぐ必要があり、ダヴィンチが極めて有用である。

さらに、ダヴィンチ手術では出血量が従来の手術の10分の1、場合によっては100分の1と格段に少ない。出血量が減ると細かい構造までよく見えるため、前立腺周囲の繊細な剥離、尿道の長さを十分確保しての切離、確実な尿道吻合が可能になる。尿道や括約筋の損傷を最小限に抑えられ、術後の尿失禁の防止につながる。泌尿器科の小笠原賢副部長は「従来の前立腺全摘手術と比較し、早期から尿漏れが少なく、満足している患者さんが多い。せっかくダヴィンチを使用しているからには、がんの根治だけではなく、患者さんのQOL（生活の質）改善を期待したい」と言う。

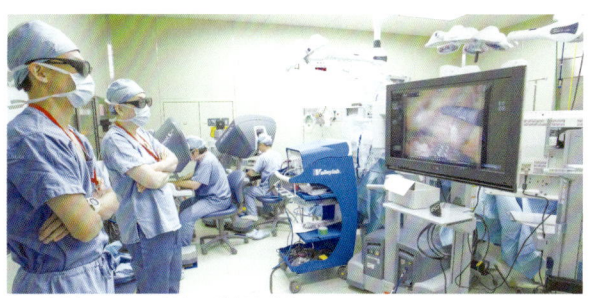

3D用外部モニター（右）で情報を共有

むと実際にダヴィンチを操作しているかのような3Dの世界を体験できる。「腹腔鏡手術の学習の機会を若い医師に与えるのも当院の役目の一つであり、このソフトにより安全に最先端の手術が体感してもらえる」と小笠原副部長は考えている。

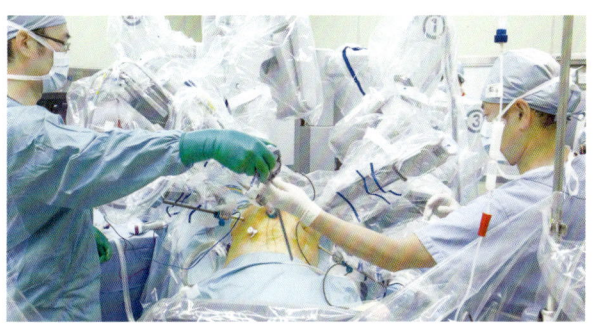

チーム・ダヴィンチと教育機会

ダヴィンチ手術はチーム医療である。医師2人、看護師、臨床工学技士、麻酔科医でチーム・ダヴィンチを結成し、意思疎通が図りやすい関係を構築している。手術室内には3D用外部モニターを2台用意し、多職種のスタッフが同じ視野で情報の共有が可能となっている。

この情報共有は技術の継承にも重要である。ダブルコンソールの利点は、医師同士での教育にも役立つことである。従って、従来の開腹手術と比べて新しい医師が技術を取得するまでの時間が早いとされる。さらに、同院では多くの医師に理解を深めてもらうため、ダヴィンチ操作の練習プログラムソフトも合わせて導入した。練習でも実物のサージャンコンソールを使用するため、画面をのぞき込

4本のアームを備えているペイシェントカート

高まる需要、手術枠の確保が病院全体の課題

米国では前立腺がん手術の9割にダヴィンチが用いられている。我が国でも前立腺がんは2020年にがんによる死亡者数で2位になると予測されている。保険収載されて以降、日本は世界第2位のダ・ヴィンチ導入台数がある国となり、前立腺がんに対するダヴィンチ手術の件数は著しい勢いで増えている。同院にも前立腺がんをダヴィンチで手術してほしいという希望者が訪れる。現在は、前立腺がんのダヴィンチ手術だけが保険適用となっているが、近いうちにほかの手術にも適用される可能性が高く、ダヴィンチの需要が増えていくことは間違いない。ただ、泌尿器科には多数の病気があり、腎臓、副腎、尿管、膀胱など、ほかのがんで手術が必要な患者も年々増えている。「当院はがん診療センターとしてダヴィンチ以外の手術にも対応する必要があり、手術の予約は多い。限られた手術枠の中で、ダヴィンチ手術と、そのほかの手術との共存をいかにするかが課題である。2015年度からはダヴィンチ手術を1日2件できる日も設定し、地域のニーズに応えられる環境を整えた」と小笠原副部長は話している。

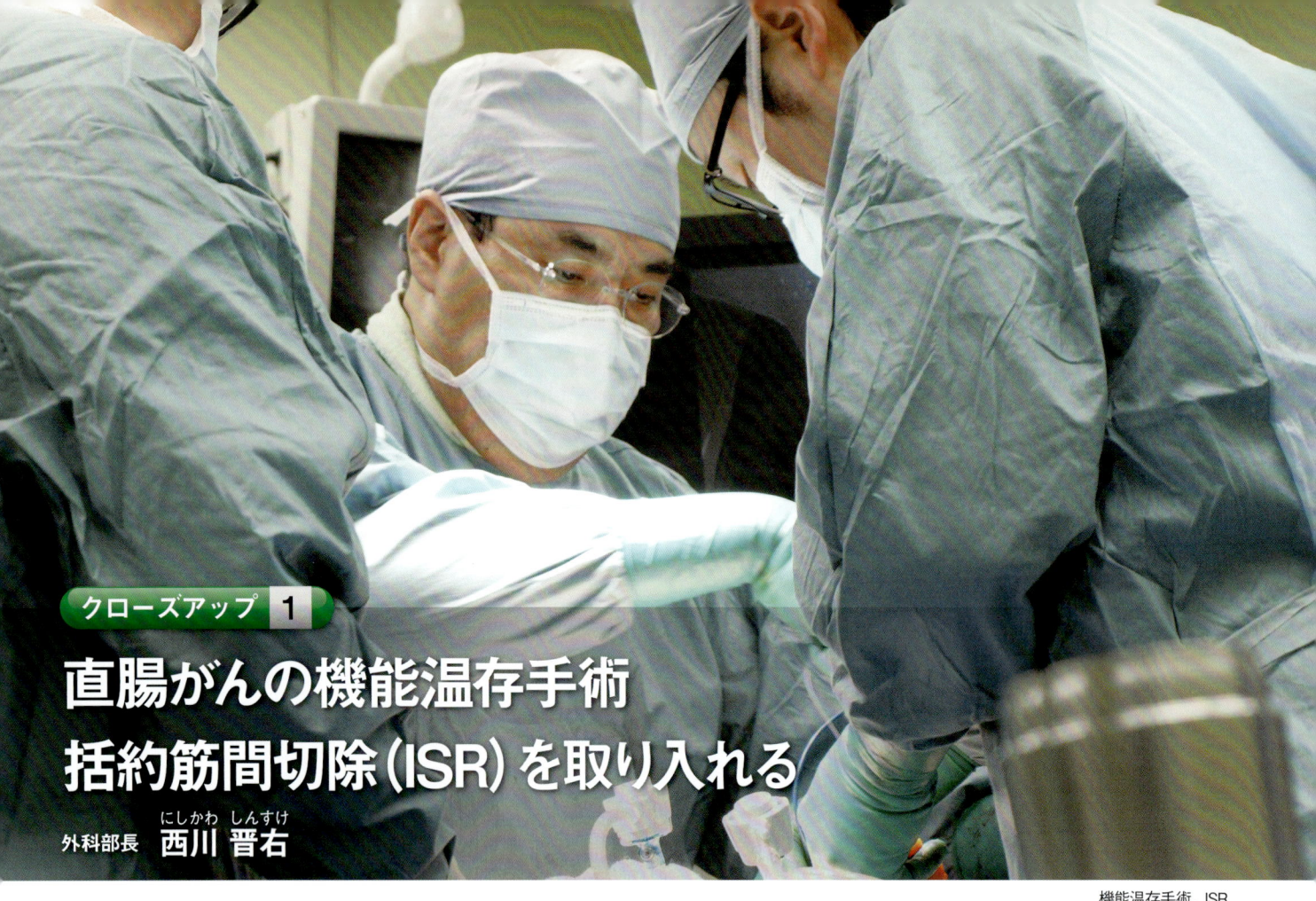

クローズアップ 1

直腸がんの機能温存手術
括約筋間切除（ISR）を取り入れる

外科部長　西川 晋右（にしかわ しんすけ）

機能温存手術、ISR

全国的にも限られた難度の高い手術

「多くの直腸がんの症例で、肛門が残せるようになった」と語るのは外科の西川晋右部長だ。「括約筋間切除」（ISR）という究極の肛門温存術式の方法を導入したからだ。

大腸は結腸、直腸S状部、直腸から成る。直腸は、男性なら精嚢や前立腺、女性なら子宮や膣、さらには膀胱などの臓器と近接し、骨盤という狭い囲いの中にある腸管で、肛門までの距離が近い。このため、肛門を可能な限り残すためには、ほかの大腸がん手術と比べて難度が高くなる。病変が肛門に近くなるほど、より難しくなる。

直腸がんの手術では、病変を取りきることに加えて、肛門を温存することも大切である。その温存術で代表的なものは「前方切除」と言われるものだ。直腸を腹腔側から剥離し腫瘍を超えた位置で切除、残った直腸と結腸をつなぐ手術だ。つなぎ合わせる高さによって、高位と低位に分けられる。骨盤内の奥深くまで切除しなければならない低位前方切除の方が、手術の難度は高い。

従来は肛門の温存が不可能とされてきた肛門に近い下部の直腸がんも、つなぎ合わせる再建術が可能になった。それは肛門に向かって、あまり直腸がんが進行しないという特徴が分かってきたからだ。その手術方法が、ISRである。「全国的にも、まだ限られた施設でしか行っていない」（西川部長）という難度の高い手術と言える。

腹腔側と肛門側の2チームに分かれる

肛門の構造と働きを紹介すると——。
直腸は、肛門管という出口につながっている。

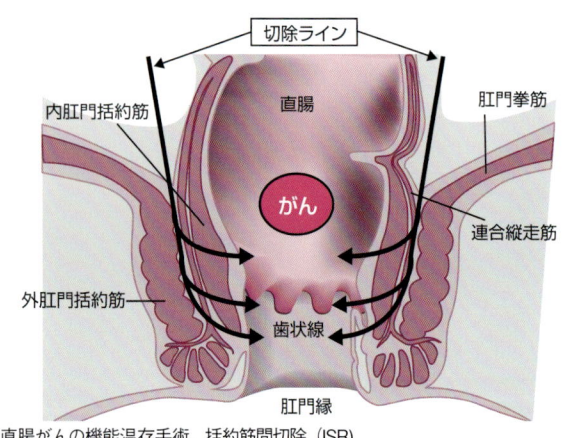

直腸がんの機能温存手術、括約筋間切除（ISR）

クローズアップ 1　がん診療センター

肛門菅は、内側に内肛門括約筋、外側に外肛門括約筋という二重の筋肉の筒で包まれている。内肛門括約筋は自分の意志で動かすことができない筋肉で、自然な肛門の閉鎖を担っている。排便時以外は常に肛門は閉鎖しているが、これは内肛門括約筋の働きである。外肛門括約筋は便意を抑えたり、排便時に便を切ったりするような自分の意志で肛門を動かす動作を行う。

ISRは、この2つの筋肉の間を剥離して、内側の筋肉を含め直腸から肛門菅までの一部を切除する方法だ。

前方切除は腹腔側からだけ直腸の切除をするが、ISRは腹腔側と肛門側の2チームに分かれて行う。肛門側から、内外括約筋の間を切り離し、腹腔側からの操作と連結させて切除する。「それぞれの出入り口から、トンネルを開通させるようにして行う」と西川部長。切除後は肛門外に腸管を引き出し、肛門側からつなぎ合わせる。

自律神経の温存にも留意

直腸がん手術で、機能温存は肛門の温存だけを示すのではない。術後には排便や排尿、さらには性機能障害を起こすこともある。これらは直腸を取り巻くように存在する自律神経が、手術によって障害を受けることで起こる障害だ。

直腸の周囲には取り囲むように、下腹神経や骨盤神経があり、この神経が直腸の動きを調整している。ちょうど骨盤内に頭を潜ませたウナギの頭、つまり直腸を2本の腕でつかんでいるような形。「手」の部分が骨盤神経、「腕」の部位が下腹神経である。このうち、直腸に出ている枝、つまり指に相当する神経枝だけを切断することで、直腸周囲の臓器機能を温存できる。

青森県立中央病院では、年間20例のISRを行っている。直腸がん手術のうち、高度の進行がんで行うハルトマン手術（肛門は切除されないが、切除後の再建が不能）を除いた肛門温存手術の割合は9割に達している。「短命県」青森では、直腸がんがかなり進行した後に、受診するケースも多い。もう少し早く受診をするようになれば、温存術の割合はさらに高くなるとみられる。

「注意しなければならないのは、手術の第一義的な目的が、がんを完全に取りきること。その上で、肛門の温存、自律神経の温存が大切になる」と西川部長は強調する。

大腸がんのうち結腸がんと直腸がんは、6対4の割合だ。従来の大腸がんに対する開腹手術では約20cmの創（きず）を必要としたが、現在は腹壁の約5cmの切開創から片手を腹腔内に入れて、直接臓器に触れながら、もう一方の手で挿入した手術器具を使い、鏡視下で手術する方法（用手腹腔鏡補助下手術〈HALS〉）を症例に応じて取り入れている。鉗子（かんし）だけで切除作業を行う通常の腹腔鏡手術とは異なり、従来の開腹手術の経験を腹腔鏡手術に持ち込むことのできる、体に負担の少ない手術として注目されている。

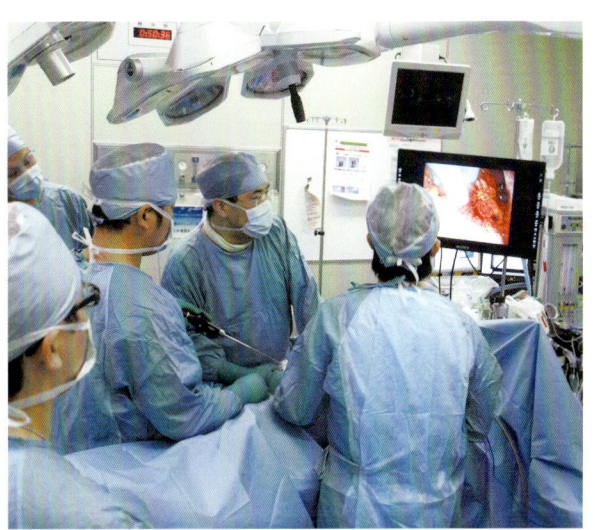

年間20例を施術

無菌室

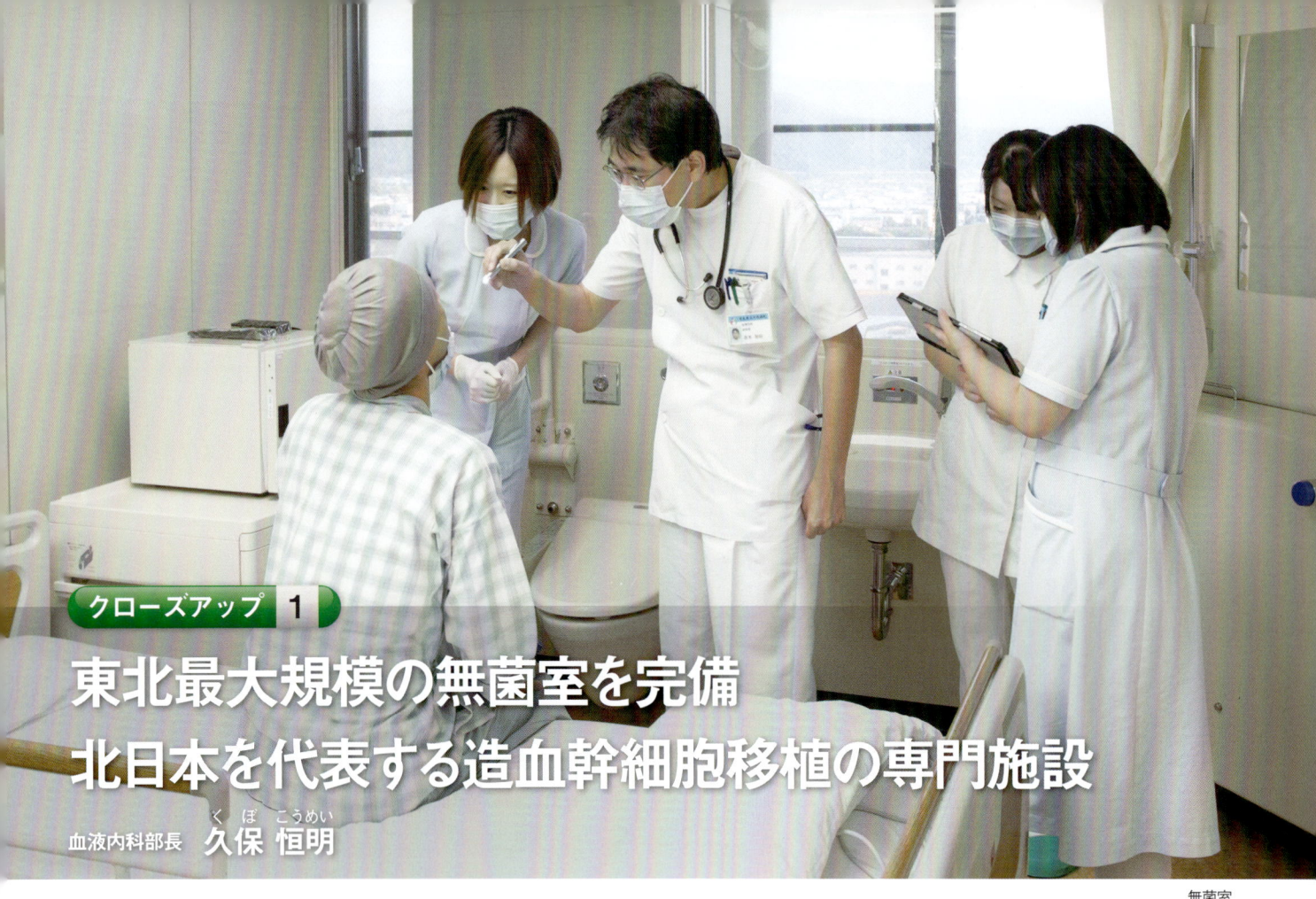

クローズアップ 1
東北最大規模の無菌室を完備
北日本を代表する造血幹細胞移植の専門施設

血液内科部長　久保 恒明(くぼ こうめい)

■ 8階西病棟に39床の無菌室

　青森県立中央病院の特徴に充実した無菌室の存在がある。8階西病棟には東北最大規模と言える39床の無菌室が整備され、無菌室からは八甲田連峰の四季折々の姿を楽しむことができる。稼働率も95％を超える。

　同院の血液内科を受診する新患は、悪性リンパ腫が最も多く、骨髄異形成症候群、白血病、多発性骨髄腫などが続く。血液のがんの場合、まずは化学療法を行い、必要に応じて移植を行う。治療のために、強い抗がん剤を使用した場合、肺炎を併発することが多いが、無菌室があるため、その発症率も著しく低下している。

　「薬物治療の標準化に努めている。青森県でも大都市と同じ水準の医療を受けられる」と血液内科の久保恒明部長は強調する。最先端の化学療法を取り入れ、入院日数も短くなるなど、無菌室の存在が、治療効果に大きくつながっている。

　造血幹細胞移植にも、積極的に取り組んでいる。骨髄移植、末梢血幹細胞移植、臍帯血移植などが行われ、移植件数は年間30例前後、北日本を代表する造血幹細胞移植センターの一つとなっている。

　移植は患者とドナーの白血球の型（HLA）が一致すれば可能になる。血のつながりのある兄弟間で行われる移植が最も条件が良いと言える。しかし血縁ドナーが得られない場合、骨髄バンクでドナーを探すことになるがコーディネートには約6か月かかる。臍帯血移植は、迅速性はあるが、体重の重い患者に対しては十分な細胞数が確保できないという弱点がある。

■ 白血病や悪性リンパ腫の
　治療実績は全国上位

　通常の造血幹細胞移植では、抗がん剤や全身放射線照射によって、白血病患者などでは、悪い細胞を破壊することができるが、一方、正常な血液細胞もすべて破壊されてしまう。そこで、患者にドナーの造血幹細胞を入れ、破壊された造血組織を再生させる。これが造血幹細胞移植である。

　移植は点滴用の袋に入った造血幹細胞を含んだ液を、輸血のように静脈から体内に点滴で入れる。造血

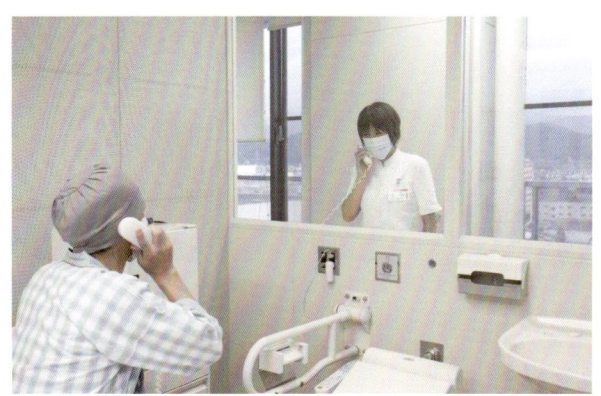

クローズアップ 1 がん診療センター

無菌室では家族との会話もインターフォンを通して行われる

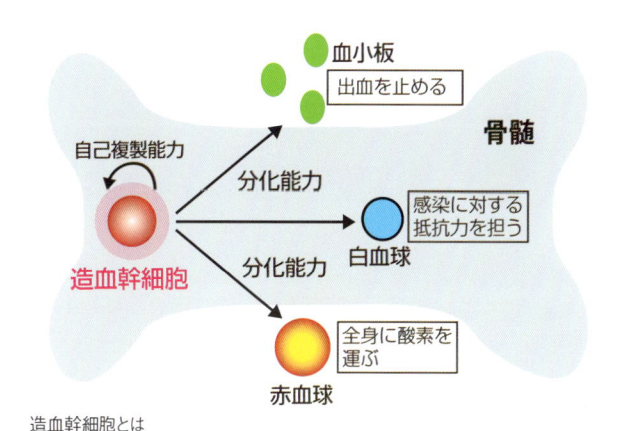

造血幹細胞とは

幹細胞は血流に乗って骨髄のしかるべき場所にたどり着き、そこで増殖を始める。新たに血液が置き換わるまでの2～3週間は、感染症に細心の注意を払いながら、無菌病室で輸血や抗生物質などを投与。移植から1か月で、ほぼ完全に新たな骨髄に置き換わる。

青森はがんの死亡率が極めて高い県だが、がん診療センターが発足し、治療環境が著しく改善することによって、青森県の血液がんの死亡率は速やかに低下し、全国的に上位の成績を収められるようになってきた。

病理診断にセカンドオピニオン採用

「血液のがんは、病理診断の複雑さが特徴。このため、院外の施設にも検体を出し、特に悪性リンパ腫ではすべてセカンドオピニオンをしてもらっている。このことは、同院病理部の理解に負う部分が大きい。常に第三者の目で見ることが大切だ。告知されたときの患者さんのショックは計りしれない。インフォームド・コンセントを重視するとともに、診断を早くし、治療も早くすることを留意している。がんの診療は正確さとスピードが大切だ」。久保部長はこう指摘する。

「看護師のスキルアップに加えて、多職種連携が医療効果を上げている。患者さんの生活の質を上げるためのケアである医学的、社会的支持環境も向上してきた」と付け加える。

久保部長が医師になった1980年代後半は、急性骨髄性白血病の長期生存率はわずか7％、93％の患者は亡くなっていた。現在、若年者の長期生存率は55％を超えている。化学療法と移植の組み合わせが効果を上げている。急性リンパ性白血病の骨髄移植による長期生存率は9割近くに上っている。高齢者の移植も多くなった。

「それぞれの治療に一長一短はあるが、当院では化学療法、放射線治療、移植すべてのオプションを提供できる。医療の地域格差を是正することは、自治体病院に勤める医師の使命そのものだと思う」と久保部長は力説する。

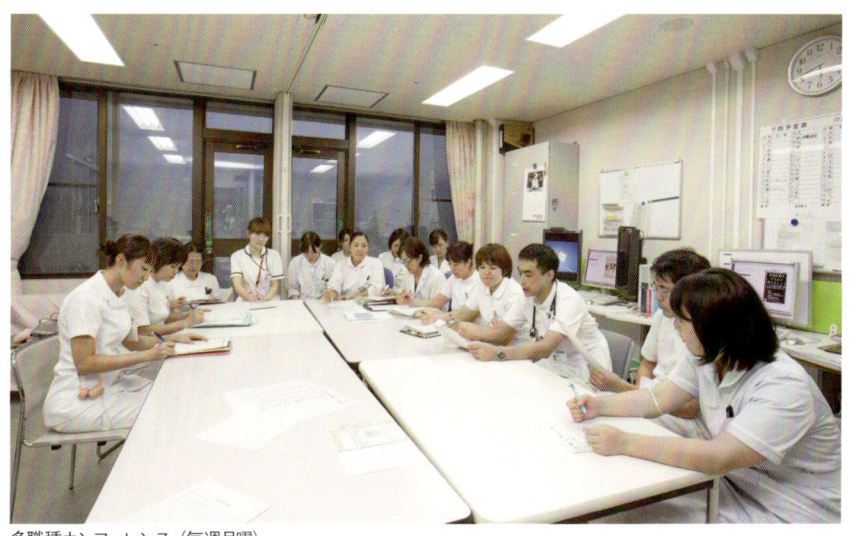

多職種カンファレンス（毎週月曜）

クローズアップ 1

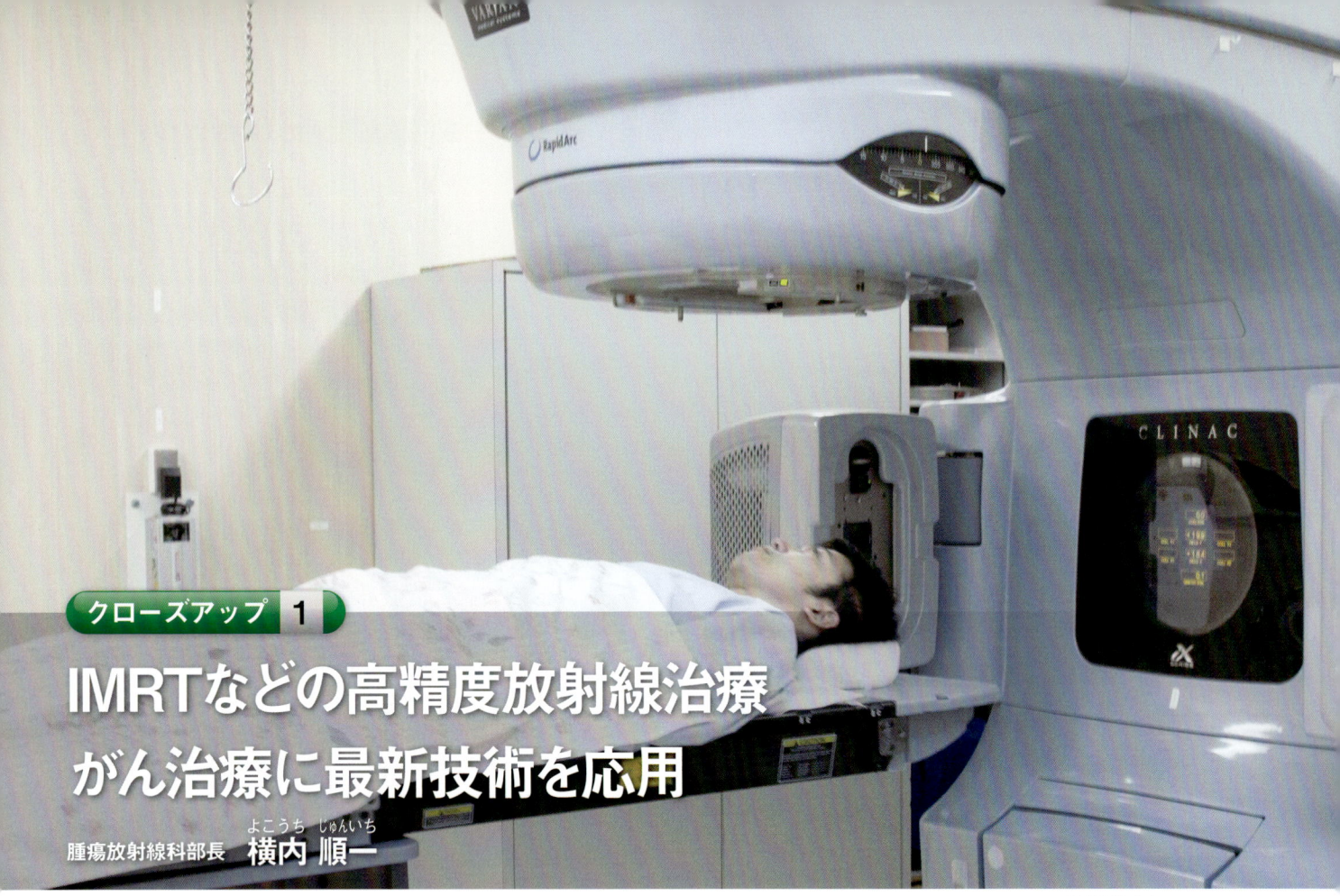

IMRTなどの高精度放射線治療
がん治療に最新技術を応用

腫瘍放射線科部長 横内 順一（よこうち じゅんいち）

放射線治療をしているところ

前立腺がんのIMRTは照射回数を少なくする

　正常な臓器に照射される線量を少なくしながら、がんに十分な線量を照射することのできる方法を青森県立中央病院でも取り入れている。強度変調放射線治療（IMRT）と定位放射線照射、放射性同位元素（アイソトープ）を用いた治療である。

　IMRTは、前立腺（ぜんりつせん）がんの治療に多く応用されている。前立腺がんを制御するためには、多くの線量が必要だが、前立腺は直腸や膀胱（ぼうこう）と隣接しているため、従来の方法では、これらの臓器にもかなりの放射線が照射されてしまう。IMRTでは、前立腺に限局した照射が可能になってきた。

　一般的に前立腺がんに対するIMRTは、7～8週間かけて、1回2グレイという放射線の量を平日毎日、計37～39回ほど照射する。総線量は74～78グレイになる。

　しかし、欧米などでは1回の放射線の量を少し多めにして短期間で照射を完遂させる方法が報告されている。前立腺がんは1回の放射線量が多い方が治療効果も高くなる可能性もあり、単に治療期間、医療費の削減だけではなく、これまで満足な治療成績が得られていなかった高リスク群に対する成績向上の可能性も期待される。

　同院では、1回2.5グレイに引き上げて照射。5～6週間で治療を行っている。「1回の放射線の量を増やしても総線量を減らしていることで、これまで行った患者さんでも副作用が大きくなってはいない。治療期間中には一時的に頻尿、残尿感などの症状は悪化するが、治療終了後は改善してくる」と腫瘍放射線科の横内順一部長。

　直線加速器（ライナック）と呼ばれる放射線治療装置2台で、年間に前立腺がんのIMRTは40人程度行っている。

　IMRTは前立腺がんのほかにも、脳腫瘍（のうしゅよう）や頭頸部（とうけいぶ）がん（耳鼻科領域のがん）、そのほか、さまざまな部位の腫瘍にも適用されている。

定位放射線照射（脳腫瘍と肺がんなどの体幹部）実施

　定位放射線照射と呼ばれるピンポイント照射の方法もある。脳腫瘍をはじめとする頭蓋内腫瘍（ずがいしゅよう）、

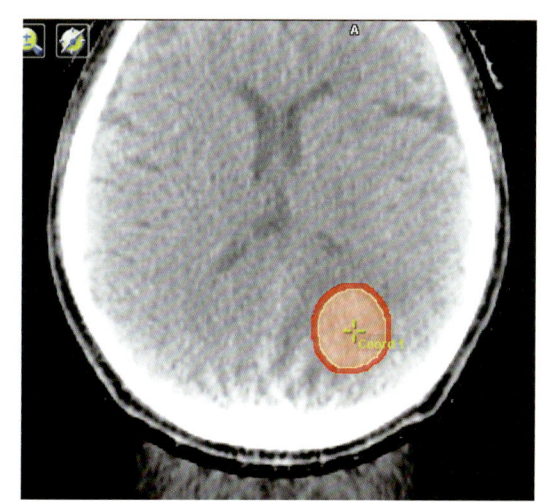

転移性脳腫瘍に対する定位放射線治療

肺や肝臓などの腫瘍が対象になる方法で、腫瘍の大きさ、数、隣接する正常臓器との位置関係、呼吸による動きなどで適応を判断する。病巣に対して、3次元的に多方向から放射線を照射する。同院では主に転移性脳腫瘍と早期肺がんに対して実施している。

放射性同位元素（アイソトープ）治療も実施

さまざまながんが進行すると全身の骨に転移することで痛みを伴うことが多い。そのような場合に用いられる放射性同位元素である「ストロンチウム-89」は、外来で注射することで痛みを緩和させる効果がある。すべての転移性骨腫瘍の患者が対象になるわけではないが、外来で1回注射するだけで痛みを和らげることができ、繰り返して行える治療法である。

また、B細胞非ホジキンリンパ腫の一部の患者には放射性同位元素である「イットリウム-90」を注射して治療する方法もある。この治療は入院して「インジウム-111」を注射して検査を行い、薬剤の体内での分布を確認してから「リツキシマブ」の点滴を併用して治療するものである。

放射線治療装置と治療計画をするコンピューターの進歩により、これまでの放射線治療と比べて、放射線を照射したい部位には確実に十分な量を、そして放射線を照射したくない腫瘍に隣接する正常臓器は極力避けることが可能になった。

また、通院手段さえ確保できていれば放射線治療に関してはほとんどの場合、外来で行うことができる。

高齢社会を迎えて、切らずに治す放射線治療の役割は、より重要になってくる。治癒が望めない場合でも、痛みなどのつらい症状を外来で緩和することも可能になってきた。

「当院では、青森県立のがん診療センターとして診療科の垣根を取り払い、各科の専門医と連携して偏りのない集学的治療、標準治療を実施している。標準治療とは、現在考えられる科学的根拠に基づいた最適な治療法のことであり、平均点の並の治療という意味ではない」。横内部長は治療方針をこう強調する。

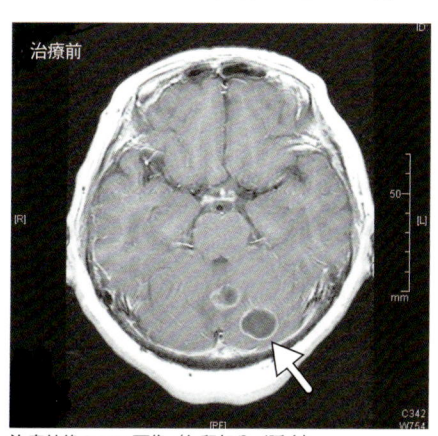

治療前後のMRI画像（矢印部分が腫瘍）

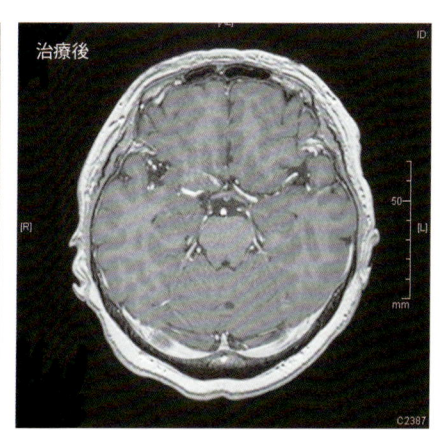

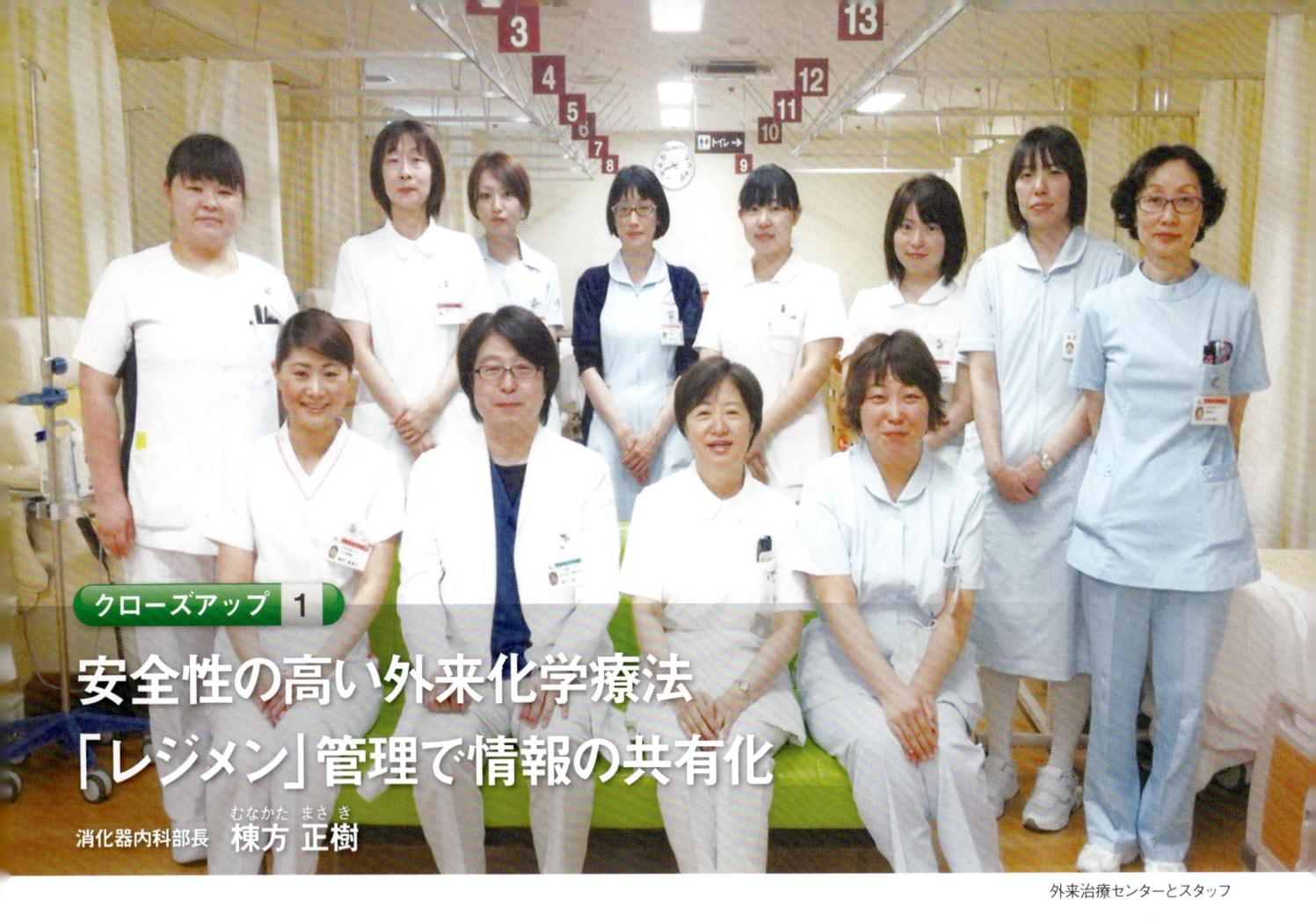

外来治療センターとスタッフ

クローズアップ 1

安全性の高い外来化学療法
「レジメン」管理で情報の共有化

消化器内科部長　棟方 正樹
（むなかた　まさき）

増え続ける外来化学療法 施設も充実

　抗がん剤治療の進歩と患者のQOL（生活の質）の向上が求められ、外来治療センターを利用する患者数は大幅に増えている。入院治療よりも外来治療を希望する患者も増えている。その理由は「自宅で過ごす時間がほしい」という理由が多く、実に、入院治療歴を持つ患者の「8割以上が外来治療を希望する」というデータもある。

　同センターの化学療法件数は、2013（平成25）年は7637件だ。この5年間の実績を見ると、2009年は5880件、2010年6551件、2011年6611件、2012年7070件と確実に増えている。進行がんで手術できないケースに加え、術後の再発の予防を目的にした患者もいる。また、外来での関節リウマチなど生物学的製剤（せいぶつがくてきせいざい）による治療も次第に増え、2013年は1192件に上っている。

　点滴による抗がん剤治療は、2週間に1回の割合が最も多い。外来で診察をし、採血で白血球の数などを調べ、治療の開始や薬の量の調節などを行っている。所用時間は1時間から長い場合は6時間かかることもある。

　化学療法の科別の件数は、外科と消化器内科が多く、血液内科、呼吸器内科と続いている。外科が多いのは、乳がん治療を担当しているためで、消化器内科は大腸がん、胃がんが多い。肺がんは入院治療が多かったが、次第に外来にシフトしている。

　同センターは2002年に8床で開設し、2004年に薬局での抗がん剤のミキシング（調製）を始めた。現在ベッド20床、リクライニングチェア10台の計30床。1日最大で、47人まで点滴治療が可能だ。平均利用率は1日約40例。現在、専任看護師8人に、非常勤の2人が加わる。8人の中には、がん

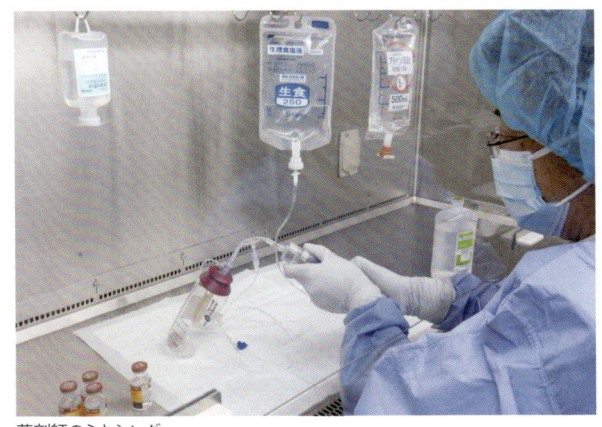

薬剤師のミキシング

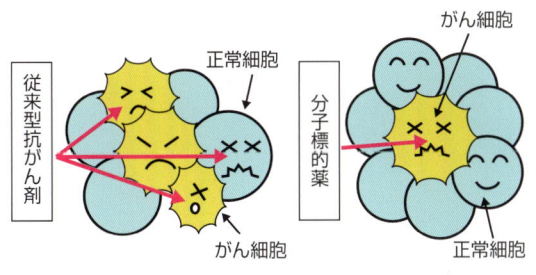

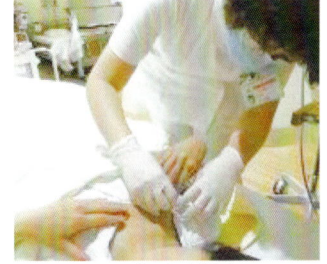

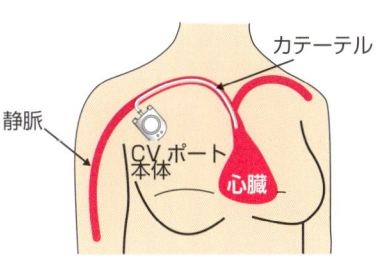

抗がん剤と分子標的薬の違い　　CVポートによる抗がん剤治療　　CVポートを右胸に埋め込んだ図

化学療法看護認定看護師もおり、投与前のチェック、点滴ルートの確保、副作用のモニタリングを行っている。このようにして、患者数の増加にもかかわらず、安全性の確保に努めているのである。

今後は外来治療センターでの薬剤師による服薬指導のほか、隣接した場所に調剤ブースを確保することも検討課題だ。

注目される大腸がんなどの分子標的治療

最近の抗がん剤治療の進歩で注目されているのは、大腸がんなどの分子標的治療だ。従来の抗がん剤は、細胞を殺す作用によって、がん細胞を死滅させることで治療してきた。しかし、正常な細胞にも同じように働き、重い副作用が出ることもあった。一方、分子標的治療は、体内の特定の分子だけを狙い撃ちにして、その働きを抑える分子標的治療薬を使って治療し、特徴的な副作用はあるものの、一般的には副作用の少ないものになった。

70歳代の女性は、他施設で結腸がんの切除手術を受け、術後10か月で肺と肝臓に転移し紹介。肝左葉の切除をした後、分子標的治療薬を含む抗がん剤で治療。再発から7年経過しているが、分子標的薬の導入による特徴的な副作用をチーム医療で対処し、外来治療を安全に続けている。

「オーダリングシステム」に積極的に取り組む

「最も留意すべきことは、標準治療を安全に行うこと、決められた用量や投与スケジュール通りに投薬すること」。こう話すのは消化器内科の棟方正樹部長である。

このために、化学療法に関するすべての手順をマニュアル化し、外来治療センターから発信している。その一つが、投与したときの過敏症の対策である。「薬剤投与によって生じる反応のうち、薬剤の効果、および毒性プロファイルからは予想されない非特異的な有害反応（有害事象）」と定義されている。重症度別に1～4の4段階に分け、対処の方法を挙げている。

このほかにも、皮膚の下に埋め込んで薬剤を投与する、中心静脈カテーテルの一種「CVポート」の管理マニュアルや、抗がん剤が漏れたときの取り扱いマニュアルも作成している。

「オーダリングシステム」にも積極的に取り組んでいる。2014年度内に、がん治療で投与する薬剤の種類や量、期間、手順などを時系列で示した計画書「レジメン」を電子登録し、情報の共有化を図っている。2014年4月から消化器内科を皮切りに試行され、現在は外科、呼吸器内科、呼吸器外科へと広げている。

今後の課題について、棟方部長は「外来化学療法はチーム医療での実践が重要であり、院内の緩和ケアチームとの連携に加えて、県内各地域の拠点病院との連携が大切。さらに専門医、専門看護師、専門薬剤師の育成が必要である」と強調する。

増加するがん患者、特に外来化学療法を受けている患者に対応するため、スペースの確保や外来ベッドの回転率を高めるだけでは不十分と言える。このため地域医療機関との連携は、さらに重要になってくる。

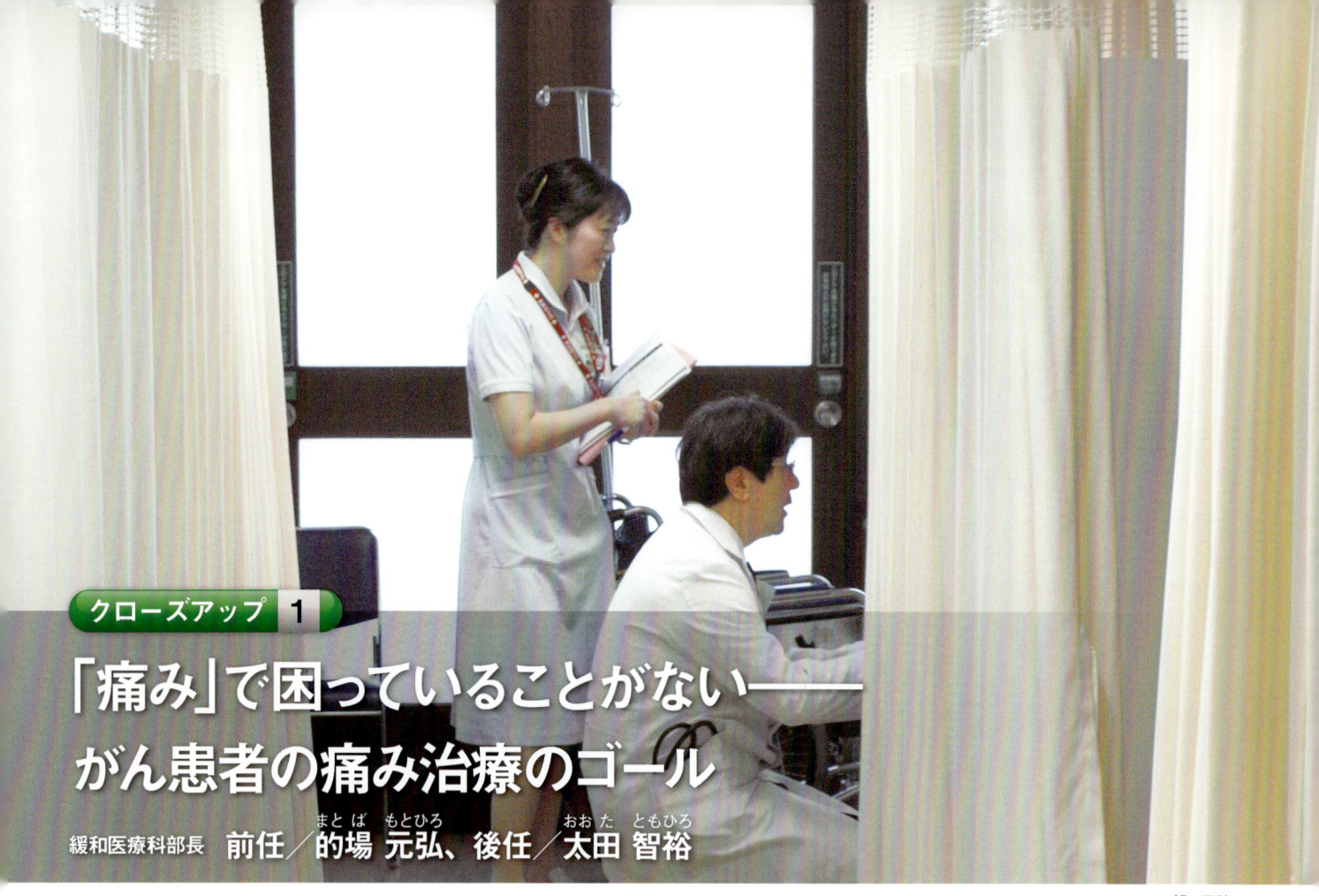

朝の回診

クローズアップ 1

「痛み」で困っていることがない──
がん患者の痛み治療のゴール

緩和医療科部長　前任／的場 元弘（まとば もとひろ）、後任／太田 智裕（おおた ともひろ）

痛みの強さを数値で表現、「声なき痛み」発見

　すべてのがん患者に痛みを確認し、痛みがあれば治療して、痛みを取ることができるようにする——。そんながん医療の根幹と考えられる取り組みを、病院を挙げて実施している。

　「この1日で痛みがありましたか」「痛みのために、できないことや困っていることはありませんか」。青森県立中央病院では、看護師たちがこう声を掛ける。「あります」と回答があれば、睡眠や歩行、飲食、排せつなどに伴う痛みの変化など、さらに詳しく聞き取っていく。強さを、痛みなしの「0」から、想像できる最高の痛みを「10」として、その度合いを表す。数字だけで、痛みの強さを確認していたときに、例えば「9」の痛みが「6」になっていれば、痛みは改善していると単純に評価していた。

　しかし、痛みで眠ることができなかった患者では「6」にはなっても、痛みで眠れていなければ「患者さんにとっての痛みの困りごとは変わっていない」と評価する。痛みが軽減してもゴール設定は、あくまでも眠れることだ。

　このような聞き取りは毎日普通に行っている。入院してくる患者もいれば、退院する患者もいる。入院中に痛みが出てきたり、悪化したりすることがあるかもしれない。特定の日に限って聞いたのでは十分とは言えない。患者の入退院、日々の痛みも変化していく中で「週に1回」や「月1回」のように特定の日にちを決めて聞いていたのでは、患者の入退院や痛みの変化に追い付いていけない。

　これまでは、医療スタッフがすべての患者に痛みの質問をすることはなかった。「痛みのある患者さん」は「痛い」と訴えるものだ、となんとなく受け止めていたからだ。しかし、聞いて初めて明

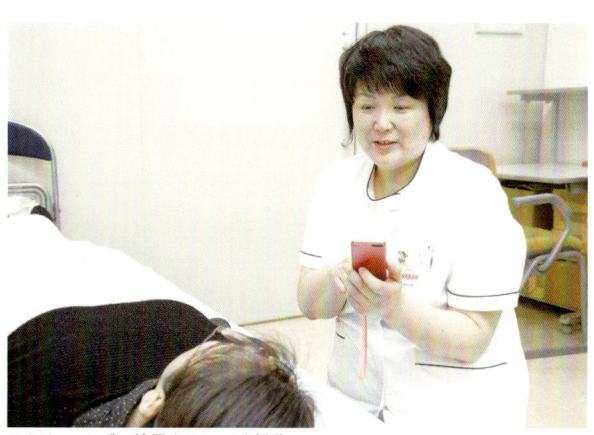

スクリーニングで使用するipodを操作

らかになる「声なき痛み」の患者の存在が、全員に毎日の聞き取りをしていく中で明らかになった。

厚労省研究事業「SPARCS」がきっかけ

除痛状況を調べるきっかけは、厚生労働省による「がん臨床研究事業」だった。「がん疼痛の除痛率を含めた緩和ケア提供体制の評価に関する研究」という長い名称の英訳の頭文字を取って、「SPARCS」と名付けたものだ。がんの痛みがどれくらい適切に取れているかを明らかにする取り組みだった。同時に、痛みが取れることと患者のQOL（生活の質）についても併せて調査した。

緩和医療科の的場元弘部長が、国立がん研究センターの中央病院緩和医療科の科長だった当時の研究だ。2011（平成23）年から研究を始め2012年、2013年、そのフィールドとして青森県立中央病院で調査した。

当時は、全国的にも珍しい取り組みだった。しかし、2014年1月に出されたがん診療連携拠点病院の新指針では、がんと診断されたときからの緩和ケアという踏み込んだ内容になった。そして「すべてのがん患者の苦痛をスクリーニング（ふるい分けの聞きとり）し、適切な対応をすること」が認められた。「当院の活動が少なからず影響したと思う」と的場部長は語る。

2012年の5月～10月に入院した対象患者1171人のうち、痛みでできないことや困っていることがある患者は252人で、入院患者の5人に1人の頻度で痛みが生活に影響していることが分かった。入院後の調査でも、痛みに対して処方されていた鎮痛薬と痛みの強さの関係で、強い痛みにもかかわらず鎮痛薬が処方されていない患者が13.7％に上った。中等度以上の強さの痛みへの不適切な対応は、痛みを覚える患者の3分の1（32.4％）にもなった。

「痛み」に精神的な苦痛も入れ込む

「SPARCS」をスタートして、患者に対して処方される医療用麻薬は、全体で1.5倍に増えた。患者の要望に応えて、院内で検討した結果である。

「患者さんの立場に立つと、1日に1回『痛みは？』と聞くのは当然。医師をはじめとした医療従事者の意識改革が重要だ」と的場部長。2014年度からスクリーニングの内容に精神的な苦痛も入れ込んでいる。「気持ちが落ち込む」「不安だ」などの症状が持続するようなら、緩和ケアチームの専門家に診てもらっている。

年間の入院患者約3500人のうち800人が、痛みでできないことがあると答えている。聞き取った結果は、集計して毎週病棟別、診療科別に担当医と病棟看護師にリストが提示されるシステムになっている。

さらに、痛み治療の施設としての状況を把握するため、入院がん患者全体の月ごと、あるいは患者ごとの医療用麻薬の処方量についても院内データから集計結果を確認できるようにした。また、それまで手書きだった痛みの評価シートを電子化するためのシステムを、院内で開発した。ほかの医療機関でも使ってもらう準備を進めている。

「患者さんの痛みを聞くことを、この病院の『文化』にしたい」と吉田茂昭病院長。2014年の春に着任した的場部長も、同じ考えである。

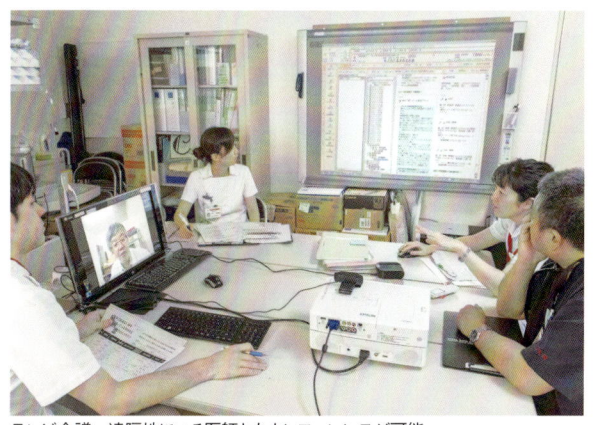

テレビ会議。遠隔地にいる医師ともカンファレンスが可能

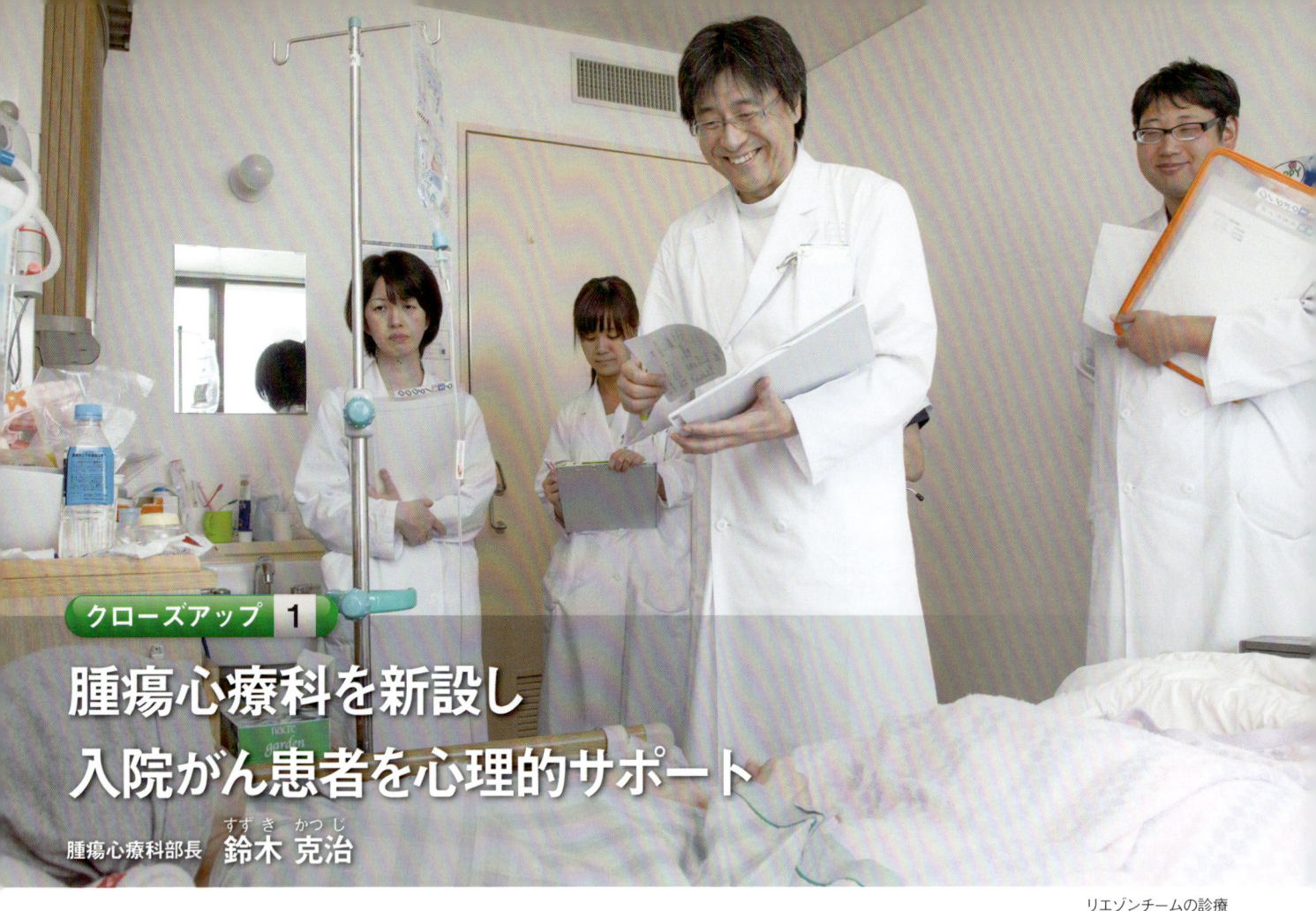

リエゾンチームの診療

クローズアップ 1

腫瘍心療科を新設し
入院がん患者を心理的サポート

腫瘍心療科部長　鈴木 克治(すずき かつじ)

■ 臨床心理士、精神保健福祉士・作業療法士などのチーム医療

　腫瘍心療科(しゅよう)は、入院するがん患者を心理的にサポートする部署である。2013（平成25）年に誕生した。

　新設されるまでの経過を説明すると——。

　青森県立中央病院が、都道府県がん診療連携拠点病院になったころから、患者のメンタルケアが求められていた。ところが、メンタルケアを担当するスタッフは、2011年度までは医師1人、看護師も兼務の関係で1.5人体制だった。このため、入院患者のサポートまでは手が回らなかった。

　「実現するためには人的な整備が必要と感じた」と話すのは、2012年に同院に赴任した腫瘍心療科の鈴木克治部長だ。当時、青森県内には精神科の医師は少なく、医師の確保は難しかった。そこで、医師以外の緩和医療に関心を持つスタッフを集めることにした。

　少しずつ人材が集まり始めたころ、吉田茂昭病院長の発案で腫瘍心療科を新設することになった。医師やスタッフは全員がメンタルヘルス科と兼務である。現在は、腫瘍心療科の認知度も次第に高まり、入院のがん患者に対して、医師、看護師、臨床心理士、精神保健福祉士、精神科作業療法士がチームを組み、相談に応じている。

■「告知の段階から、かかわるのが理想」

　がん患者は、告知を受けたときに、さまざまなダメージを受ける。まず、なかなか現実を認められず、次に怒りに変わり、そしてようやく受容する。だが、気持ちの整理がなかなかつかない。

　治療の途中に「もう良くならないのでは」「疲れた」など不安感から、うつ状態に陥る患者も少なくない。せん妄という意識障害になり、脳がうまく機能しなくなるケースもある。眠っている状態でもないのに、夢の中で動いている感じだ。モルヒネなどの痛み止めの副作用のこともある。

　「患者さんに告知する段階からかかわりを持つのが理想。患者さんの変化を逐一見ることができるから」と鈴木部長。「現時点ではスタッフの人的な制約もあり、担当医から依頼を受けた段階で相談

クローズアップ 1　がん診療センター

に乗っている」と言う。現在は約5％の入院のがん患者に腫瘍心療科がかかわっている。

腫瘍心療科の役目は、例えば、がん患者からの「死にたい」「自信がなくなった」という声を、しっかり受け止めることから始まる。話の中に、そのような心理状態になった理由を知るヒントが隠されている。もちろん具体的な理由がないこともある。

家族から「伝えないで」と言われ、告知を受けていない患者もいる。何となく自身が、がんであることを知り、死んでしまうことを前提に、残された家族のことで悩むこともある。悩み・相談のケースはまさに千差万別だ。

チーム医療が大前提だ。さまざまな職種のスタッフが連携して、治療から生活に至るまで総合的に支援していく。症例によって、入院病棟を訪問する回数は異なる。だが、多くの患者は悩みが深く、じっくり話を聞く必要がある。その要点を担当の医師に伝えるだけでなく、カンファレンス（検討会）に参加し、専門家としての意見を伝える。

「リエゾンナース」養成に力を入れる

「がん患者さんの多くは、ごく普通の生活をして

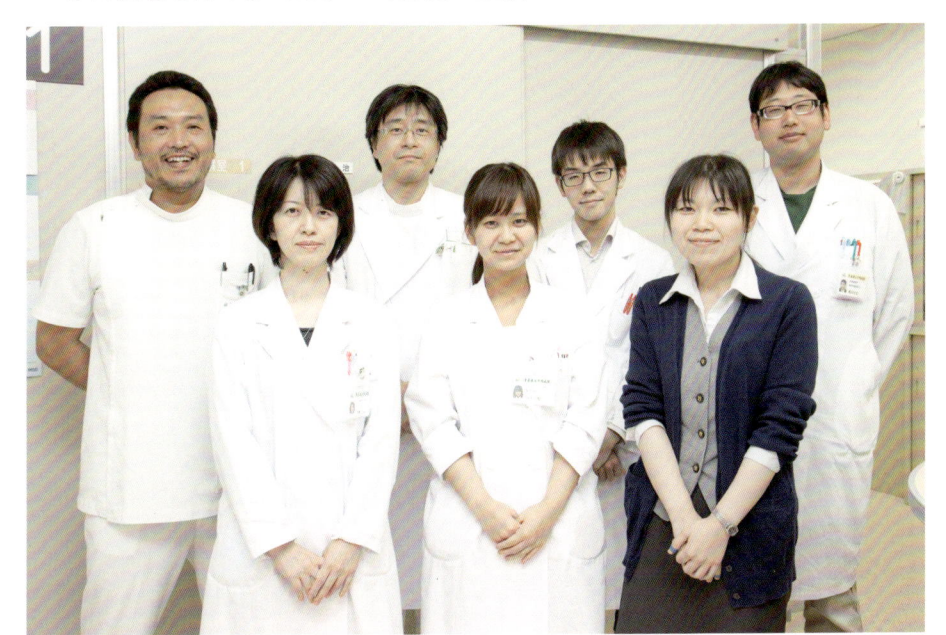

リエゾンチーム

医師　　看護師
臨床心理士　患者さん　精神保健福祉士
精神科作業療法士

いる。だが、取り巻く環境によって、解決しづらい問題を抱えている」と鈴木部長。そのような患者の多くは、自分の主治医やカウンセラーに相談したいと考えている。

精神科専門医への相談は、まだハードルが高い。「腫瘍心療科」と命名された診療科は、全国的にもほとんど例がない。「精神腫瘍科」や「腫瘍精神科」の方が圧倒的に多い。だが、「一人でも多くの患者さんの力になりたい」と同院は、この名前にこだわった。「精神」はできるだけ使いたくなかった。

精神看護のエキスパートに「リエゾンナース」がいる。同院にはまだいないが、この資格を取ると、患者への回診の中心的な役割を受け持つことができる。現在、取得を目指している。

外来が中心のメンタルヘルス科と入院患者をサポートする腫瘍心療科は、組織こそ分かれているが、スタッフは同じだ。将来的には、それぞれの科に別の部長を配置し、臨床心理士、精神保健福祉士、看護師などの陣容を充実させる方針だ。そうすることで、入院のがん患者全員のサポートを可能にしたい、としている。

リエゾンチームのメンバー

クローズアップ 2　循環器センター

心臓のあらゆる疾患に対して
安全で、最高の医療を24時間体制で提供

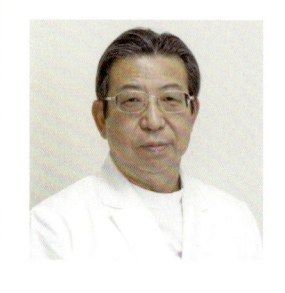

副院長・循環器センター長
藤野 安弘（ふじの やすひろ）

診断実績は東北地方トップレベル

　循環器センターの「守備範囲」は、心臓、冠動脈、大血管、末梢血管の疾患など、実に幅広い。心臓については、急性冠症候群（主に心筋梗塞）と心不全などの疾患が対象になる。急性冠症候群は冠動脈が突然閉塞し、心不全は心臓の動きが悪くなり、心臓から血液を流す「駆出」ができなくなる。同センターは、このような急性または慢性の疾患に対して、最高レベルの医療技術を24時間体制で提供している。

　「以前は内科と外科が別病棟だったが、センターになってからは同じ病棟で、患者さんの負担は少なくなった。急患ついては連絡を取り合い、すべての疾患に対応している」と語るのは循環器センターの藤野安弘センター長だ。内科的な循環器科と心臓血管外科から構成。スタッフは循環器科医師6人、心臓血管外科医師4人の計10人だ。2016年度からは、欠員の腎臓内科の医師も加わる予定だ。

　同センターとしての診断実績は東北地方トップレベルにある。実際、循環器科の診断カテーテル検査数はセンター発足後、約1000件、冠血管の内科的治療である冠動脈形成術数（PCI）は約200

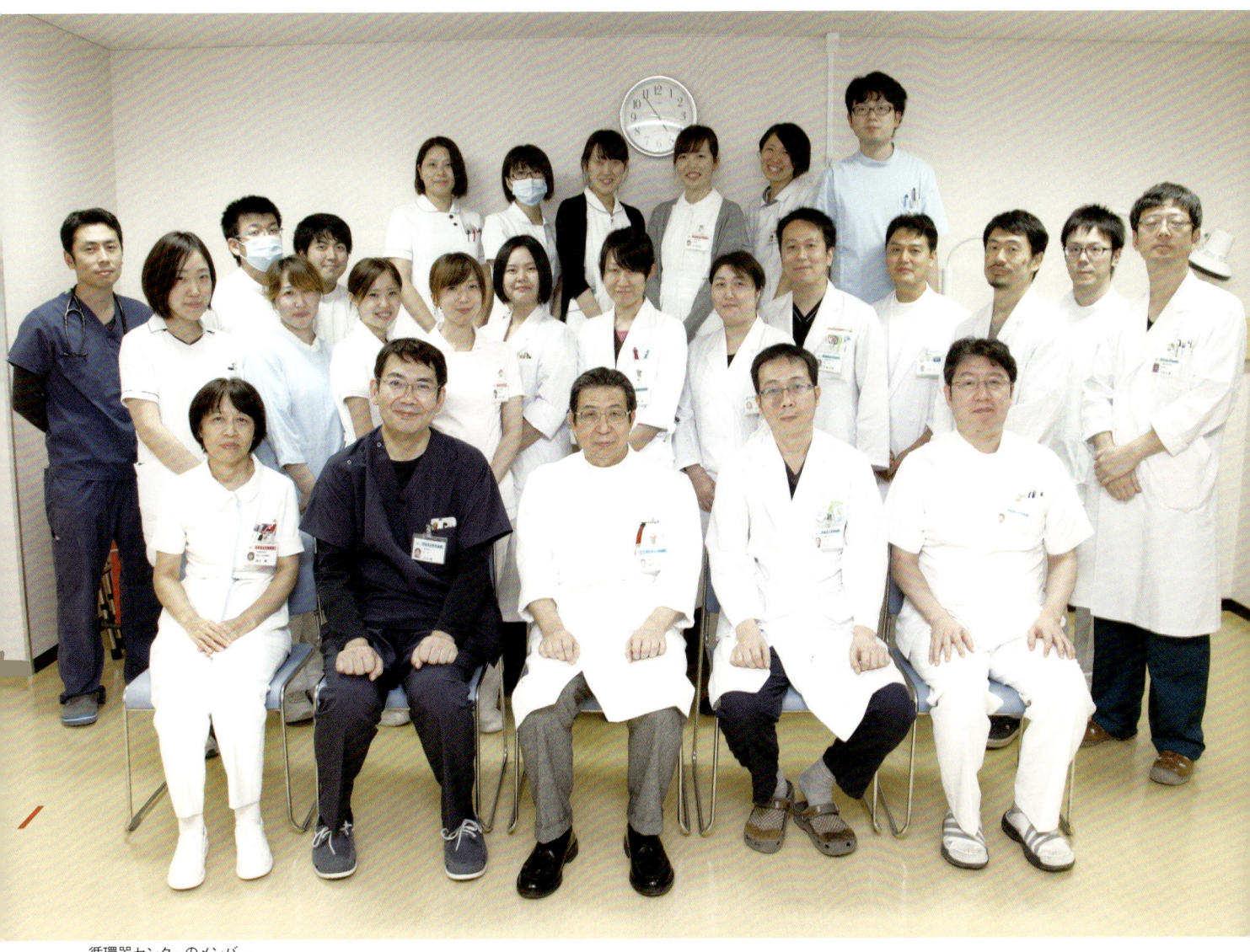

循環器センターのメンバー

件、徐脈性不整脈治療であるペースメーカー植え込み術（PMI）は約100件に上っている。

頻脈性不整脈のカテーテルアブレーションも

2014年度からは、不整脈専門医による頻脈性不整脈に対する、カテーテルアブレーション（心筋焼灼術）と言う根治手術を積極的に行っている。県内では青森県立中央病院と弘前大学医学部附属病院が行っている。青森県立中央病院は患者のニーズも多いことから、徐々に手術を増やす方針で、年間150例を目指している。

心臓血管外科の開心術数は、年間約100例程度。冠動脈疾患、弁膜症、解離性大動脈瘤を主に、国内最高レベルの手術成績を収めている。腹部大血管のステント留置術など高度最先端医療も積極的に導入している。

「病棟内に新設する発想はなかった。若手の要望を受け入れて設けた」（藤野センター長）と言う心臓リハビリテーション室。2013年度、病棟内に開設した。病棟内にあるため、急変時にも安心して、リハビリを行うことができる。心臓リハビリテーションを通じて、心不全の管理、急性期肝疾患、開心術後の早期回復に向けて、医師とコメディカルスタッフが協力して治療にあたっている。

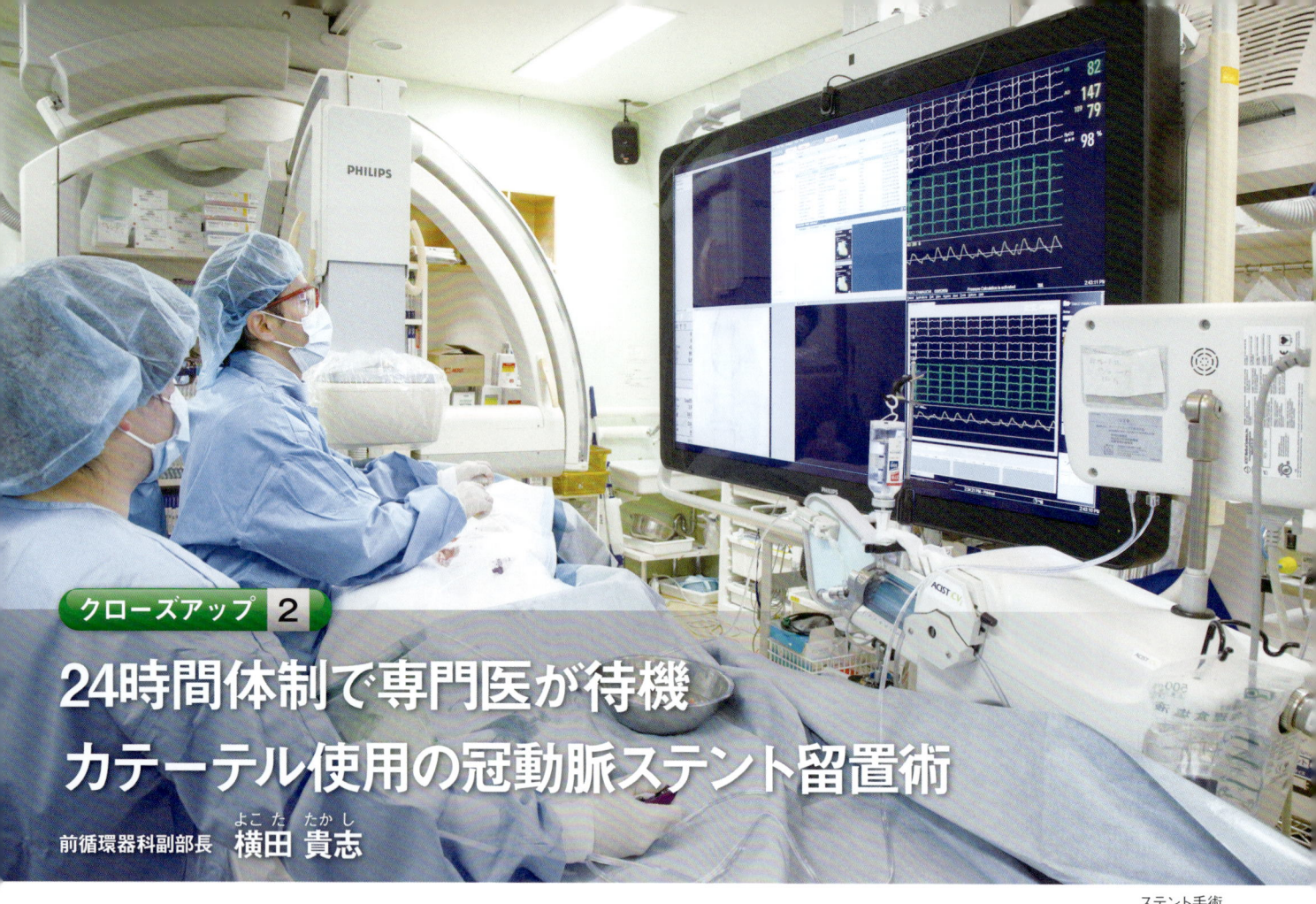

クローズアップ 2

24時間体制で専門医が待機
カテーテル使用の冠動脈ステント留置術

前循環器科副部長　横田 貴志(よこた たかし)

ステント手術

冠動脈CTによる
体に負担の少ない検査も

　心臓は、1日に約10万回も収縮・拡張を繰り返し、全身に血液を送り出すポンプの役割を担っている。心臓の筋肉に、酸素や栄養を含む血液を送り込んでいるのが、心臓の周りを通っている冠動脈である。

　冠動脈が動脈硬化などによって狭くなると、心筋に送り込まれる血液が不足して胸が痛くなる。これが狭心症である。さらに動脈硬化が進み、動脈硬化の原因である粥腫の表面の薄皮がはがれると、血栓が形成され不安定狭心症の状態となり、最終的に閉塞状態となる。この冠動脈が詰まって心筋に血液が行かなくなった状態を心筋梗塞と言う。

　心筋梗塞を発症し、心筋に血液が行かないと、その部分が壊死してしまう。壊死の部分が大きくなると心臓の収縮・拡張機能が低下し、命にかかわる危険な状態になる。狭心症と心筋梗塞では、予後（回復経過）が大きく異なる。

　いったん壊死してしまうと、血流が再開しても心機能は元に戻らないが、壊死の一歩手前なら、再灌流することで心機能が改善することも可能だ。そのため早期の再灌流が必要であり「24時間体制で専門医が待機し、いつでもカテーテル検査や治療・手術が行えるようにしている」と強調するのは循環器科の横田貴志前副部長。「体を動かしているときに胸部不快感などの前駆的な症状がある場合は、早めに受診してほしい」と付け加える。

　虚血性心疾患（狭心症、心筋梗塞）の精査には、心臓カテーテル検査以外にも、冠動脈CTによるより侵襲の少ない、外来での検査方法もある。

薬剤溶出型ステントで
再狭窄率が減少

　虚血性心疾患の血行再建術には、外科（心臓血管外科）で行われる冠動脈バイパス手術のほか、内科（循環器科）で行う冠動脈ステント留置術がある。カテーテルという細い管を大動脈内から冠動脈まで挿入し、病変部にワイヤーを通し、バルーン（風船）で広げ、その後、ステントと呼ばれる金属の網を血管の内側に留置すると、血流が改善するのだ。

　以前は、ステント内の再狭窄率が20％を超えて

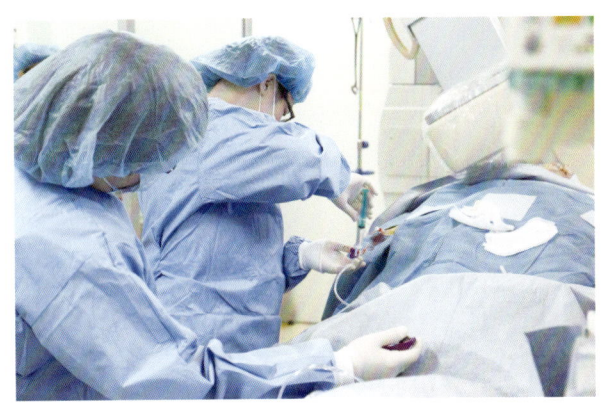

カテーテル検査

いたが、最近は表面に薬が塗ってある薬剤溶出型ステントが使用可能となり、再狭窄率は5～6％に激減している。

検査治療時間はカテーテル検査に約30分、手術に約1時間半かかる。局部麻酔で行われ、脚の付け根や手首からカテーテルを挿入する。手首に比べて、脚の付け根の動脈は、血管が太いため、より複雑な病変の治療には向いている。

心筋梗塞で運ばれる患者は、重篤で緊急性が高く、不整脈や心原性ショックなどで、心臓をサポートする機械を入れる場合があり、不測の事態に備えるため、脚の付け根からカテーテルを挿入して治療する場合が多い。一方、緊急性の低い場合は、一般的には手首から挿入し治療を行っている。年間約220例のステント留置術を行っているが、脚からの手術は70例。手術後は、手首からの方がより早く離床できる利点がある。

■ ローターブレーターを使った先駆的な手術

冠動脈バイパス手術とステント留置術の分かれ目だが、一般的には冠動脈のうち3本全部が悪い場合や左主幹部病変については、カテーテル治療でのリスクが高く、完全血行再建が困難な場合が多いため、バイパス手術の適応となる。一方、患者の背景によって、バイパス手術のリスクが高いため、第二選択としてカテーテル治療を選択するケースもある。

また、寝たきりの場合や血行再建術が非常にリスクのある状態の場合は、血をサラサラにする抗血小板剤、心臓を休ませるベーターブロッカー、心臓の血管を広げるカルシウム拮抗薬などの薬物で、保存的に加療する場合もある。

青森県立中央病院が先駆的に行っている治療がある。動脈硬化が強いと、石灰化病変になりやすく、狭くなった部分が石のように固くなる。透析患者はその傾向が強い。その場合は風船やステントなどでは広がりにくい。このため、ローターブレーターと呼ばれるやすりのようなもので石灰化した所を削り、その後にバルーンで広げ、ステントを入れていく。この治療を実施するには、専門の常勤医が必須条件になる。現在、カテーテル治療の1割程度に上っている。

今後進めたいのは、閉塞性動脈硬化症と言う脚の動脈硬化の早期発見と治療だ。歩くと脚が痛くなったり、長いこと歩けなかったりする症状から始まり、悪化した場合は、潰瘍や壊死などにもつながり、最悪の場合は切断になることもある。下肢動脈のステント治療は、症状を改善させ、日常生活の活動性を向上させることができる。また、この症状を持つ患者の半数は、心臓にも病変を持っていると言われ、同時に心臓の精査を行うことで、症状を伴わない虚血性心疾患を発見し、早期治療につなげられる。

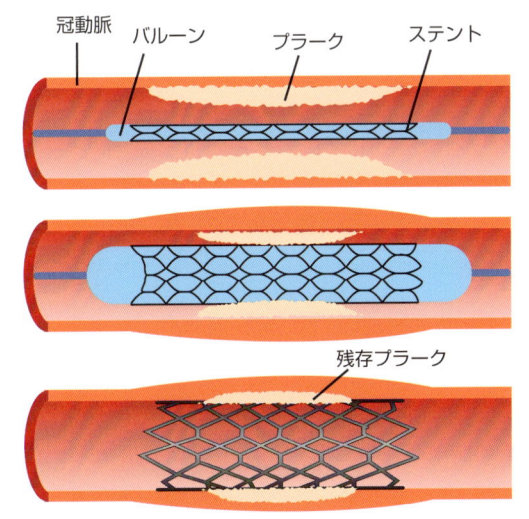

冠動脈ステント留置術

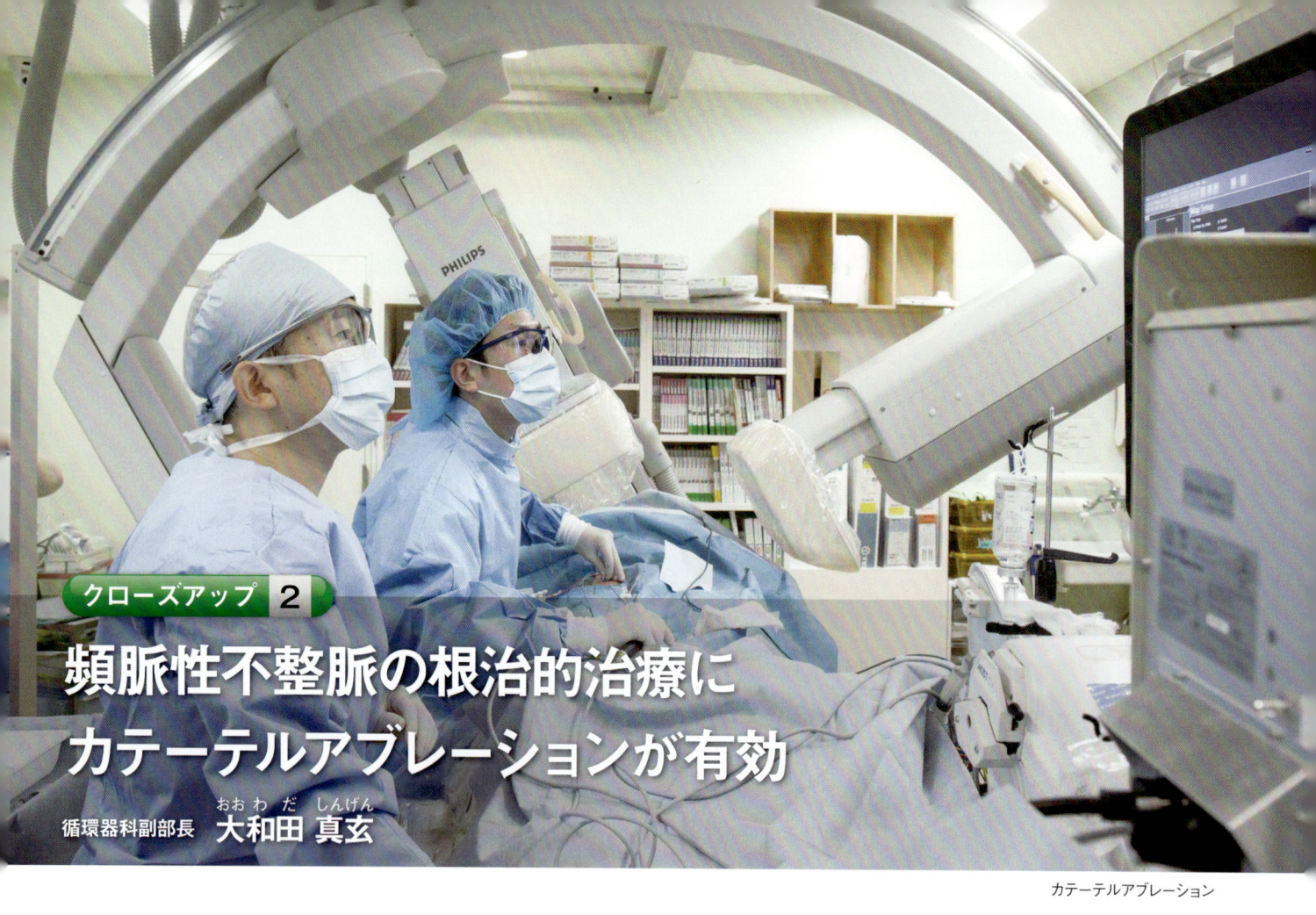

カテーテルアブレーション

クローズアップ 2

頻脈性不整脈の根治的治療にカテーテルアブレーションが有効

循環器科副部長　大和田 真玄（おおわだ しんげん）

■ 正常の刺激伝導系と不整脈の発生

　心臓は左右の心房および心室に分けられ、4つの内腔が存在する。心房は血液を溜めておく場所として、心室は全身および肺に血液を送り出すポンプとしての役割を担っている。筋肉の塊である心臓は電気信号に従って収縮と拡張を繰り返している。

　すなわち、右心房の洞結節で生成された電気信号（通常1分間に60〜80回）は、心房－心室間の房室結節を経由し、左右の心室に広がることによって（刺激伝導系と言われる）、心房および心室の規則正しい収縮が生み出される。正常の刺激伝導系とは異なった電気信号の生成により、心臓が遅く打ったり、速く打ったりすることを不整脈と言う。遅く打つ場合は徐脈性不整脈、速く打つ場合は頻脈性不整脈である。また、不整脈が起こる場所によって、心房性、上室性、心室性に分けられる。

　徐脈性不整脈の場合は、洞結節からの電気信号生成が弱い場合（洞不全症候群）と、房室結節付近で上位からの電気信号が途絶してしまう場合（房室ブロック）に分けられる。

　頻脈性不整脈が起こる仕組みは、局所の1点から異常電気信号が発生する場合（心房頻拍など）と、ある程度の大きさを持った回路内で電気信号がぐるぐる旋回している場合（上室性頻拍、心室頻拍など）がある。しばしば、徐脈性と頻脈性の両方の不整脈がみられることもある。

　徐脈性不整脈が続くと、めまい、倦怠感、息切れなどの症状が現れることがある。頻脈性不整脈の症状としては、動悸、脈の乱れ、息切れなどが一般的である。

■ 不整脈の治療について

　徐脈性不整脈に対する治療は、症状と重症度に応じて、ペースメーカー植え込みが選択されることもある。

　頻脈性不整脈に対する治療は、抗不整脈薬による薬物治療を優先して行うことが多い。しかし、抗不整脈薬は腎機能や肝機能の影響を受けやすく、安全域の狭いものもある。根治的な治療ではないため、抗不整脈薬の継続内服が必要だが、長期使用する

際には薬剤のマイナス面にも注意する必要がある。

根治を目指す治療として登場したのが、カテーテルアブレーション（心筋焼灼術）である。首や脚の付け根の静脈や動脈から、電極カテーテルという細い管を入れ、頻脈の原因になっている部分を焼灼するものである。現在は高周波というエネルギーを用いることが多く、これにより安全性と治療効果の両立が得られるようになった。

青森県立中央病院でその中心になっているのが、循環器科の大和田真玄副部長である。前任の弘前大学医学部附属病院での、術者および助手として年間300例施行した経験を生かし、2014（平成26）年春から同院でも、カテーテルアブレーションを行っている。

ただし、頻脈性不整脈をもつすべての患者さんにこの治療が行われるわけではなく、薬物療法との使い分けが必要になる。また、器質的な心疾患（心筋梗塞、心筋症、弁膜症など）がベースにあり、心室頻拍などの危険な頻脈性不整脈が確認されている患者には、埋込型除細動器（ICD）が優先されることもある。

大和田副部長は「器質的な心疾患の有無、患者さんの状態によって治療方針は変わってきます。不整脈の治療だけでなく、心疾患全体を含めて正確な診断を行い、患者さん個々の問題点を明らかにした上で、治療を進めていくことが重要です」と強調する。

心房細動例に対するカテーテル治療

心房細動は最も一般的な不整脈であるが、高齢化社会を迎えて増加傾向にある。心房細動中は、心房が高頻度（400回／分以上）かつ不規則に興奮し、心室の収縮（心拍数）も上昇し不規則になってしまう。結果として、動悸症状（頻脈感、脈の乱れ、結滞など）を引き起こすこともあり、血栓塞栓症や心不全の原因となったりする。

心房細動が発生する原因は諸説があるが、肺静脈周囲からの異常電気信号が関与しているとされるのが一般的である。もともと電気的に不安定とされている左心房―肺静脈の接合部だが、加齢や高血圧などの要素が加わることで、同部位からの異常電気信号が発生しやすくなる。この異常電気信号が心房細動の発生、持続や維持に関与しているのだ。

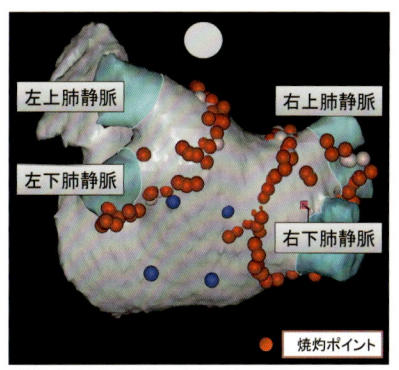

心房細動、特に発作性心房細動に対するカテーテルアブレーションは、肺静脈隔離術という術式が基本である。附図のとおり、カテーテルを用いて、左心房―肺静脈間を連続的に焼灼することにより、肺静脈からの電気信号を遮断するものである。カテーテルを心臓の内側に挿入するため、心臓損傷の危険性はある。強い出力なら、隣接する臓器に悪影響を及ぼすこともある。しかし、使用する機器やカテーテルの進歩により安全性と効果は格段に進歩している。今までは、弘前大学医学部附属病院に依頼していたが、2015年春からは同院でも施行しており、着実に実績と効果を上げているようだ。

大和田副部長は「心房細動の症状は千差万別。全く症状のない人から、呼吸困難など強い症状の人もいる」とした上で「治療後に『生活が変わった』と話される患者さんもいて、今更ながらカテーテルアブレーションの効果を実感しています。しかし、症状の有無だけでなく、脳梗塞や高血圧など付随する背景も確認した上で治療方針を検討することが重要ですので、まずは当科の外来を受診していただきたい」と語っていた。

クローズアップ 2

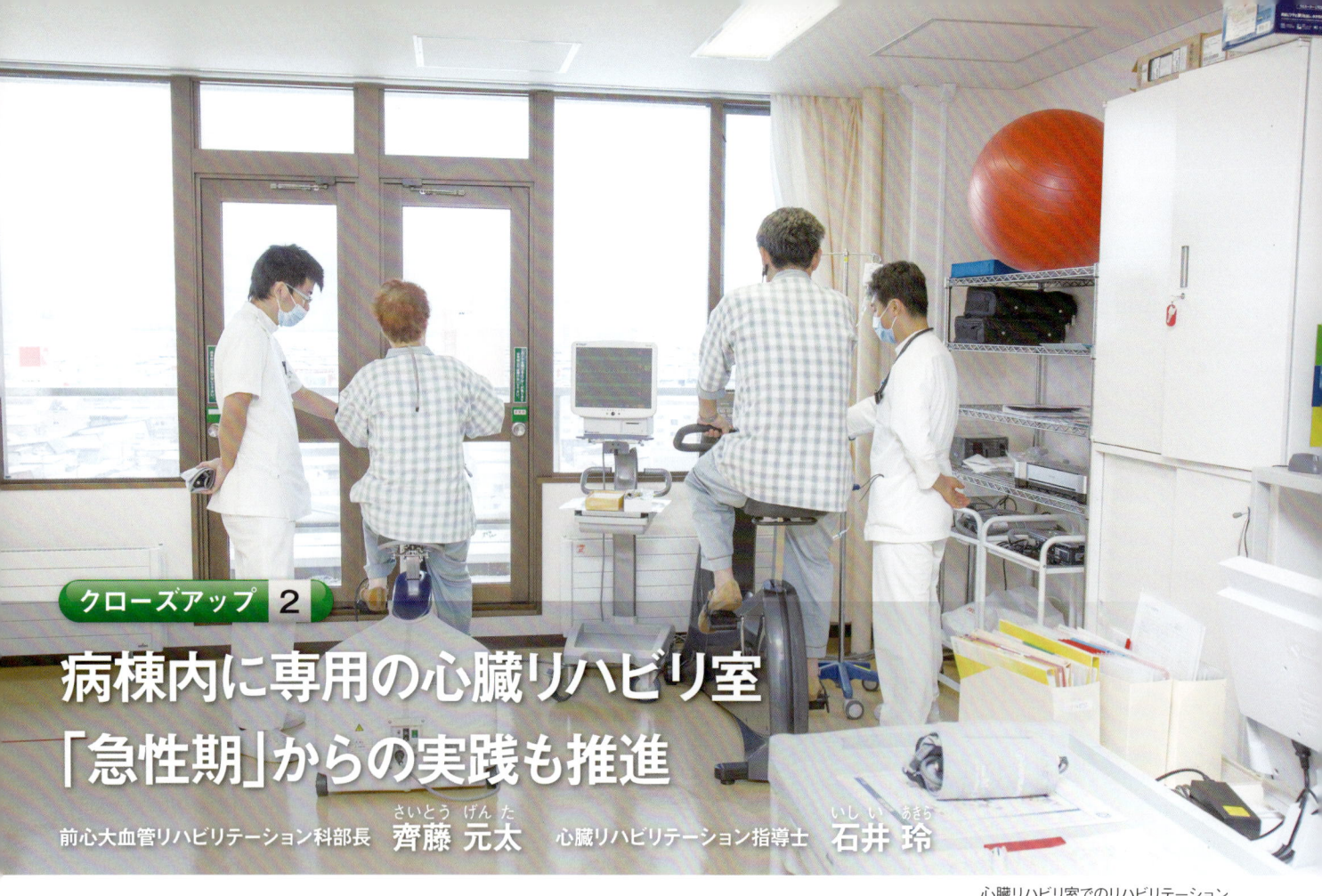

病棟内に専用の心臓リハビリ室
「急性期」からの実践も推進

前心大血管リハビリテーション科部長　齊藤 元太（さいとう げんた）　　心臓リハビリテーション指導士　石井 玲（いしい あきら）

心臓リハビリ室でのリハビリテーション

2014年、特別室を改装して設置

　青森県立中央病院東病棟8階に、新しく改装された一室がある。かつては、少し豪華な入院患者用の特別室だった。現在はソファやベッドは取り除き、エアロバイク等の運動器具が備え付けられた、心臓リハビリテーション専用の部屋として使用されている。リハビリ中に想定外の出来事があったとき、医師たちスタッフが駆けつけやすいことに加え、患者自身が身近でリハビリを観察し、刺激を受ける教育効果がある。

　この部屋で、心臓リハビリを始めたのは2014（平成26）年4月だ。その前から、同院では理学療法士の陣容を整え、少しずつ心臓リハビリに力を入れてきた。現在は心リハチームとして、心臓血管外科医、循環器科医、リハビリテーション科医に加え、理学療法士や看護師、薬剤師、臨床検査技師、栄養士、医療連携部と多職種チームを結成している。

　これまでのリハビリは、手術を終えて、ある程度安静にした後、1～2週間経過してからのリハビリが主流だった。筋肉が落ちて、回復するためのリハビリで、廃用症候群リハビリと呼ばれるものだ。ところが近年、リハビリそのものを治療と考える疾患別リハビリが重要視されるようになった。予後（回復経過）をよりよくする目的で、効果を示すエビデンスも報告されるようになった。その中の一つが心臓リハビリだ。

呼吸器の合併症予防にも役立つ

　心臓リハビリテーション指導士の石井玲さんによると、麻酔から目覚めたときには、人工呼吸器が口から装着され、呼吸管理されているのが通常だ。点滴や心電図モニター、一時的な心臓ペースメーカーなどにつながれている。肺活量は術直後には半分程度まで低下し、血液中の酸素の値も低い状態にある。血流を調整する機能や筋力も低下している。

　「体を起こすことで酸素を取り込みやすくなり、呼吸器の合併症予防にもなる。血圧の調整やバランス機能の改善にも役立つ」と石井さん。心臓リハビリは、急性期、前期回復期、後期回復期、維持期に分かれる。ICU（集中治療室）にいる急性期

クローズアップ 2 循環器センター

からでも、簡単なリハビリを行うのが特徴である。もちろん、運動を行う際には、胸痛、呼吸困難、動悸などの自覚症状が起こらないこと、心拍数が一定以上に増えないこと、危険な不整脈が起きないように留意するのは当然である。

具体的には、手術翌日からベッド上で手足を動かすことから始める。3〜5日目には、ベッドの端に腰を掛けて、できるだけ早く立つ練習をする。その後、病棟の廊下を歩く練習を重ね、退院まで器具などを使って、退院後の生活に必要な体力をつける運動を行う。症例によっては心肺運動負荷試験（CPX）を行い、安全に運動できる許容範囲を設定し、運動処方箋をもとに退院時指導を行うこともある。

心臓リハビリを本格的に導入したのは、2013年11月。その前年度は利用数122件だったのが、2013年度には208件に増えた。心臓リハビリ室を8階に設置した2014年度は、最初の2か月間だけで41件と増加ペースを続けている。

刺激を受け合う患者に教育効果

心臓リハビリは、運動療法だけではなく、再発予防の患者指導やストレスコントロールなども含めた包括的医療プログラムであり、多職種が協調して実践する医療でもある。そのため医師や看護師、そのほかのコメディカルスタッフと定期的に多職種カンファレンスを行っている。また医師の回診にも心臓リハビリの担当者が同行する。

心臓リハビリ室には、歩行訓練やバランス運動に励む患者が目につく。廊下を歩く患者からも、その姿は自然と目に入る。「リハビリをする人を見て刺激を受けることも大切だ。運動習慣を身に付けるのにも役立っている」と石井さん。

前心大血管リハビリテーション科部長の齊藤元太医師は、心臓リハビリの目的を2点挙げる。一つは、早期に安全に歩けるようになること。もう一つは、再発予防に心掛け、少しでも長生きにつなげることだ。

問題点も多い。地域のかかりつけの医師との連携である。再発や動脈硬化の進展を予防し、仕事への復帰や安心して生活を送るなど、QOL（生活の質）改善のため長期にわたる医療者のサポートが必要となる。そのための医療連携システムをつくっていかなければならない。「まだ、心臓リハビリに対する啓発が足りない。院内はもとより、地域の病院にも積極的に、その重要性を伝えていきたい」と齊藤前部長は抱負を語る。

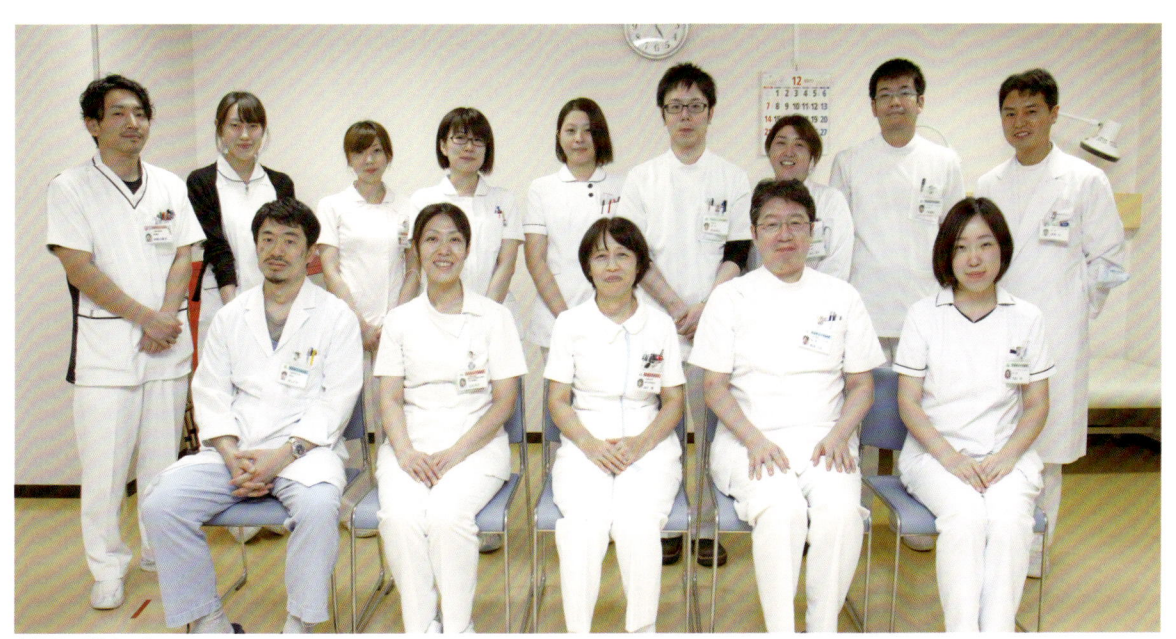

心臓リハビリのスタッフ

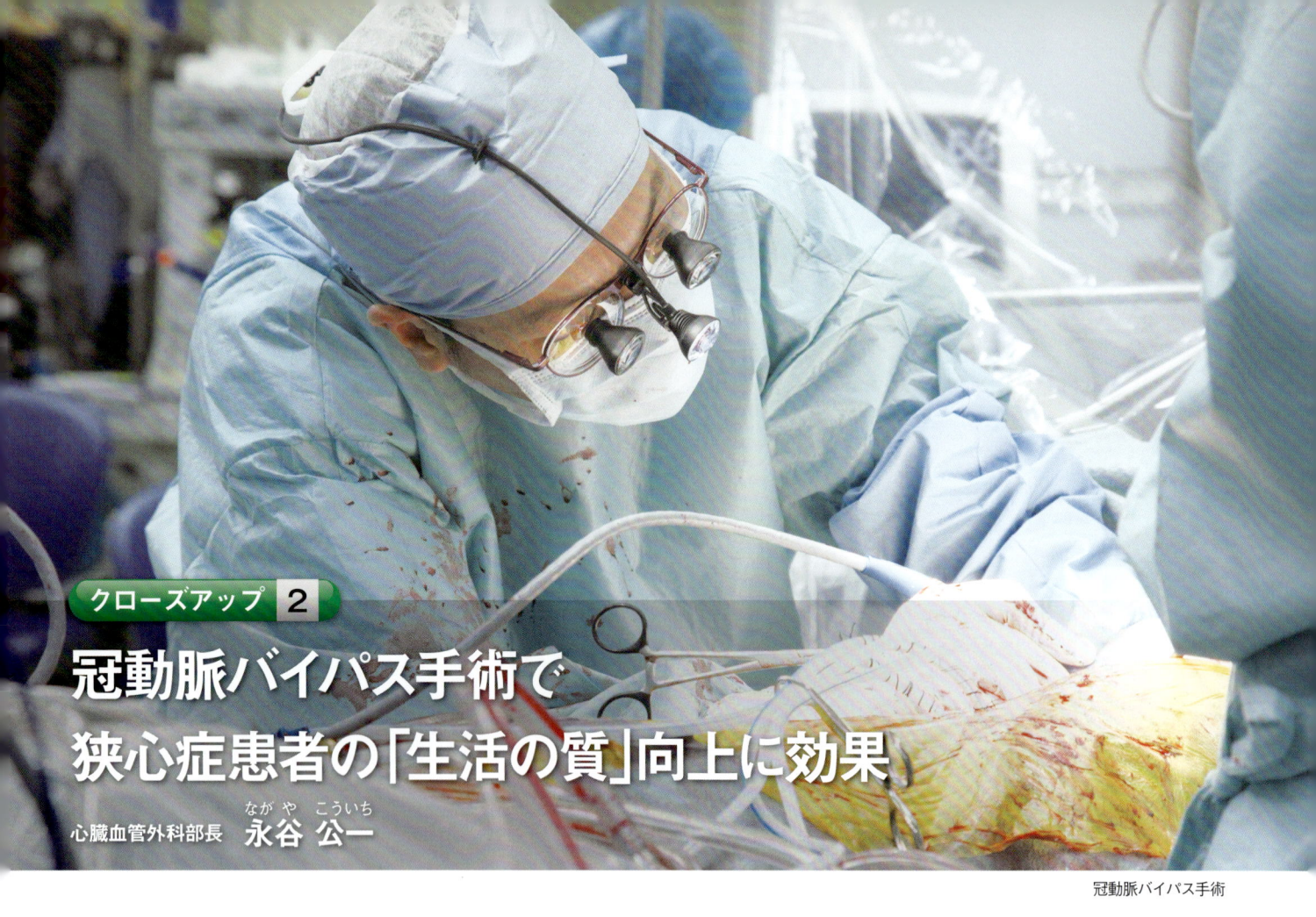

クローズアップ 2
冠動脈バイパス手術で狭心症患者の「生活の質」向上に効果

心臓血管外科部長 永谷 公一(ながや こういち)

冠動脈バイパス手術

生命予後の改善が期待できるバイパス手術

　心臓の周りを通っている冠動脈の疾病として、狭心症や心筋梗塞がある。狭心症は冠動脈が狭くなって、心筋に送り込まれる血液が不足して胸が痛くなる。また、心筋梗塞は冠動脈が完全に詰まって、心筋に血液が行かなくなった状態だ。

　心筋梗塞の場合、死んだ心筋は元には戻らないが、早く処置すれば、死んだ心筋の範囲を小さくできる。このため、時間的にも優位性のあるカテーテル治療が、第一義的な選択になる。バルーンを入れて、血管を広げ、そこにステントを入れる治療だ。カテーテルで治療できない場合は冠動脈バイパス手術が選択される。

　一方、狭心症については、治療する血管の本数や場所によって冠動脈のバイパス手術を選択するケースが多い。バイパス手術とは、動脈硬化性の病変部分を飛び越えて、バイパスを作り迂回させ血管を吻合して、心筋への血流を増加させることだ。

　冠動脈は3本ある。右と左に1本ずつ。左は途中から分かれ、前下行枝と回旋枝の2本である。このうち、前下行枝は詰まっただけで死に至るケースもある。

　「カテーテル治療とバイパス手術を比べると、それぞれ特徴があり、特にバイパス手術は、前下行枝に対しては内胸動脈でバイパスするとカテーテル治療より有意性が高く生命予後の改善につながり、また何か所も治療する場合は1回で治療が完結できるといった特徴がある」と指摘するのは、心臓血管外科の永谷公一部長だ。

　一般的に冠動脈が1本だけ狭くなった場合は、カテーテル治療になる。複数になるとバイパス手

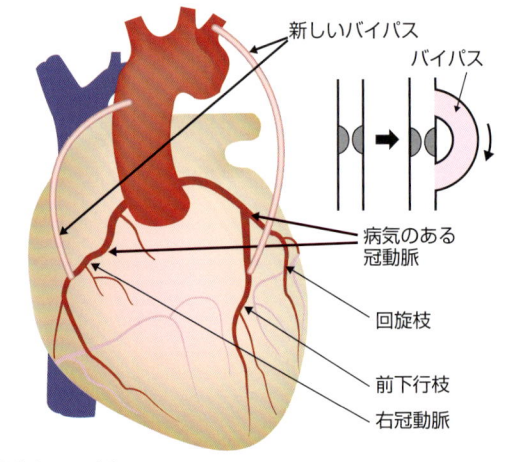

冠動脈バイパス手術

術の選択になる。「例えば、3本とも治療する場合、一般的にカテーテルなら数回に分けて治療するが、バイパス手術は一度に済む」と、永谷部長はバイパス手術の利点を挙げる。

「内胸動脈」主体のバイパス手術

冠動脈バイパス手術の手順について説明すると――。

バイパス手術に使われる血管のうち、一番標準的なのは、胸骨の裏面の左右2本の肋軟骨接合部を縦走する直径2mmほどの動脈だ。「内胸動脈」と呼ばれ、冠動脈やほかの末梢血管と比べても、動脈硬化の非常に少ない血管で、バイパス手術後の開存率（バイパスした血管の血流が維持される度合）は、9割を超えるなど優れている。

心臓に近い左内胸動脈が使われることが多い。左の鎖骨の下にある動脈から胸骨へ向かう枝である。切り離して、心臓の方に持っていく手術だが、距離的にも短く、生理的な走行になる。

青森県立中央病院でも年間50例ほどのバイパス手術を行っているが、ほぼ全例に内胸動脈を使っており、99％以上の開存率である。このほか、下腿から大腿の内側を走る皮下の静脈である「大伏在静脈」がある。バイパス手術後の長期開存率が内胸動脈より劣ることが欠点である。また、胃の下側を走行する血管の「右胃大網動脈」や前腕の血管である「橈骨動脈」もバイパス手術の本数によって使い分ける。

心拍動下冠動脈バイパス手術が第一選択

最近の特徴として、「心拍動下冠動脈バイパス手術」がある。人工心肺装置を使わないで、心臓が動いたままの状態で手術を行う方法だ。

人工心肺の使用に伴う合併症を回避でき、出血による輸血量の削減に有利であり、同院では冠動脈バイパスの8割以上が人工心肺を使わない心拍動下冠動脈バイパス手術で治療を行っている。

手術に要する時間は、バイパスが1本だけなら、1時間半から2時間。バイパスの本数で時間が異なってくるが3～4本のバイパスで3～4時間といったところである。

「手術後は、翌日からリハビリを行い、約2週間で退院となる」と永谷部長。術後の検査は退院前と半年後にCTで確認している。問題なければその後のカテーテル検査はいらない。

この冠動脈バイパス手術の効果は劇的だ。心臓、大血管の手術の中でも、危険度は比較的低い。同院での死亡率は1％以下だ。

「心臓外科にとって、冠動脈の手術はスタンダードなもの。どこでも、やっている手技には違いがない。際立った特色はないが、それだけに手技の優劣はどうしても出てくる。開存率の高さ、術後の患者さんのQOL（生活の質）の向上、死亡率の低さから見ても、当院は高いレベルでバイパス手術を行っている」と永谷部長は力説する。

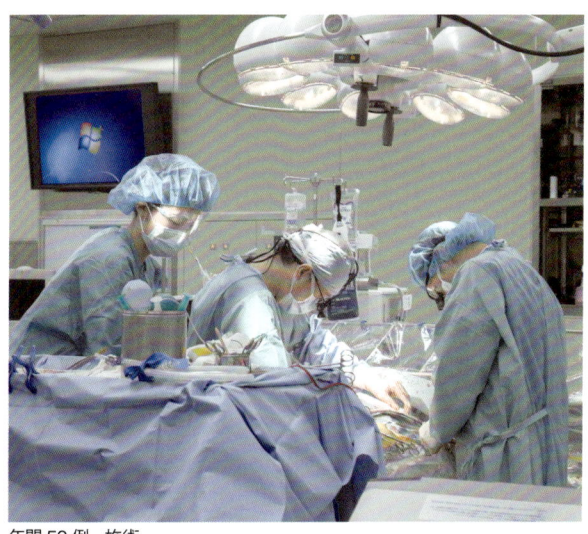

年間50例、施術

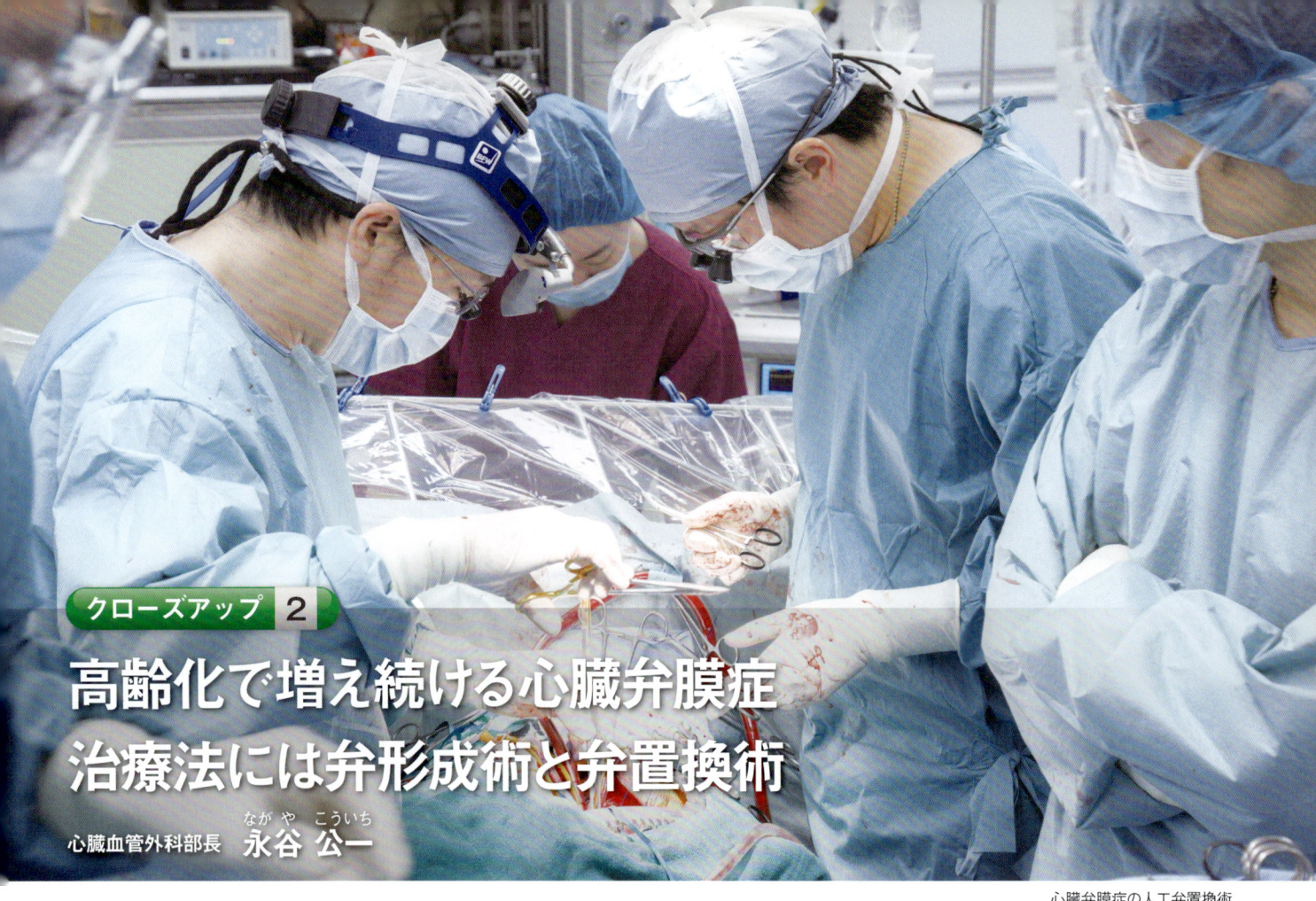

クローズアップ 2

高齢化で増え続ける心臓弁膜症
治療法には弁形成術と弁置換術

心臓血管外科部長　永谷 公一
（ながや　こういち）

心臓弁膜症の人工弁置換術

狭窄症と閉鎖不全症の2種類

心臓には三尖弁、肺動脈弁、僧帽弁、大動脈弁の4つがある。弁の働きによって、心臓内で血液がスムーズに流れ、全身への血液の循環が正常に保たれている。何らかの原因で弁が固くなったり、破損したりして本来の機能を果たせなくなることを心臓弁膜症と言う。

一般的には、左側にある僧帽弁と大動脈弁の2つが弁膜症になる場合が多い。大動脈弁は、心臓の出口で大動脈の根元についている弁で、僧帽弁は、左心室と左心房の間にある弁である。心臓の左側が悪くなって、二次的に右側の三尖弁が悪くなるケースもある。

弁膜症には2種類ある。狭くなって血の通りが悪くなる「狭窄症」と弁の閉じが悪くなる「閉鎖不全症」だ。

超高齢化社会を迎え、動脈硬化が増えるにつれ、大動脈弁の狭窄症が増加している。弁が固くなって、開きが悪くなるのだ。次に多いのが僧帽弁閉鎖不全症で、血液が逆流してしまう病気である。

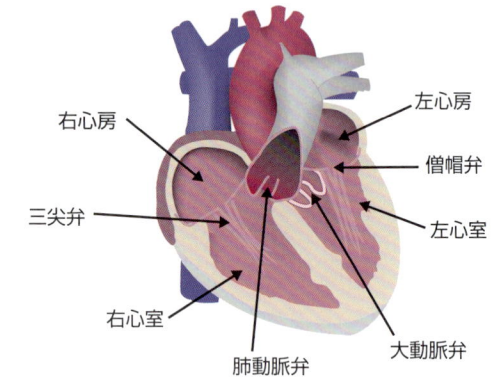

心臓弁の構造

手術方法は、自分の弁を修復する「弁形成術」と、自分の弁は切除して人工の弁に取り換える「弁置換術（べんちかんじゅつ）」がある。狭窄症に関しては、ほとんどのケースで取り換える置換術を行っている。閉鎖不全症は、僧帽弁では形成術が第一選択で、余分な弁組織を切り取って縫い合わせたり、弁を支える組織を再建したりする。

生体弁が8割、2割が機械弁使用

弁膜症の手術は、人工心肺をつけて、心臓を停止させて手術を行う。大動脈弁狭窄症の場合、大

クローズアップ 2　循環器センター

動脈を切って、固くなった弁を削り取り、その後に人工弁を装着する。

人工弁は、特殊な炭素樹脂やチタンでできている機械弁と豚や牛の組織からできている生体弁がある。

機械弁は頑丈で、壊れにくい。半面、血の塊（血栓）ができやすい。このため、ワーファリンという血液を固まりにくくする薬を一生飲まないといけない。この薬の利きが悪くなるため、納豆は食べることができなくなる。

生体弁は、生体組織でできた弁のため血栓ができにくい。ワーファリンの服用は数か月で終了できる。ただ、耐久性に難点がある。大動脈弁だと10〜15年、僧帽弁は10年程度の寿命だ。若い人ほど生体弁の寿命は短くなる。

「70歳以上の高齢患者さんには生体弁を勧めている。出血の心配も少なく、生活上の負担が軽減されるためだ。若い患者さんには、どちらの人工弁がいいか、希望を聞いている。再手術覚悟で、生体弁を使うこともある」と、心臓血管外科の永谷公一部長は説明する。

青森県立中央病院では、高齢の患者が多いため、8割が生体弁を使った手術である。2割が機械弁。大動脈弁に対する形成術を行うこともあるが、長期的な成績はまだ不明な部分もあり、一般的ではないと言える。

僧帽弁閉鎖不全症は積極的に形成術を実施

同院での治療成績は良好だ。1か所だけの心臓

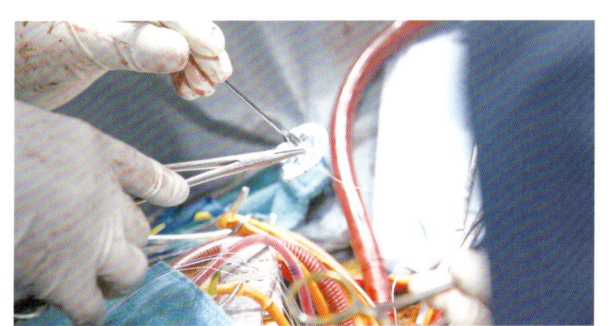

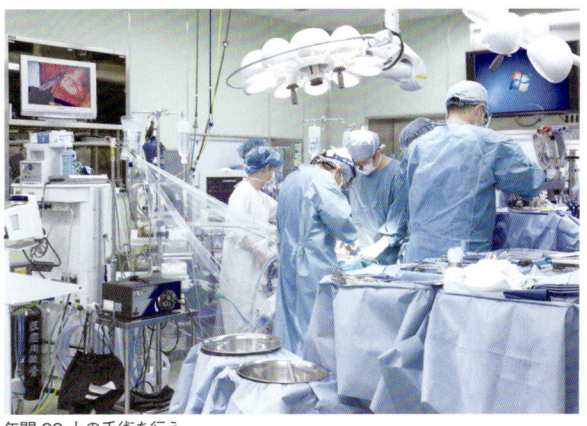

年間60人の手術を行う

人工弁

弁膜症は少なく、数か所の複合手術になる場合が多い。年間60人の手術を行い、このうち大動脈狭窄症は25〜30例。次に、僧帽弁閉鎖不全症、大動脈弁閉鎖不全症と続く。

同院の心臓弁膜症手術の特徴について、永谷部長はこう指摘する。

「僧帽弁閉鎖不全症は、形成術を積極的に行っている。9割以上は形成術で人工弁を使用しない。経験と手技も要求されるが、自分の弁が残せるのなら、その方が患者さんにとってベターだから」——と。

胸を大きく切らずに、カテーテルで人工弁を植え込む手術がある。大動脈弁狭窄症に対して行われるようになってきた。経カテーテル的大動脈弁置換術と呼ばれる。2013（平成25）年から保険適用になった。合併症を多く抱え、心臓を止める手術ができない患者には朗報の手術だ。通常の人工弁置換術に取って代わる治療法になるのか、まだ先の話であるが、選択肢が増えることは歓迎できる。

青森県内で導入している医療機関はまだない。「通常の心臓手術が受けられる人を対象にしたものではないが、この治療を必要とする患者さんもいるのが現状であり、近い将来当院でも行える体制を現在進めているところ」と永谷部長。3年以内の開始をめどに、手術室の改造などハード面の充実など、検討を進めている。

クローズアップ 2

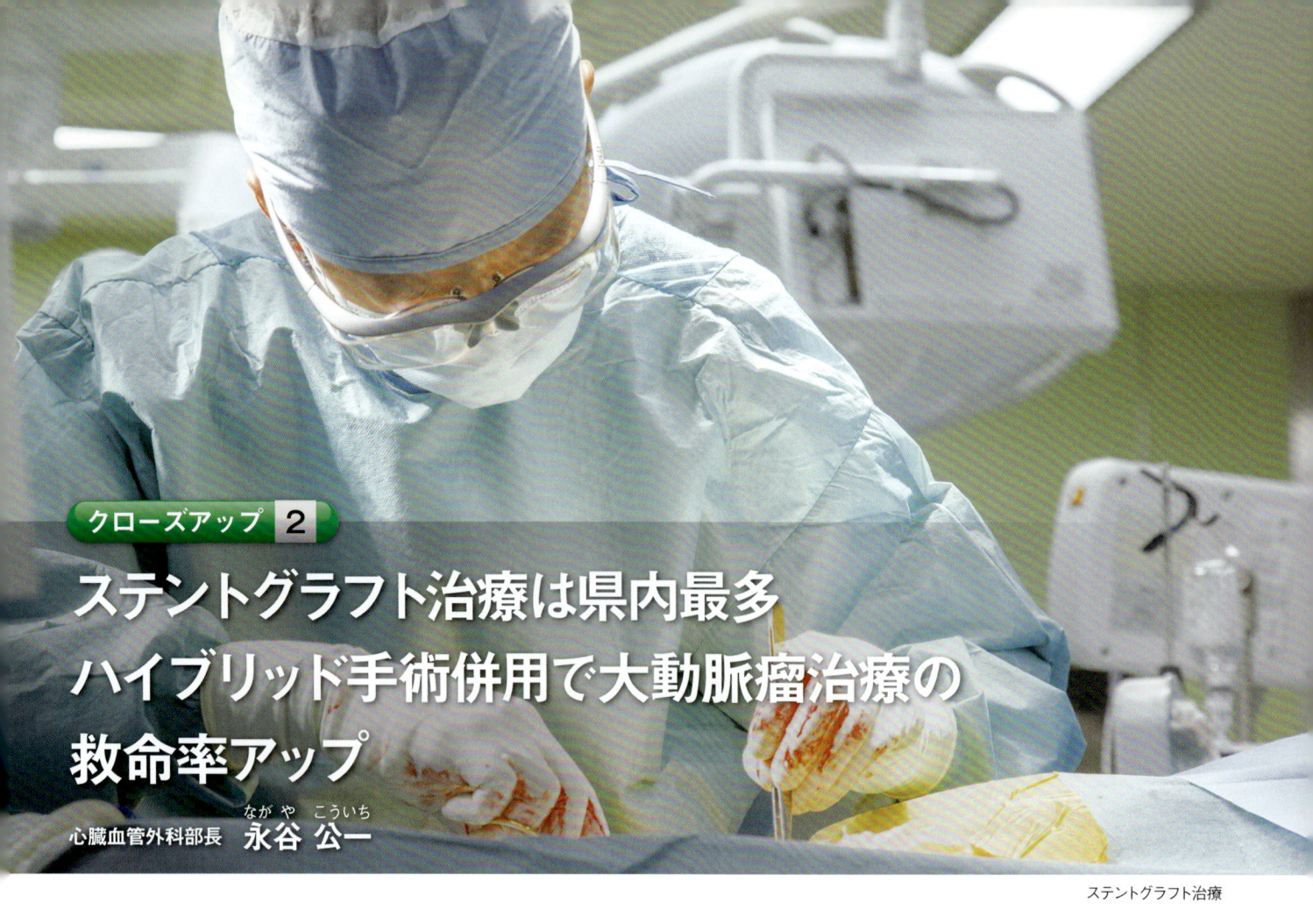

ステントグラフト治療は県内最多
ハイブリッド手術併用で大動脈瘤治療の救命率アップ

心臓血管外科部長　永谷 公一（ながや こういち）

ステントグラフト治療

胸部動脈瘤は6cmが手術の目安

大動脈瘤（だいどうみゃくりゅう）には真性大動脈瘤と解離性大動脈瘤がある。

真性は血管が膨れる「こぶ」だが、解離性は血管が裂け、血管の壁がもろい状態となる。真性はある程度の大きさになると破裂し、解離性は血管の裂け方や裂けた場所によって破裂をきたす。真性の場合、破裂するまで症状のないことが多い。解離性の場合は、激烈な痛みで来院する。

ともに救急車で運ばれ破裂の場合、緊急手術となる。破裂してからの救命率は低いため、大動脈瘤の治療の原則は破裂する前に手術をすることである。

大動脈瘤の手術は一般的に大掛かりな手術となり、さまざまな補助手段を使いながら手術を行うことになる。

真性大動脈瘤は症状がないので偶然見つかる場合が多い。X線やCTなど、ほかの疾患の検査で気付くことが多い。破裂のしやすさは、大動脈瘤の大きさや形による。一般的に、手術適応になる大きさは胸部大動脈瘤は6cm、腹部大動脈瘤は5cmが目安と言える。

「胸部大動脈瘤の場合、真性、解離性ともに大掛かりな手術となるため通常の心臓手術に比べると危険性は高くなるが、当院では大変良好な成績で治療を行っている」と心臓血管外科の永谷公一部長。特に、真性大動脈瘤は高齢者に顕著にみられる疾患で、動脈硬化に起因するものが多い。このため、冠動脈バイパス手術や弁膜症手術も同時に行うケースもよくある。

年間約40例のステントグラフト治療

手術方法には、瘤（こぶ）の部分を切除して人工血管に置き換える「人工血管置換術」（じんこうけっかんちかんじゅつ）と、脚の付け根からカテーテルを大動脈内に挿入し、金属の支柱と人工血管でできたステントグラフトで大動脈の内側から固定する「ステントグラフト治療」がある。

胸部、腹部合わせて年間約80例の手術を、青森県立中央病院では行っている。置換術とステント治療が半数ずつ。以前は、ほとんどが置換術だった。今でも置換を第一に考えている。しかし、通

クローズアップ 2　循環器センター

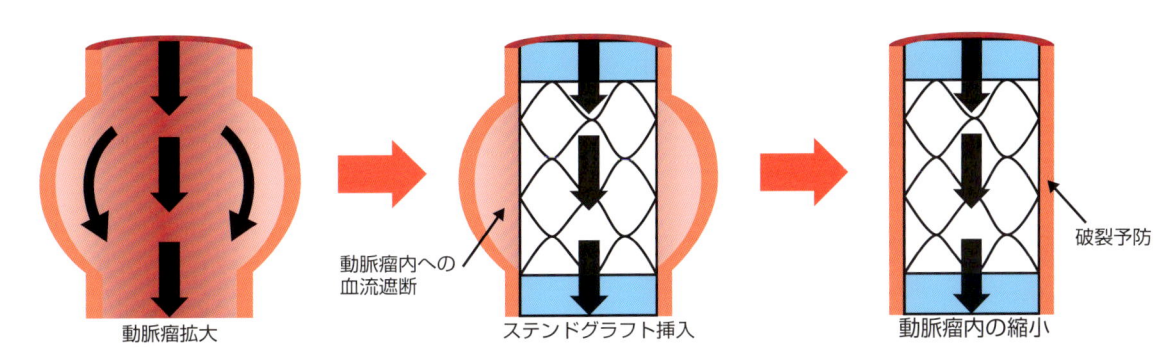

大動脈瘤のステントグラフト治療の原理

常の置換手術に耐えられない患者、ほかに余病の多い患者やステントグラフト治療を希望する患者に対して、適応があればステントグラフトで治療を行っている。

　ステントグラフト治療は、体への負担が少なく、1週間くらいで退院できる。これに対して置換術は3週間程度入院が必要である。「ステントグラフトは一般的な治療になってきているが、長期的な成績がまだ不十分な点もあり、若い方の場合は人工血管置換術を勧める場合が多い。最終的には患者さん本人に選択権をゆだねている」と永谷部長。

ハイブリッド手術にも次々と挑戦

　同院がステントグラフト治療を始めたのは2010（平成22）年からだ。全身麻酔で行う。カテーテルの中に、内挿されたステントグラフトをモニターで見ながら治療を進め、目的の位置に留置するやり方である。正しく留置されると動脈瘤の部分に血流が行かなくなるので破裂の予防となる。

　枝分かれの部分や心臓に近い部分の大動脈瘤の治療には今のところ、ステントグラフトは不向きであり人工血管置換術が選択される。そういった患者で動脈瘤が広範囲な場合など、人工血管置換術だけでは数回の治療が必要なケースでは、ステントグラフトを併用したハイブリッド手術も行っている。

　同じ動脈瘤でも多くの治療法があり、人工血管置換術とステントグラフト治療の両方の治療法があることで、治療の幅が広がり、命を救える患者が増え、治療後の経過も以前にも増して良好にすることができるようになった。

　同院では4人の専門医のうち、3人がステントグラフトの指導医・実施医の資格を持っている。「県内では一番ステントグラフト治療の症例が多く、これからも技術の進歩に対応し、多くの命を救いたい」と抱負を述べる。

体への負担が少ないステントグラフト治療

クローズアップ 3　脳神経センター

脳神経外科の全般にわたって最新・最高の医療を提供

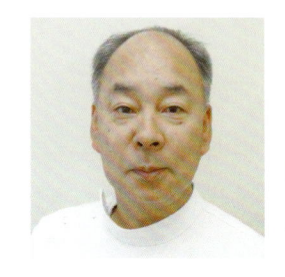

脳神経センター長
さ さ き たつ や
佐々木 達也

脳卒中ケアユニットを脳神経センター内に開設

「『患者さんを絶対に悪化させない』が脳神経センター全体としてのポリシー」と強調するのは脳神経センターの佐々木達也センター長だ。2008（平成20）年に脳神経センターが開設して以来、手術成績と治療成績にこだわっている。

同センターは神経内科と脳神経外科で構成されている。現在、神経内科医10人、脳神経外科医5人。くも膜下出血や脳内出血は脳神経外科が、脳梗塞は神経内科が担当する。

2013年4月に、東北地方で3番目となる脳卒中ケアユニット（6床）を脳神経センター内に開設した。24時間、365日体制で、神経専門医が当直にあたる。急性期の集中看護に、通常は患者7人に看護師1人だが、3人に1人が看護にあたっている。

2012年から青森県立中央病院に常駐しているドクターヘリで運ばれる患者のうち、一番多く診療するのは脳神経センターだ。脳神経外科が28.6％、神経内科が18.1％に及んでいる。

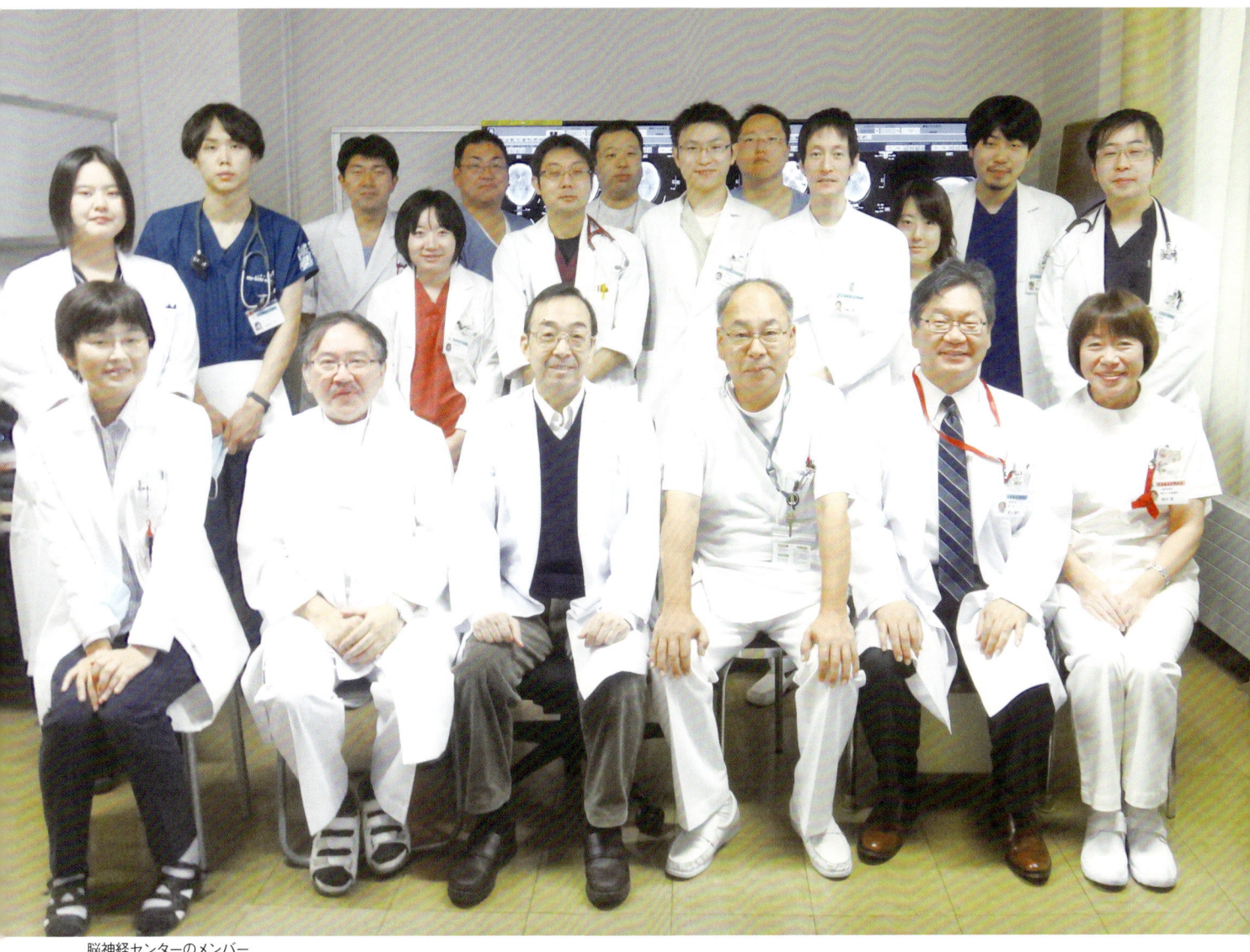

脳神経センターのメンバー

脳神経外科で年間500件超える手術

　毎朝8時15分、脳神経外科や神経内科、リハビリテーション科などの担当者20人がカンファレンスルームに集まり、新生児から高齢者まで脳神経患者の症例検討会を行っている。「看護師は神経内科と脳神経外科をローテで回り、センター化によって互いの垣根も低くなった。例えば、脳梗塞の患者さんを神経内科で担当し、バイパス手術が必要になったとき、脳神経外科が担当するなど、これまで以上に連携がスムーズになった」と佐々木センター長は強調する。

　神経内科の2013年の入院患者は710人、このうち脳梗塞など脳血管疾患は400人。一方、脳神経外科の入院総数は711人、手術件数は534人に及ぶ。下北・津軽半島を含めて、県内全域から患者が訪れている。

　破裂脳動脈瘤（くも膜下出血）の治療成績は全国でも最高レベルと言う。術後に脳梗塞を発症する割合は、1％程度だ。「脳神経疾患全般にわたって、最新の医療技術を提供することが私たちの務め」と佐々木センター長は話している。

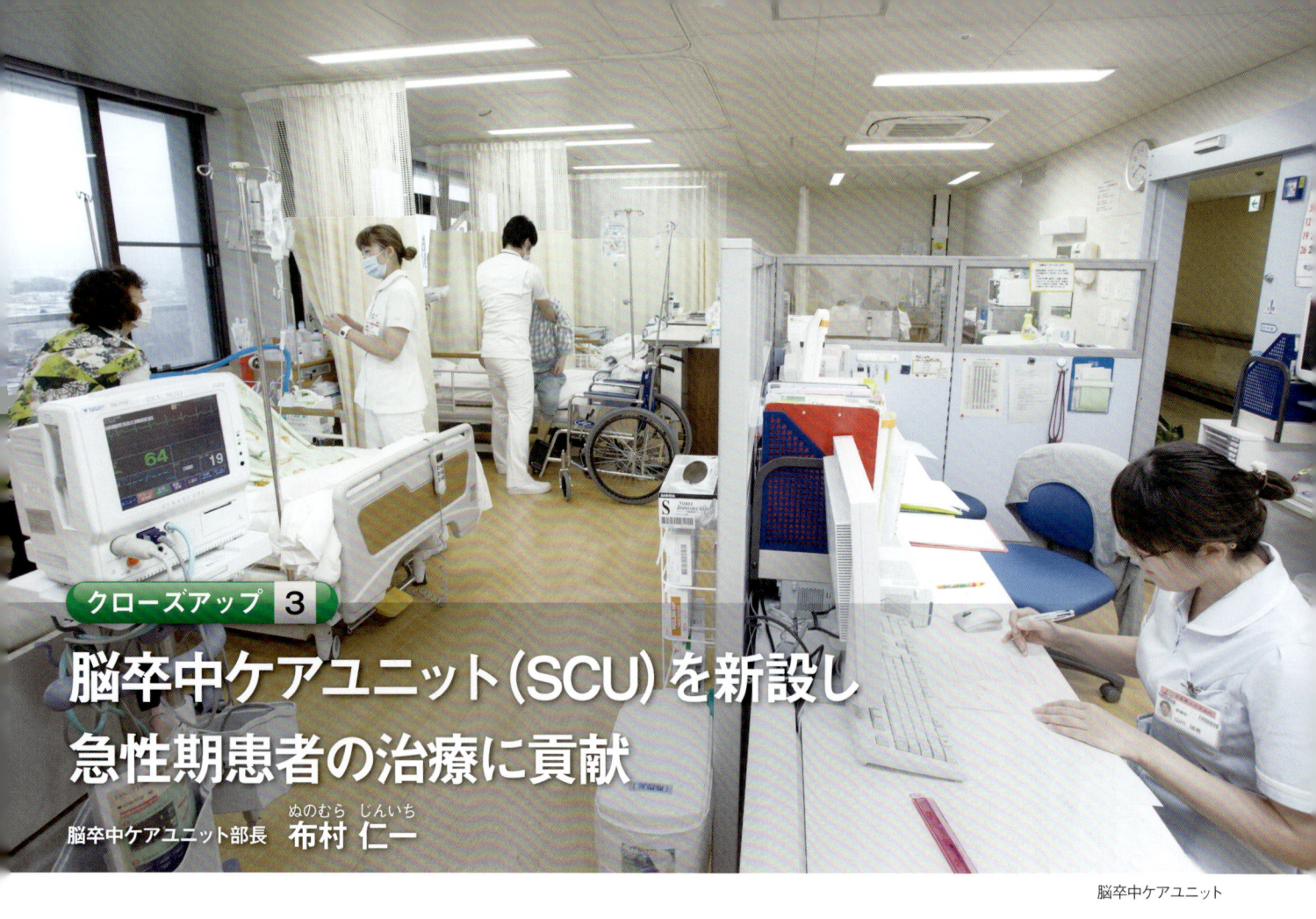

クローズアップ 3

脳卒中ケアユニット(SCU)を新設し
急性期患者の治療に貢献

脳卒中ケアユニット部長　布村 仁一(ぬのむら　じんいち)

脳卒中ケアユニット

24時間、365日体制、脳外科、神経内科医が常駐

　脳卒中は脳の血管が詰まったり、破れたりして起こる病気の総称で、血管が詰まる脳梗塞(のうこうそく)と血管が破れる脳出血やくも膜下出血がある。青森県内では現在、年間4000人弱の人が脳卒中を発症しており、そのうち脳梗塞が75％を占め、次いで脳出血が18％、くも膜下出血7％の割合となっている。

　青森県立中央病院では脳梗塞は神経内科が、脳出血とくも膜下出血は脳神経外科が主に治療にあたっている。毎朝、脳神経外科と神経内科の間で合同カンファレンス(検討会)が開かれ、さらにリハビリ部門との合同回診なども行われ、質の高い脳卒中医療の提供に努めている。

　そういったなかで、2013(平成25)年4月から同院に脳卒中ケアユニット(SCU)が誕生した。SCUとは、発症直後から脳卒中急性期の患者の適切な治療と、リハビリテーションを組織的、計画的に行うための脳卒中専用の治療病室のことだ。

　脳卒中治療ガイドラインにおいてSCUで治療することで、脳卒中患者の死亡率の減少、在院期間の短縮、自宅退院率の増加、長期的な日常生活動作(ADL)と生活の質(QOL)の改善を図ることができるという検証結果が示されている。

　SCUの設置には施設基準があり、常時(夜間も含めて)医師がいること、SCUに常勤のリハビリ担当者がいること、患者3人に対して看護師1人以上いることなどが定められている。このため、同院のSCUは、県内の総合病院では初めてのケースである。

　ケアユニットの中に看護師詰所もあり、そこには電子カルテなども収められている。

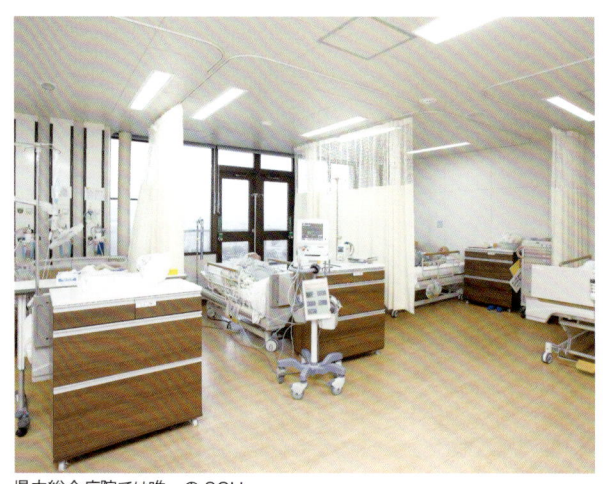

県内総合病院では唯一のSCU

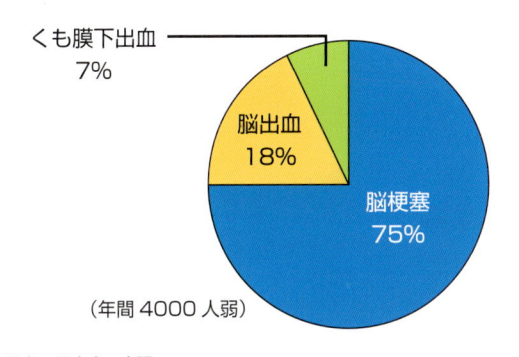

クローズアップ 3 脳神経センター

くも膜下出血 7%
脳出血 18%
脳梗塞 75%
（年間4000人弱）

青森県内の脳卒中の内訳

SCUの治療効果
- 脳卒中患者の死亡率の減少
- 在院期間の短縮
- 自宅退院率の増加
- 長期的な日常生活動作（ADL）と生活の質（QOL）の改善

経静脈的血栓溶解療法「t-PA療法」を実施

SCUの大きなメリットの一つとしてt-PA治療が挙げられる。t-PAは2005年に国内でも使用が認可された、脳梗塞超急性期に、詰まった血管の再開通を意図したほぼ唯一の治療薬である。

それまでも、脳梗塞の患者が運ばれてきた場合、その病型によって抗凝固薬や抗血小板薬の投与を行って治療してきた。しかし、これらの治療はあくまで梗塞の範囲が広がることを抑えたり、短時間での再発を予防するためのものだ。

t-PAは発症4、5時間以内の脳梗塞に限定して使用され、直接血管に詰まった血栓を溶かして血管を再開通させる。高い効果が期待される半面、大出血をきたす危険性も併せもった薬である。

「投与後、短い時間ごとに患者さんの慎重な経過観察が必要だが、SCUでは人員の配置が充実しているため（医師を含め）、きめ細かい患者さんの状態観察が可能で、状態の変化に迅速に対応することが可能」と脳卒中ケアユニットの布村仁一部長は話す。

経口薬を重ねて服用、効果を上げる

脳梗塞には、高血圧と関連し脳の中の細い動脈が詰まる「ラクナ梗塞」、動脈硬化と関連する「アテローム血栓性梗塞」、心臓にできた血栓が血管内を流れてきて、比較的太い血管に詰まる「心原性脳塞栓症」がある。以前はラクナ梗塞が多かったが、近年はアテローム血栓性や心原性塞栓症の増加が目立つ。

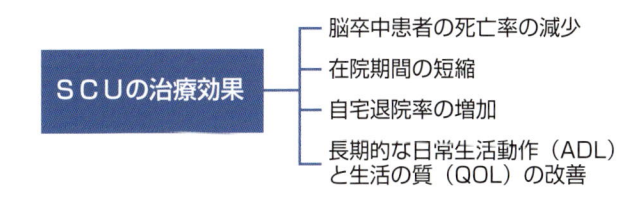

脳梗塞は再発が多い疾患であるが、最近は新しい抗凝固薬や抗血小板剤の開発、治療法の進歩などで再発予防も新しい時代に入っている。さらに、これらの薬を積極的に使用して、脳梗塞発症予防の取り組みも行われている。

布村部長は「脳卒中は、すべてが命にかかわる重症なものではないが、寝たきりや介護が必要となる原因の第1位であり健康寿命を伸ばすためにも依然として重要な疾患である。今後、青森県内の人口は減少傾向となるが、人口の高齢化のため脳卒中の発症者数はかえって増加すると見込まれている」とした上で、早期受診、早期診断、早期治療を呼びかけている。

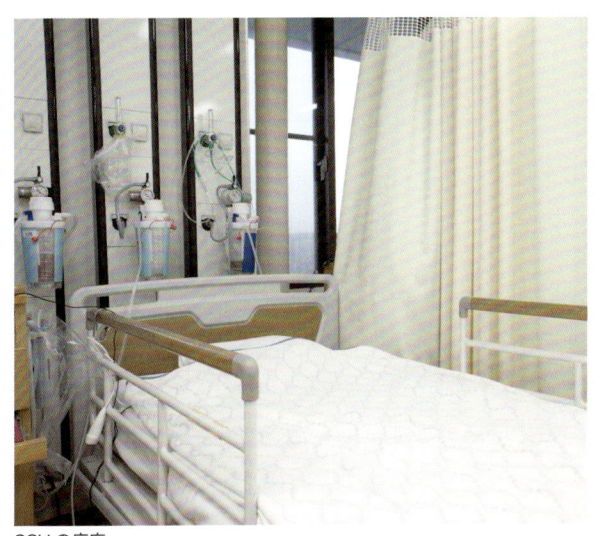

SCUの病床

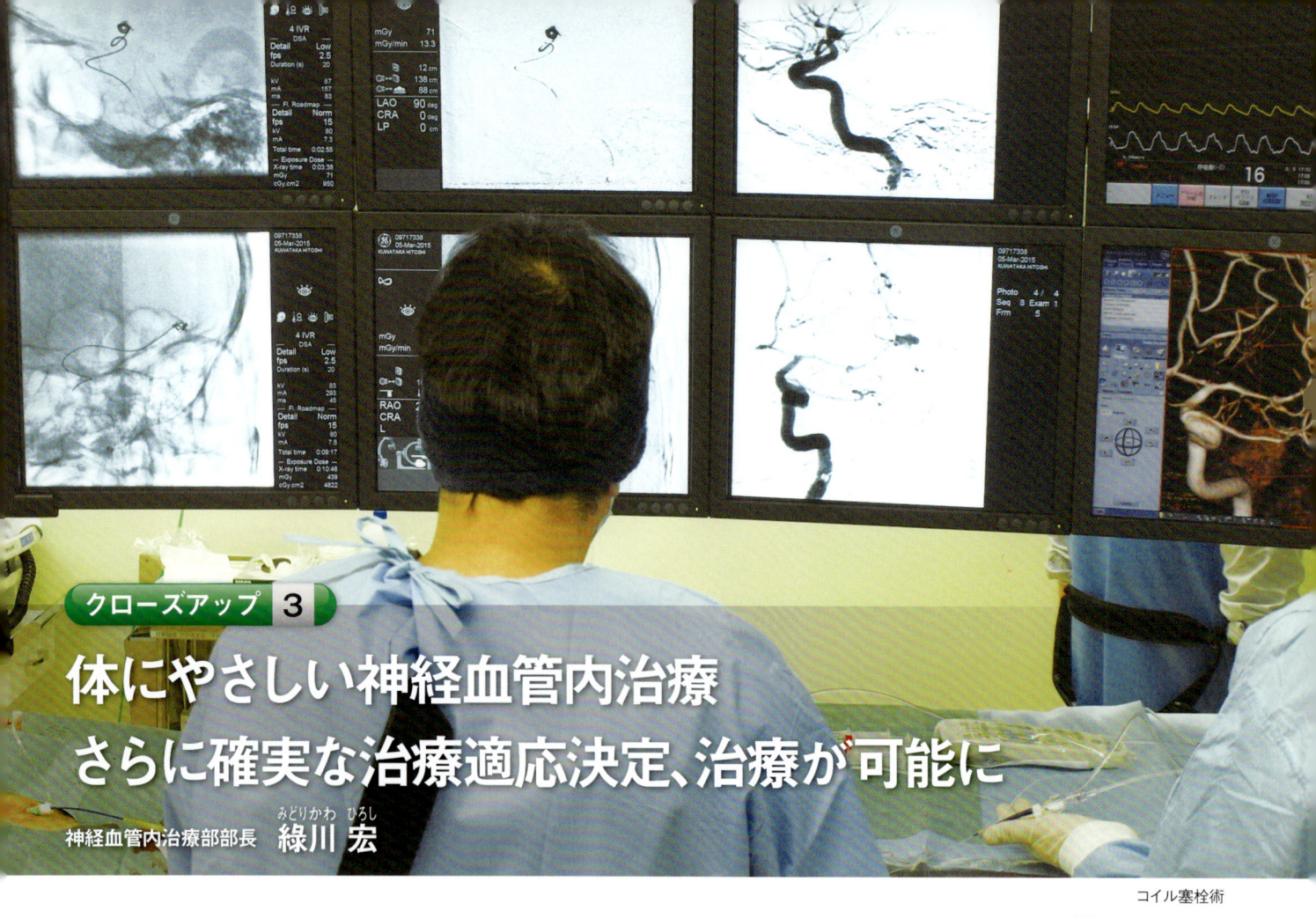

クローズアップ 3

体にやさしい神経血管内治療
さらに確実な治療適応決定、治療が可能に

神経血管内治療部部長　緑川 宏（みどりかわ ひろし）

コイル塞栓術

神経血管内治療とは？

　神経血管内治療とは、脳、脊髄、そのほかの病気に対して、皮膚切開、開頭術などの直達手術ではなく、血管内からアプローチする、比較的新しい低侵襲（体に負担の少ない）手術法である。

　もともと血管撮影という、脳やそのほかの血管をカテーテルと造影剤を使って撮影する検査から発展した手術法で、インターベンション・ラジオロジー（IVR：放射線診断技術の治療的応用）の一分野である。全身の血管は大動脈、大静脈を介し、全身の血管とつながっているため、脚の付け根や肘の血管など、体表近くの血管からカテーテルを挿入し、病変部に到達させることが可能である。病変部にコイル、接着剤などのさまざまな道具、薬品を挿入し、治療を行う。

　治療手技は「塞栓」（脳動脈瘤に対するコイル塞栓術など）、「拡張」（頸動脈狭窄症に対するステント留置術など）、「摘出・溶解」（脳塞栓症に対する血栓摘出術）の3手技に大別される。時には、画像ガイド下に病変部を直接穿刺して治療することもある。

　対象となるのは、脳動脈瘤をはじめ、脳腫瘍、脳脊髄動静脈奇形、頸動脈狭窄症、硬膜動静脈瘻、脳塞栓症など多岐にわたっているが、すべてが血管内治療で治療できるわけではなく、開頭術などの直達手術がより安全と判断されれば、これが選択され、また血管内治療と直達手術の併用が必要な場合もある。

　担当しているのは神経血管内治療部の緑川宏部長だ。2014（平成26）年4月から独立した神経血管内治療部は、脳だけでなく脊髄や頭頸部全般も扱うことから、名づけられた。最も症例数が多いのが、脳動脈瘤に対するコイル塞栓術で、2013年だけで52例、神経血管内治療数は合計で130例に上る。

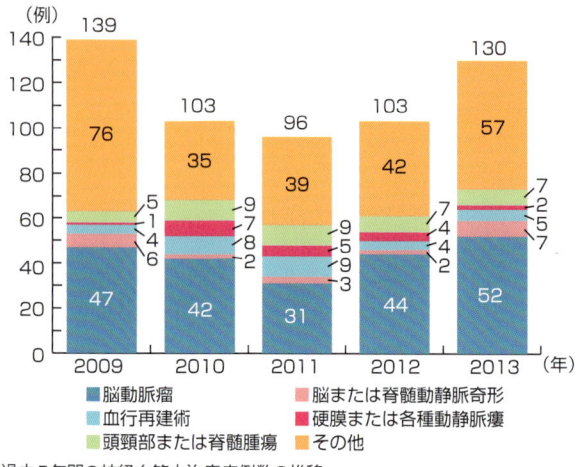

年	脳動脈瘤	脳または脊髄動静脈奇形	血行再建術	硬膜または各種動静脈瘻	頭頸部または脊髄腫瘍	その他	合計
2009	47	6	4	1	5	76	139
2010	42	2	8	7	9	35	103
2011	31	3	5	9	9	39	96
2012	44	2	4	4	7	42	103
2013	52	7	5	2	7	57	130

過去5年間の神経血管内治療症例数の推移

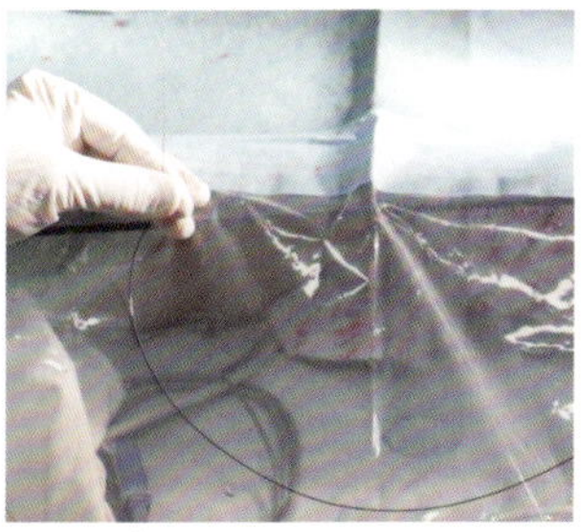

クローズアップ 3 脳神経センター

マイクロカテーテル 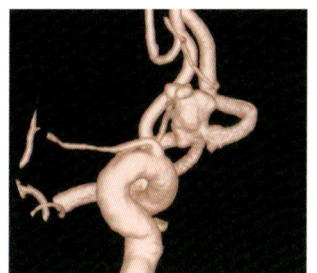　　コイル塞栓術を行う前の頭の血管画像 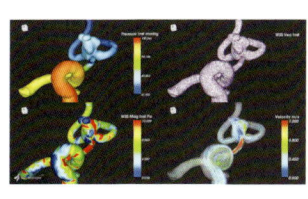　　左の画像に対し流体解析などを行ったもの 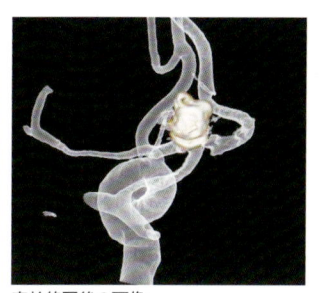　　塞栓終了後の画像（色つきの部分がコイル）

脳動脈瘤に対するコイル塞栓術

脳動脈瘤の手術には、大きく分けて2つの方法がある。一つは開頭手術を行い、動脈瘤の根元に特殊クリップをかける方法でクリッピング術と呼ばれる。

もう一つはコイル塞栓術。動脈瘤内にプラチナ製のコイルを詰めて動脈瘤を閉塞する方法である。クリッピング術に比べて歴史の浅い治療法だが、カテーテル、コイル自体の進歩、動脈瘤用ステントなどの開発によって、動脈瘤の入り口の広い動脈瘤や紡錘状の動脈瘤も治療可能になってきており、コイル塞栓術が選択される症例は年々、増加傾向にある。

「動脈瘤の位置や発症時期、発症の背景などについて、1例ずつ検討して、コイル塞栓術にするか、クリッピング術にするか決めている」と緑川部長。その上で、コイル塞栓術の利点について、「局部麻酔で、頭を開ける必要がないので、高齢で手術リスクが高い人や、全身や脳の状態が不良で全身麻酔が危険と考える人には、コイル塞栓術を勧めている。脳の深部や頭蓋骨底部にある脳動脈瘤にも適している」と説明する。

コイル塞栓術の方法は――。

大腿の付け根に局部麻酔を行い、大腿の動脈からカテーテルを挿入。次に、X線で透視しながら頸部の動脈まで誘導する。その管の中に、さらに細い管を通して、これを脳動脈瘤内まで送り込む。その細い管の中にコイルを送り込み、動脈瘤の中で糸を巻くように丸めて詰め、切り離して置いていく。最終的に動脈瘤が完全に詰まったのを確認して、カテーテルを抜く方法だ。

治療の特徴と将来展望

緑川部長は、青森県立中央病院での神経血管内治療の特徴について、次のように説明する。

第一に症例数が多いこと。次に、脳神経外科など関係各科との協力体制が密なこと。さらに、放射線技師、看護師、医師の「三位一体」治療である。看護師がコイルを入れる作業の補佐役を務める。また、放射線技師がさまざまな画像の提供によって、側面支援を行う。病変を直視できない神経血管内治療では、画像の高度なコンピューター解析は欠かせない。

今後、脳虚血性病変に対する頭蓋内ステント、脳動脈瘤に対するフローダイバーター（コイルを用いずに血流を変更することによる治療）など種々の治療器具が日本でも使用可能になれば、さらに治療適応が広がり、症例数増加が予想される。

また、3T（テスラ）－MRIや3次元血管撮影を用いた動脈瘤の計算流体力学を使用して血流解析評価も行っており、症例を重ねることで、将来は動脈瘤の発生、増大、破裂を推定できる日もくると考えられる。これにより、病変を直視できないという血管内治療最大の弱点が克服され、さらに確実な治療適応決定、確実な治療が可能になるものと期待されている。

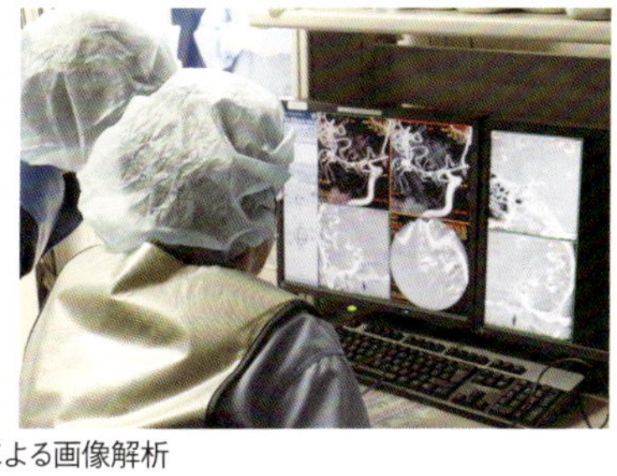

放射線技師による画像解析

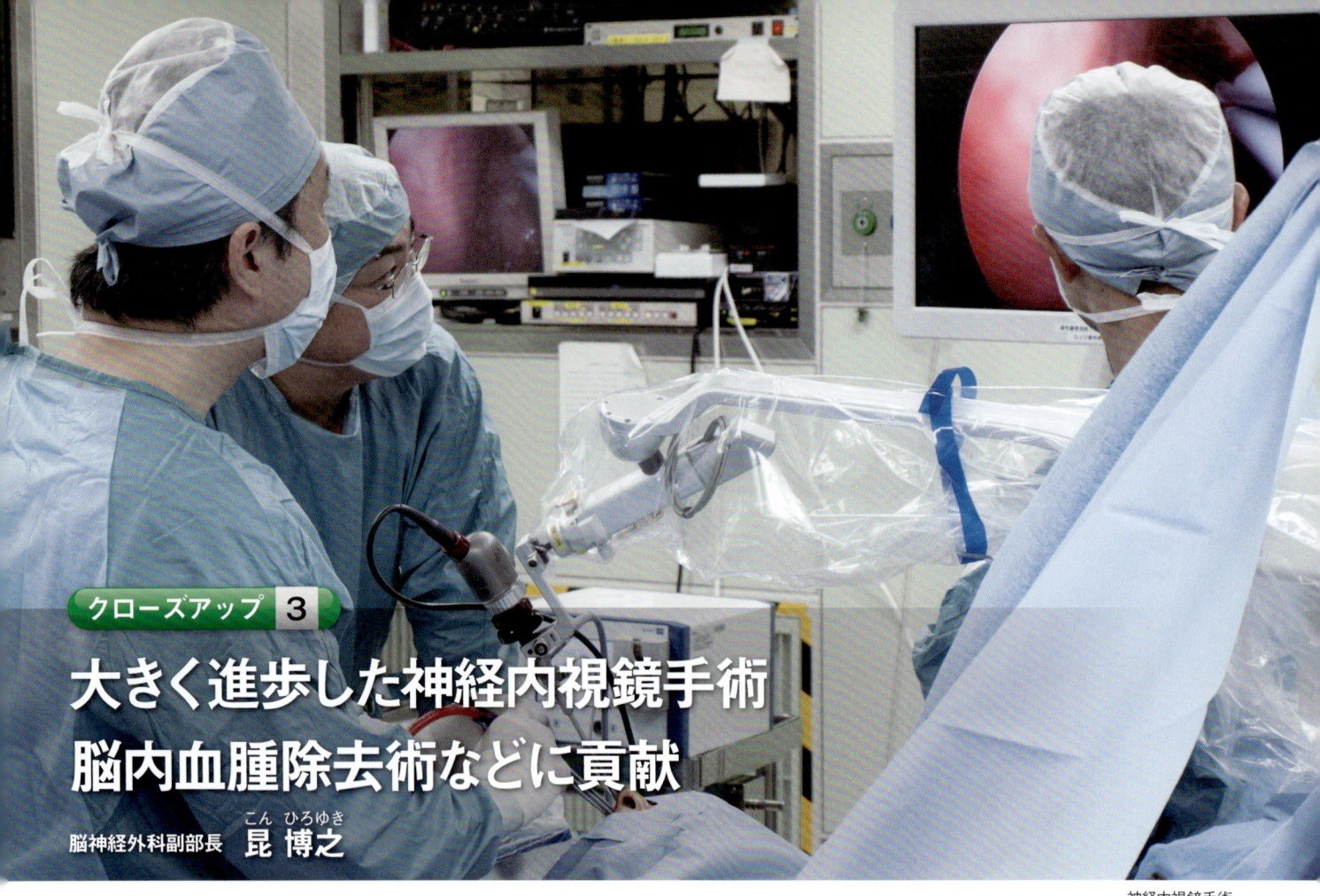

神経内視鏡手術

クローズアップ 3
大きく進歩した神経内視鏡手術
脳内血腫除去術などに貢献

脳神経外科副部長 昆 博之(こん ひろゆき)

脳神経外科にも内視鏡手術を導入

　脳神経外科手術はミリ単位の微細な手技が要求される。肉眼で手術を行うのは難しく、高倍率で視野を固定できる顕微鏡の助けが必要になる。一方、病変が深く、視野が狭い症例については顕微鏡手術でも困難とされ、この領域での改善が求められていた。

　青森県立中央病院脳神経外科は東北地方でいち早く顕微鏡手術を導入した。現在でも国内有数の顕微鏡手術症例を数える。2011（平成23）年、脳神経外科に昆博之副部長が赴任したころから、積極的に神経内視鏡手術(しんけいないしきょうしゅじゅつ)を導入するようになった。

　昆副部長は、内視鏡手術の特徴とメリットを次のように語る。

　「胃カメラに代表される内視鏡は、口や肛門(こうもん)など、もともと体表に開いてある穴から挿入することで、体を傷つけずに病変を治療することができる。しかしながら、脳は頭皮、頭蓋骨など何層にも覆われ、内視鏡が進んでいけるような隙間がないことから、内視鏡手術は困難と考えられていた」

　しかし「近年工業技術が進歩し、内視鏡がより細くなり、レンズやCCD（撮像素子）の改良で術野が明瞭に見え、また鼻孔など顔面の小孔から頭蓋底にアプローチする方法などが開発されたことにより、脳神経外科の分野でも内視鏡下手術が行われるようになってきた。初期には顕微鏡手術の補助としての役割が主体だったが、現在は内視鏡を見ながら操作し、手術を完了できるまで進化してきた」

小さな穴から脳内血腫を治療

　出血性脳卒中（脳溢血(のういっけつ)）の中でも、高血圧と密接な関係があるのは脳内出血といって、脳の内部に出血し、血の塊ができる病気である。全国的に見れば高血圧治療が進められた結果、かなり減少

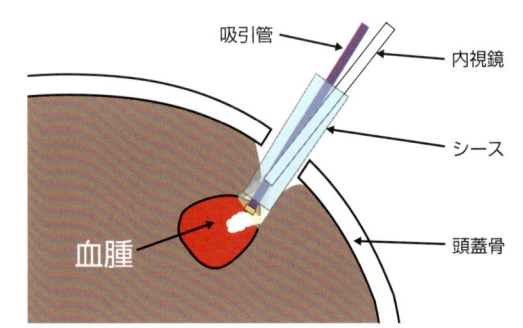

内視鏡下血腫除去術
（吸引管／内視鏡／シース／頭蓋骨／血腫）

しているものの、青森県ではいまだに多く、重篤な後遺症を残し、寝たきりになる人も少なくない。血腫量が多い場合は命にかかわるため手術で取り除く必要がある。従来は、患者に全身麻酔を行い、頭部を大きく切り開く開頭術を行っていたが、内視鏡を使うことで、頭部に開けた小さな穴から血腫を取り除く手術ができるようになった。

「局所麻酔で、ごく短時間にできるので、患者さんにはやさしい治療だ。特に、高齢で全身状態があまり良くない患者さんには大きな福音となる。現在、当科では年間30例程度行い、国内でも有数の症例数を誇る」と昆副部長は説明する。

人工物を留置しない水頭症手術

脳は非常に柔らかく、頭の中で自立することはできない。豆腐と同じで水の中に浮かんでいないと潰れてしまう。この脳を包んでいる水が「髄液」と言われる体液で、髄液は常に一定の量になるように生体内で調節されている。しかし、調節がうまくいかなくなると、一般に髄液が脳内に溜まってくる。この状態を水頭症と言う。意識障害などを引き起こし、最悪、死に至る場合もある。治療は人工チューブを脳室から皮下を通して腹腔など、ほかの場所に導き、吸収させるというシャント手術が行われている。が、人工物を体内に留置するため、チューブが詰まったり、感染したりするなど、さまざまなトラブルが問題だった。

一方、神経内視鏡を使った水頭症手術は、通常、第三脳室底開窓術と言われ、脳室内に溜まっている髄液を脳室（第三脳室）の底に穴を開けて、頭の中でバイパスをつくり、水頭症を治す治療である。シャントが水頭症手術の主役であることには変わりないが、この第三脳室底開窓術によって、人工物を留置することなく治る患者も多い。

このほかにも、くも膜嚢胞をはじめとした脳内の嚢胞性疾患の治療や腫瘍の生検など病理診断を付ける用途にも内視鏡は用いられているという。

神経内視鏡手術の今後

内視鏡手術の進歩については、工業技術の進歩によるところが大であるが、最も大きい出来事は、透明シースが開発されたことである。透明シースはプラスチック製の透明な筒で、この筒を介して内視鏡を脳内に挿入する。脳に直接内視鏡を挿入する以前の方法では、血液の付着でレンズが汚れて見えにくくなり、内視鏡を操作する十分なスペースが取れなかった。が、透明シースを使うことで、内視鏡下血腫除去術が劇的に容易になった。次いで①光学系が光ファイバーからビデオスコープに変わったこと②操作に使用する機器のバリエーションが増えたこと③ハイビジョン導入によって画像が鮮明になり、病変もクリアに見えるようになったこと――などが挙げられる。

内視鏡を従来の顕微鏡手術の補助手段として使うこともある。例えば、脳動脈瘤のクリッピング手術時に、内視鏡を動脈瘤の裏側の狭いスペースに挿入し、顕微鏡では見えない動脈瘤の死角の細い血管を確認しながら処置を行うことも可能である。昆副部長は、今後の取り組みとして、頭蓋底腫瘍の手術を挙げる。「狭くて深いところにある頭蓋底腫瘍は、従来の顕微鏡手術では治療は困難とされてきたが、内視鏡を使うことで劇的に治療効果が高まっている。先進的な手術だが、いずれ青森でも始めたい」と語る。

「内視鏡手術では、無理しないことが大切。見える範囲が狭く、操作できることも限られている。内視鏡手術は万能ではなく、その特性と限界を知ることが重要だ。状況によって内視鏡手術をストップし、次善の策を考えることが必要なときもある」。昆副部長が常に肝に銘じていることである。

クローズアップ **3**

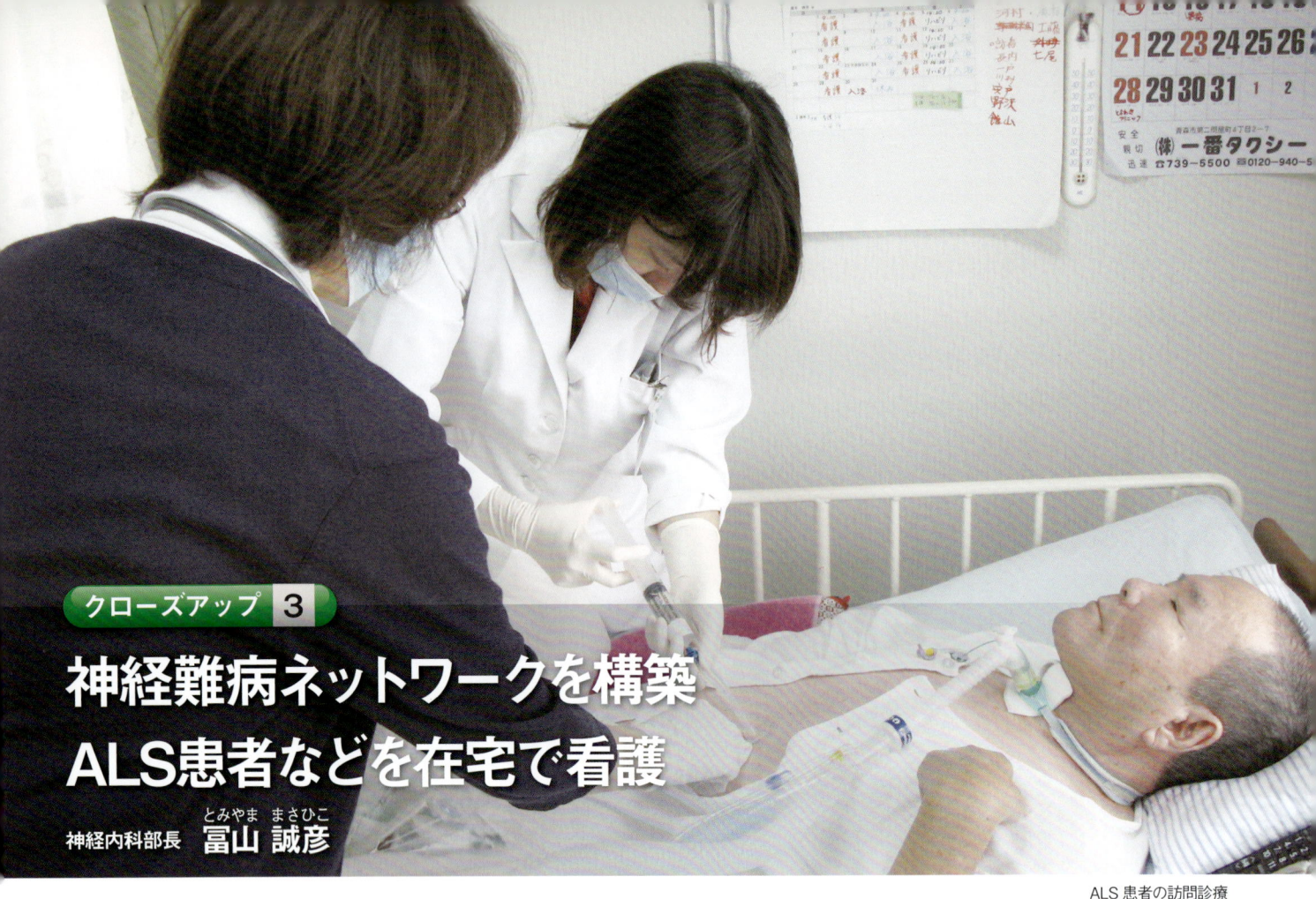

神経難病ネットワークを構築
ALS患者などを在宅で看護

神経内科部長 **冨山 誠彦**（とみやま まさひこ）

ALS患者の訪問診療

拠点病院・開業医との連携が重要

　難病とは、一般的に今の医学の力では根本的に治すのが難しい病気のことを指す。その中でも、脳や神経を侵す難病を神経難病と言う。脳や神経が傷ついて、回復が難しいケースも少なくない。手足の運動や感覚の麻痺をきたしたり、体の動きが鈍くなったり、ふらつきが激しく歩けなくなったりもする。ひどい場合は、呼吸する筋肉が麻痺する。

　神経難病の一つにALS（筋萎縮性側索硬化症）がある。脳や脊髄に、その本体がある運動神経（運動ニューロン）が、広い範囲で徐々に変化していく原因不明の神経難病だ。残念ながら、この病気を治すことのできる良い治療法は、まだ見つかっていない。症状の進行を遅らせる薬はあるが、その薬で治ることはない。飲み込むことが難しくなれば、管を使って栄養や水分を補給する胃瘻手術を受けるケースもある。呼吸が困難になった場合は、気管切開し、人工呼吸器をつけることもある。

　神経内科の冨山誠彦部長は「ALSになって入院した患者さんも、その後は自宅に帰って過ごすことが多くなった」と言う。病院での長期入院が難しくなったことと、患者本人が在宅治療を望むケースが増えたからだ。そこで誕生した地域全体でALSなどの難病患者を支援する仕組みが「神経難病ネットワーク」である。

　青森県立中央病院を核にして、神経難病に関して県内をネットワーク化する。県内には八戸や十和田、三沢など6か所に地域拠点病院がある。その拠点病院に診療の協力要請をする。さらに、地域の開業医に実際に患者を診てもらう。拠点病院が「ハブ」で、開業医が「スポーク」になって、きめ細かい体制づくりに努める。

　県内各地域の開業医に協力を得て診察依頼のアンケートを実施した。拠点病院と連絡を取りながら、各地域の協力病院を発掘するためだ。「すぐには難しいが、2、3年かけて少しずつ、形のあるものにしたい」と冨山部長。拠点病院を対象にした研修も始めたばかりだ。

ALSの在宅患者数は85人

　青森県難病医療ネットワークの説明をする。青森県立中央病院が難病医療拠点病院及び難病医療協力病院の役割を果たす。ALS患者の診療を行う開業医の協力依頼を進めている最中だが、青森市内では現在10の開業医の協力が得られている。

　同院が専門的に診断し、患者・家族がともに患者の今後の生き方を決定しなければならない。

　人工呼吸器を装着し、在宅療養を行っている患者には、月に1回同院医師が、その2週間後に開業医が訪問診療を行う。「ALSというと大変な患者さんという意識が神経内科以外の医師にはある。だが胃瘻を含めて特別変わった診療を行っているわけではない。当院が開業医と連携を取りながら、患者さんをしっかりと見守りたい」と冨山部長は話す。

　県内のALS患者数は約130人。そのうち85人が在宅療養を行っている。在宅療養患者には、人工呼吸器装着をしている場合、人工呼吸器を装着しないと自己決定した場合、まだ進行途中の場合がある。すべての神経難病患者・家族の身体ばかりでなく、心の健康維持のお手伝いができることを、神経難病医療ネットワークの目標としている。

神経難病ネットワークの対象
- 筋萎縮性側索硬化症
- 多系統萎縮症
- 多発性硬化症
- 重症筋無力症
- パーキンソン病などの神経難病全て

多系統萎縮症もネットワーク対象に

　ALSだけが神経難病ネットワークの対象ではない。多系統萎縮症や多発性硬化症、重症筋無力症、パーキンソン病など多岐にわたっている。特に、ALSに加えて、多系統萎縮症をネットワーク対応の重点目標にする方針だ。県内には現在約110人の患者がいると言う。

　全国的に、神経難病ネットワークの組織化が進められているが、青森県はかなり遅れていた。ネットワークの事務局もなかった。「県内のどこにいても、在宅で診ることを保証できる」を合言葉に、組織づくりを始めた。2013（平成25）年9月、同院に神経難病の専門相談員を配置した。

　青森県内の神経内科の専門医は33人。しかも青森や弘前、八戸の3か所にかたまっている。人口割合から全国的にみても、かなり少ないという。そうした地域性があるからこそ、中核病院、拠点病院、開業医による神経難病ネットワークの重要性は大きい。

神経難病医療専門員（右）

脳卒中連携パス協議会

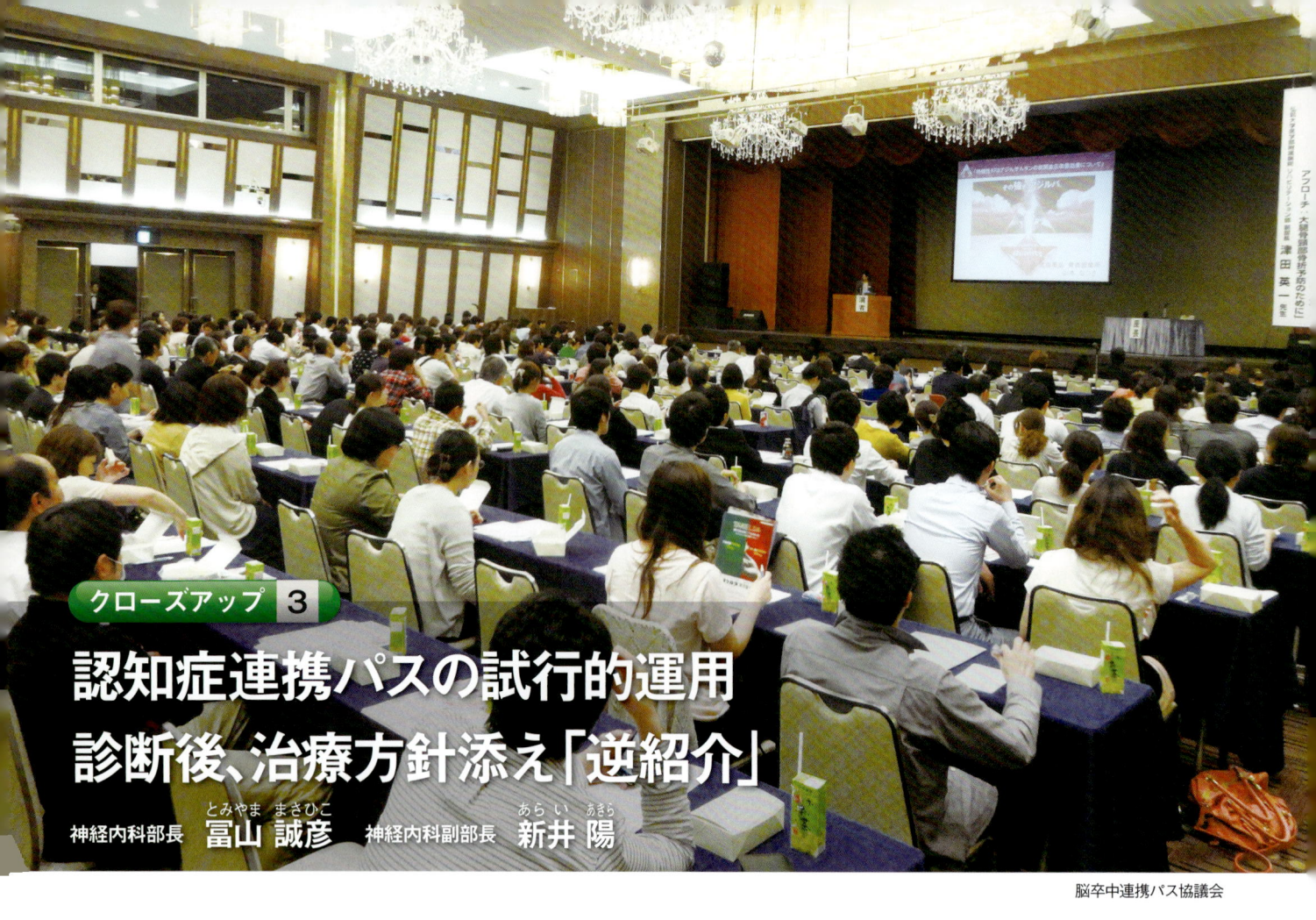

クローズアップ 3
認知症連携パスの試行的運用
診断後、治療方針添え「逆紹介」

神経内科部長 冨山 誠彦（とみやま まさひこ）　神経内科副部長 新井 陽（あらい あきら）

■ 認知症患者のスクリーニングが重要

「認知症連携パス」とは、増加している認知症について、青森県立中央病院が地域の医療機関と連携するための一つのツール（道具）である。早期の臨床診断と治療に役立てることが目標で、現在、青森市内で試行的に運用している。

この連携パスは、地域の医療機関が認知症患者や疑いのある人について、同院に紹介し、同院で検査した後に、臨床診断、治療方針を添えて、紹介してもらった医療機関に「逆紹介」するものだ。

連携パスには「手帳」を使用する。この手帳には、地域の医療機関が、基本的な処方内容、家族構成、これまでかかった病気、キーパーソンとなるべき家族などを記入し、同院に送る。同院ではこの手帳に、詳しい診察、検査結果を記入し、病名、進行度などに加えて、注意すべき所見をつけて送り返す。

試験運用に加わっているのは、青森市内の3か所の医療機関。当初はメールを使った連携パスを考えていたが、ネット環境が不十分だったのと、より多くの医療機関に参加してもらうために、今は紙ベースで、情報のやり取りを行っている。

医療機関にとって重要なのは、いかにして認知症患者をスクリーニング（ふるい分けの検査）するか、その方法だ。神経内科の冨山誠彦部長は「青森市とも協力しながら、専門外の医療機関にも指導員を派遣するシステムを構築中」と説明する。

より進んだ診断ツールも試している。神経内科の新井陽副部長が考案した。料理や自動車の運転、仕事の段取りなど患者家族に症状を記入してもらいスクリーニングのためだけでなく、診断の補助材料に役立てる。

■「リビング・ウィル」の項目記載も

認知症連携パスのモデルになったのが、既に実施されている脳卒中連携パス。急性期と回復期の役割分担がしっかりと構築され、パスへの参加施設も老健施設を含めて県内で100施設を超える。

「今後、パスに組み入れたいのが、リビング・ウィルの概念だ」と冨山部長は強調する。リビング・ウィ

ルとは、「尊厳死の権利を考慮して、延命治療の打ち切りを希望する」などといった意思表示のこと。または、それを示した記録のことだ。具体的には、認知症の症状が進んだときに、胃瘻（いろう）を行うのか、人工呼吸器をつけるかなどの選択を、患者にあらかじめ決めてもらっておくことだ。

「ここまで踏み込むべきでない」との声もあるが、例えば、患者が肺炎を起こし、重篤に陥った場合、気管切開するかどうかの判断を迫られる。「単なる診察記録のやり取りにとどまらず、その部分まで組み込むことで、本当の意味での認知症連携パスとなる。『逆紹介』される医療機関にとっても、極めて重要な情報」と冨山部長は話す。「こういう人生を送りたい」という患者の基本的な考え方が分かれば、患者の意思を尊重した、充実した医療も可能になる。

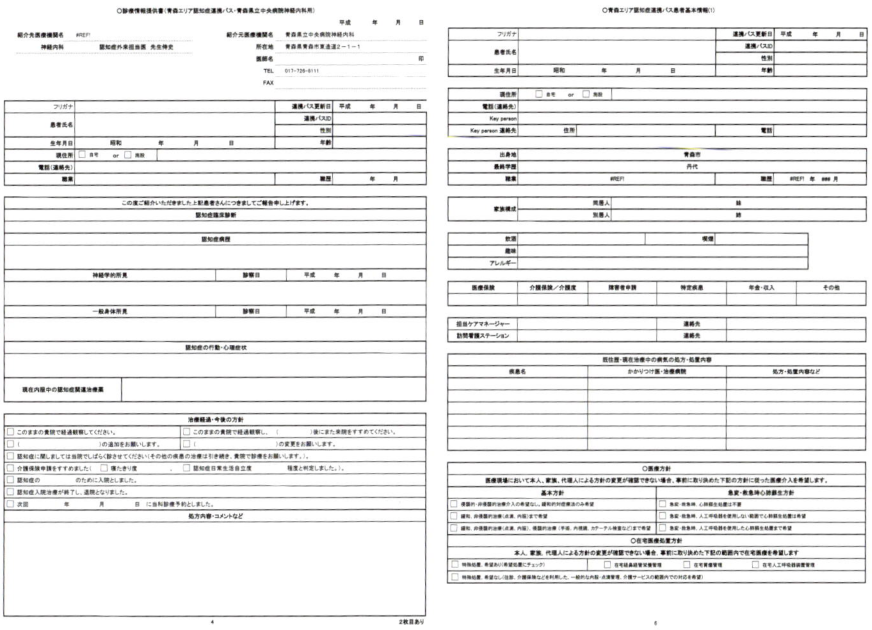

試験運用中の認知症連携パス用書類の一部

青森県内の認知症患者は約5万人

老年期の認知症は原因によって、アルツハイマー病、脳血管性認知症、レビー小体型認知症に分かれる。このうち、半数がアルツハイマー型認知症とされる。これらの認知症は根本的な治療がまだない。

青森県内で認知症にかかっている患者は約5万人、その予備軍の軽度認知機能障害も5万人と言われる。高齢化に伴い、その数は今後ますます増えることが予想される。その意味で、認知症患者に関する情報の共有は、医師にとっても、患者にとっても重要なことである。「認知症患者を受け入れることが可能ですか」とのアンケートに対して、青森市内の医療機関の3分の1が「受け入れる」と回答した。

「認知症連携パス」はまだ試行段階だが、今後、本格導入する方針だ。今のところ、紙ベースのパスだが、将来的には医師会がサーバーを備え、それぞれの医療機関がIDによって、情報を得ることが可能になるだろう。認知症の症状を進行させないためにも、より生きがいのある生活を送るためにも、「認知症連携パス」の普及が望まれる。

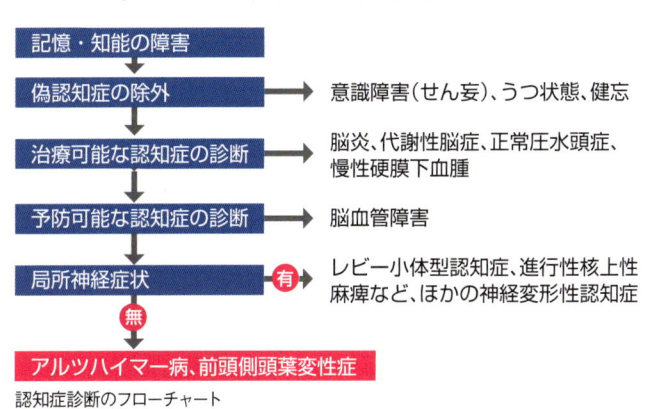

認知症診断のフローチャート

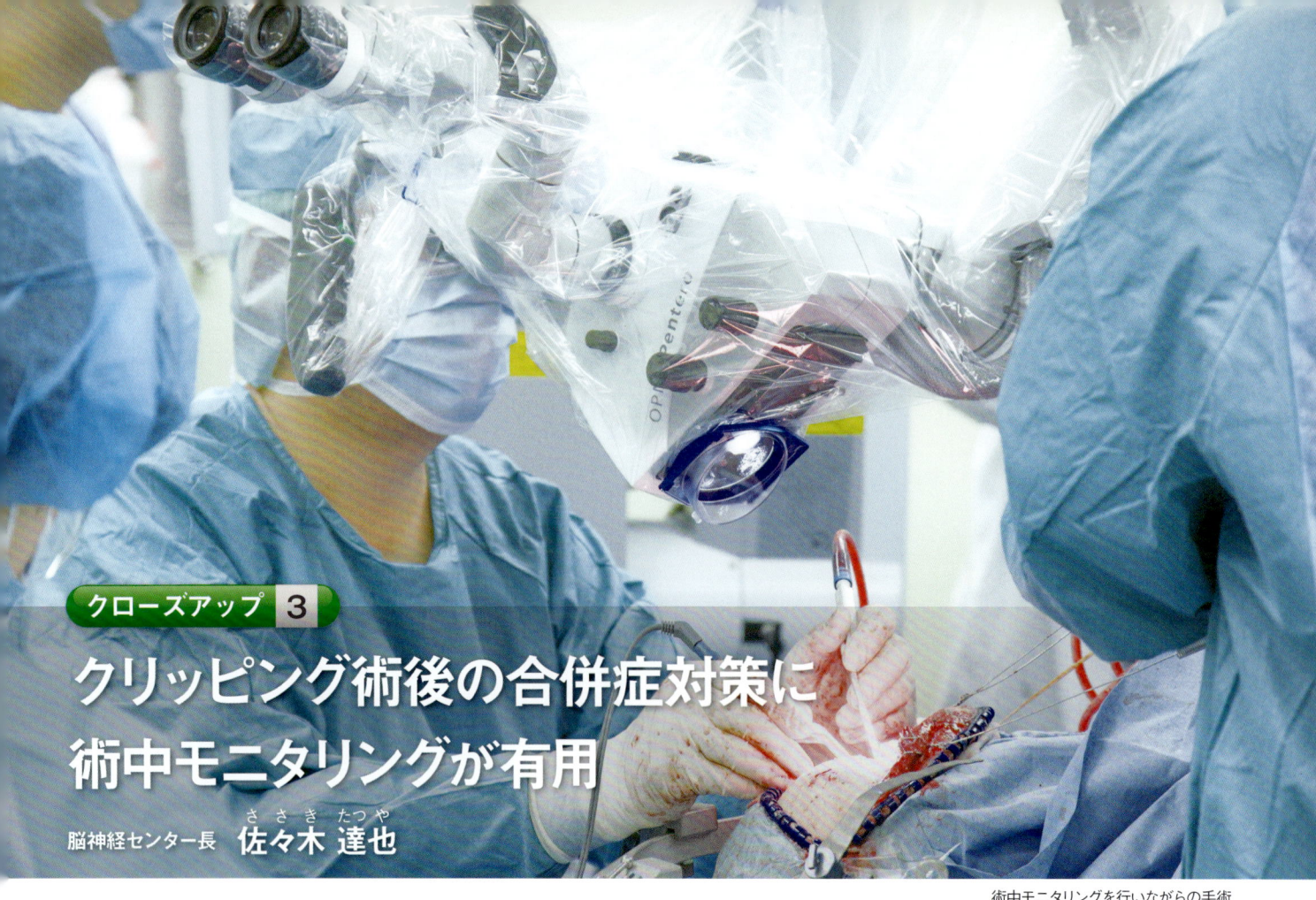

術中モニタリングを行いながらの手術

クローズアップ 3
クリッピング術後の合併症対策に術中モニタリングが有用

脳神経センター長　佐々木 達也（ささき たつや）

■「運動誘発電位」と「視覚誘発電位」で支援

　「術中モニタリング」とは、脳神経外科の手術中に、手足が動くのか、目が見えるのかなどを確認しながら手術を進める方法だ。脳神経の手術では、術後に思いもよらない重篤な後遺症が残る場合があったが、術中モニタリングの導入によって手術成績は大幅にアップした。青森県立中央病院は、2009（平成21）年にスタートさせた。

　術中モニタリングは多岐にわたるが、使用頻度が高いのは運動機能と視覚機能を調べる2種類である。手足が動くかどうか調べる「運動誘発電位」（MEP）と、目が見えるかどうかが分かる「視覚誘発電位」（VEP）を行うのだ。

　脳動脈瘤（のうどうみゃくりゅう）の治療としては、血管内手術が増加しているが、開頭クリッピング術も多く行われている。クリッピング術とは、動脈瘤の根っこの部分を、クリップで外側から挟み込んで、瘤（こぶ）の中に血流が入らない状態にする治療法だ。クリッピングをすると、その時点で動脈瘤は完全に閉塞（へいそく）され、破裂する心配がなくなる。

　その際に留意しなければならないのが、クリッピングによって、運動・視覚機能の障害をもたらすことだ。脳の活動は電気によって行われ、脳の働きは場所ごとに分かれている。全身麻酔の手術では「手を動かしてください」と言って確認することができないため、手を動かす脳の部分を弱い電気で刺激する。視覚の働きも電気で行われ、ものを見る脳は後頭部にあり、その部分の頭皮に電極を設置して、非常に小さな反応を記録する。

　こうした反応があれば、機能に問題のないことが

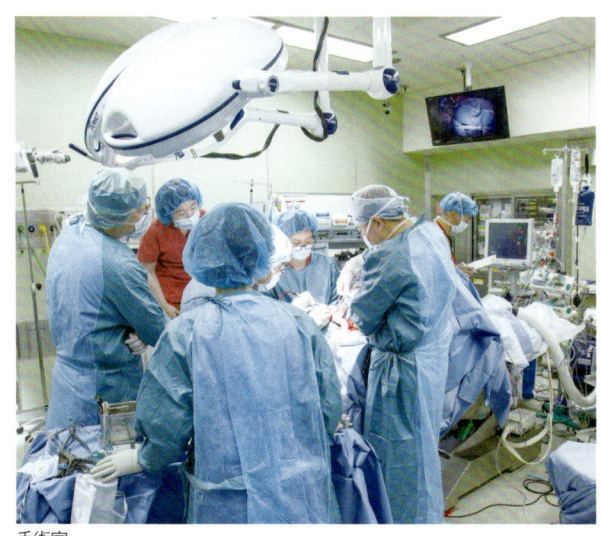

手術室

クローズアップ 3 脳神経センター

使用頻度の高い術中モニタリング
― 運動誘発電位（MEP）
― 視覚誘発電位（VEP）

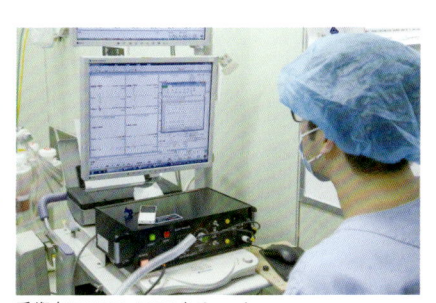

手術中にMEP、VEPをチェック

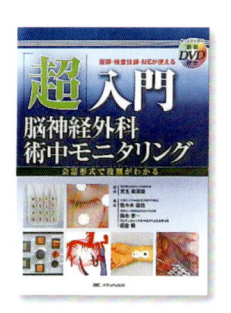

筆頭著者として術中モニタリングに関する著書も出版
『「超」入門 脳神経外科術中モニタリング』
（児玉南海雄 監修、メディカ出版、2011年刊）

分かる。反応がない場合は、途中でクリッピングの位置を変更し、反応のある状態で手術を終了する。

270例中「回復せず」は2例

同院では、2009年9月から2013年4月に、270例のクリッピング術を行い、破裂が103例、未破裂が167例だった。それら症例についてはMEPやVEPを実施した。

177例のモニタリングを行ったMEPでは、30例が術中に反応が消えたが、このうち術後に回復しなかったケースが2例あった。「回復した28例は、モニタリングをしていなかったら、そのまま障害が出た恐れがあった。その意味では、モニタリングの効果は大きい」と脳神経センターの佐々木達也センター長は力説する。しかも、この2例も症状としては軽いものだった。

VEPに関しては、33例についてモニタリングを行ったが、障害が残ったケースはなかった。未破裂の上下垂体動脈瘤の患者が、クリッピング術をした際に、一時VEPの反応が消えたが、クリップをはずして改善したケースもあった。しかし「視覚機能障害が高度な人は、モニタリングができずに、軽い視力視野障害をとらえきれないこともある」としている。

脳腫瘍手術でもモニタリング

術中モニタリングは脳動脈瘤に限らず、脳腫瘍などでも取り入れられている。脳腫瘍の手術は、腫瘍をできるだけ摘出することが理想だが、運動中枢や運動神経の線維が存在する部分に腫瘍があって、その部分を摘出してしまうと、運動麻痺などの後遺症を生じる可能性がある。この場合、術中に実際に重要な部分の電気刺激を与えて、機能を手術中に確かめる術中モニタリングが重要な役割を果たす。

また、脳幹腫瘍の手術の際に顔面神経のモニタリングを行う。術中に顔面神経を刺激し、顔面の筋肉から誘発される筋電図を記録することで、顔面神経を同定し、その働きを監視する。

「術中モニタリングの導入前と後では、出現率が大幅に下がった。およそ10分の1に減らすことができた」と佐々木センター長。「とかく医師は、脳動脈瘤の手術でギリギリの部分にクリッピングをかけようとするが、自分は大丈夫と思っても、血流が十分でないことがモニタリングで証明される。動脈瘤は治っても、障害が出るのでは患者のためにはならない」と指摘する。

麻酔や機器の進歩に伴って、術中モニタリングも普及し、より安全な手術が行われるようになった。脳動脈瘤手術による合併症も大幅に減った。術中モニタリングは今後、さらに進化するであろう。

クローズアップ 4 　糖尿病センター

糖尿病の患者教育と合併症対策を推進
未然予防、早期診断、専門的治療に力注ぐ

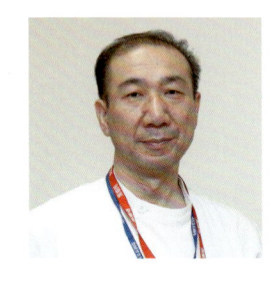

糖尿病センター長
小川 吉司
(おがわ よしじ)

内分泌内科・眼科・皮膚科の
3診療科から構成

　糖尿病は、合併症を未然に防ぐことが最大の課題である。放置しておくと、合併症が進行する恐ろしい病気である。その対策を主目的に、2010（平成22）年、糖尿病センターを開設した。内分泌内科、眼科、皮膚科の3診療科から構成している。

　全国的に糖尿病患者が増えており、各地で糖尿病センターが立ち上げられている。しかし、内科、皮膚科、眼科の3科が協力体制を敷いているセンターは、青森県立中央病院のほかにはない。

　糖尿病が原因で失明する患者は、年間3千人、新規の透析導入患者は同1万6千人、壊疽（えそ　かし）で下肢を切断する患者は同3千人、さらには心筋梗塞（しんきんこうそく）や脳梗塞（のうこうそく）の発症は、健常者の約3倍と言うデータも報告されている。このため、未然予防、早期診断、専門的治療の3つを柱に、日々、診療を行っている。

　合併症は、未治療のままに放置したり、治療中にもかかわらず自己中断することで、発症・進展する。糖尿病そのものは無症状のために「自分だけは大丈夫」との油断が生まれてしまう。糖尿病と診断されたら、自己流ではなく、専門病院を受診の上、学習することが大切だ。

糖尿病センターのメンバー

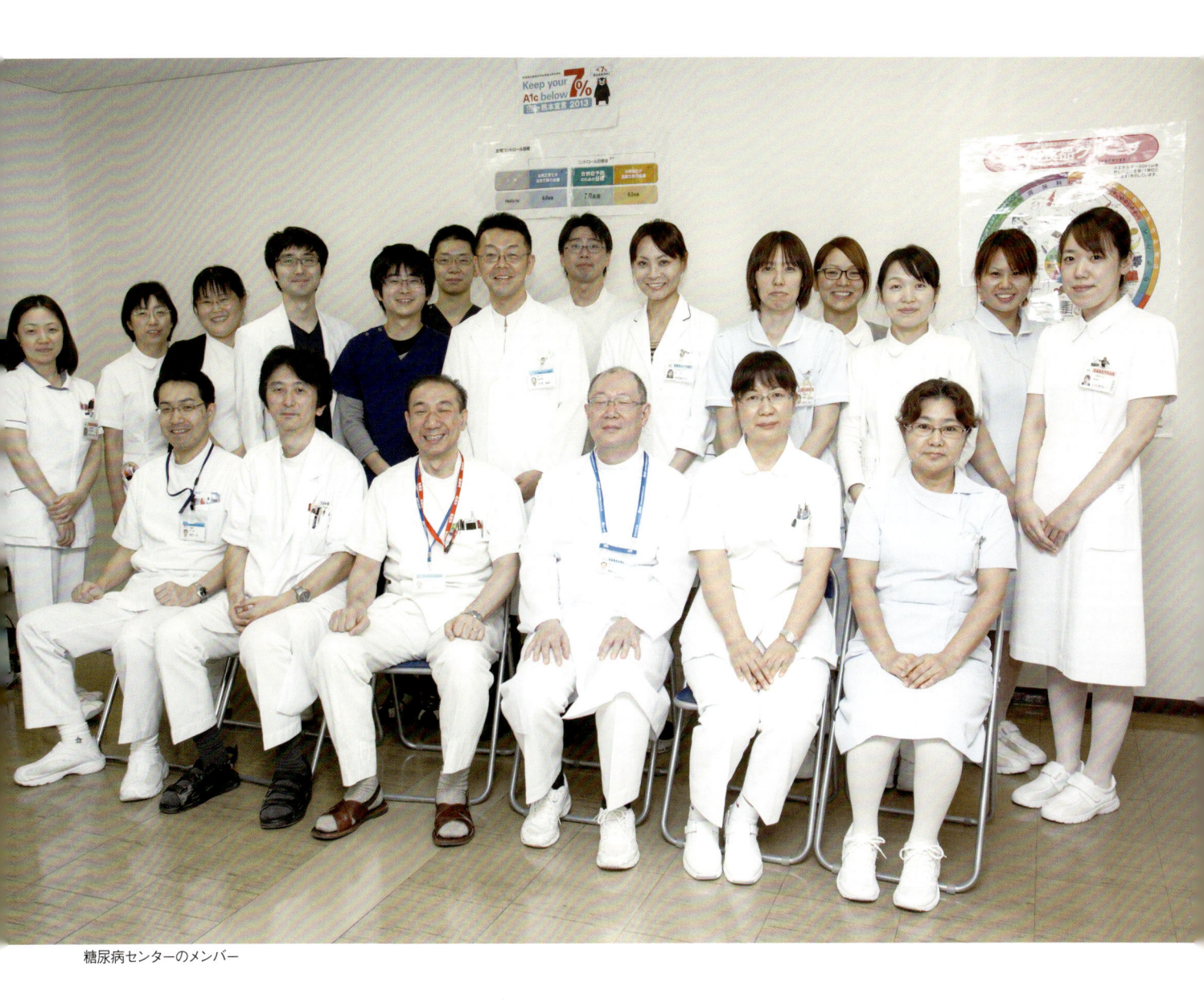

医師とコメディカルが役割分担、連携

　同センターの特徴について小川吉司センター長は、次のように説明する。「3つの診療科の医師のほか、コメディカルと呼ばれる看護師、栄養士、検査技師、薬剤師、運動療法士が役割分担し、連携を図りながら、患者の診療にあたっている」

　入院患者を対象にした糖尿病教室もその一つ。合併症にならないための自己管理方法を指導している。患者からは「糖尿病とどのように付き合ったらよいか、理解できた」との声も寄せられている。

　入院患者を対象に、皮膚科の医師が皮膚病診断を行っている。糖尿病性壊疽の原因となる未治療による足の病変を、早期発見するためだ。普段から足をよく見る機会が少ないためか、診断で多くの足の病変が発見されている。患者には、足のケアを指導し、重症化を予防している。

　最近、初診時に重症の網膜症になっている若年者が増えている。若年者は網膜症が重症化しやすく、失明に陥るケースもある。重症の網膜症には硝子体手術を実施、同センターの手術数は年間200件に上る。失明の恐れがある患者には、網膜症の活動性を低下させ、手術中の出血や手術後の合併症を予防する治療も行っている。

クローズアップ 4

検査入院で皮膚病変をスクリーニング
内科と連携しながら効率的な治療

皮膚科部長 原田 研(はらだ けん)

全身の皮膚病健診

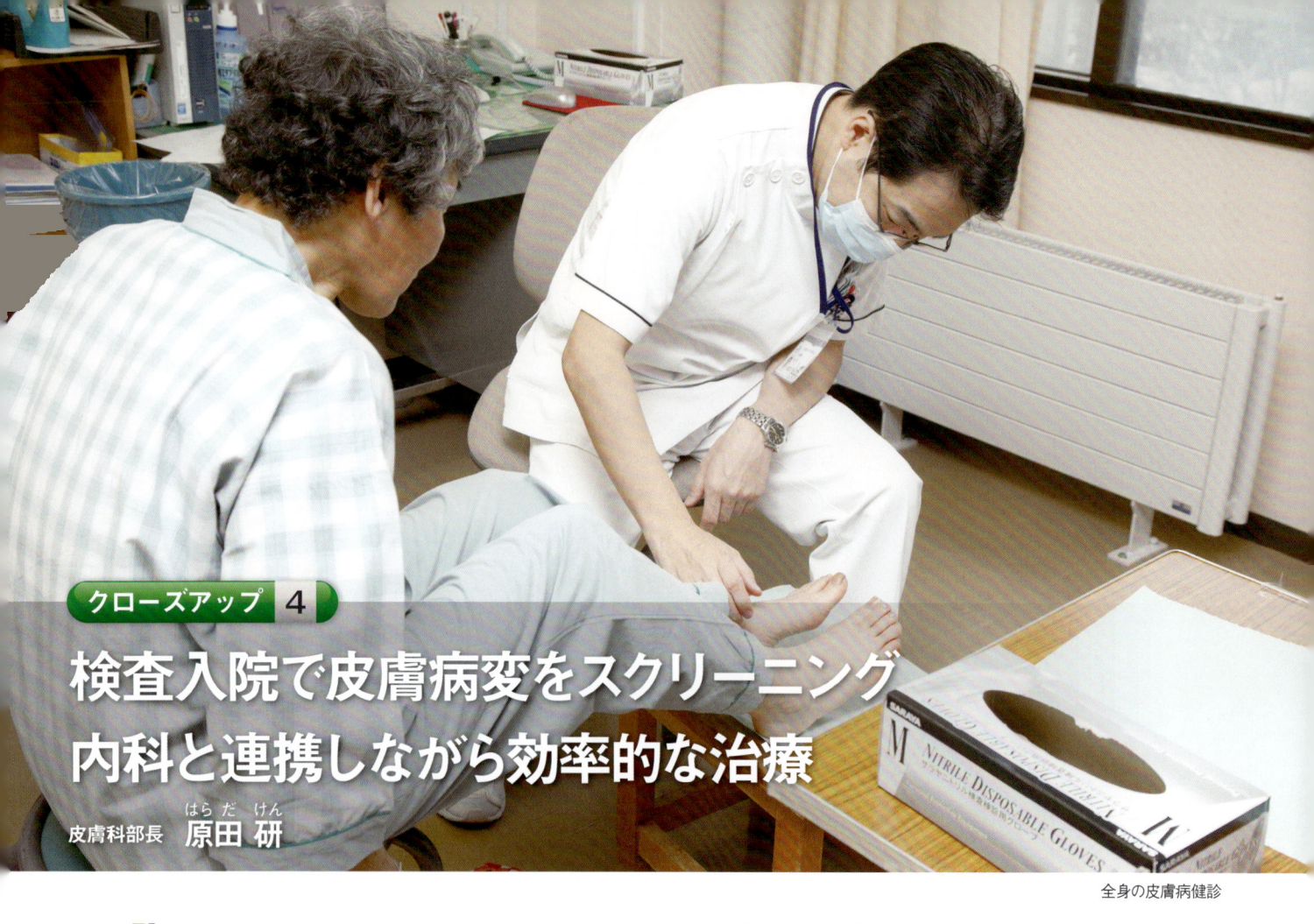

5階東病棟にベッド9床を配置

「糖尿病センターが誕生するまで、糖尿病と足の病変を結びつけることは少なかった。今後は、足の病気を掘り起こして、もっと足の壊疽(えそ)に関心を持ってもらいたい」。こう語るのは、皮膚科の原田研部長だ。

糖尿病センターの中に、皮膚科が入っていることが、青森県立中央病院の特徴である。内科との連携が重要なことから、このような体制にした。5階東病棟には、内分泌内科、眼科と一緒に皮膚科のベッド9床もある。手術に伴ってベッドを移動することも不要で、緊密な情報交換や効率的な治療が可能になる。

「水虫くらい大丈夫と放置してしまう人が多い。足の病変の恐ろしさを理解してもらいたい」と原田部長。このため、2～3週間の糖尿病患者の教育入院のときに、頭のてっぺんからつま先まで、入念にチェックを行っている。年間150人前後を受け入れている。全身の皮膚観察は、全国的にもあまり例がない。実は、糖尿病の合併症で、足の病変は思いのほか多い。軽傷も含めると、全体の70～80％にも及ぶという。

水虫の放置で潰瘍や壊疽まで悪化

糖尿病によって神経障害になると、痛みを感じなくなることがある。痛みを感じないので、靴ずれや、やけど、水虫にかかっても病院に行かないケースが多い。熱が出て、足が腫(は)れてやっと入院

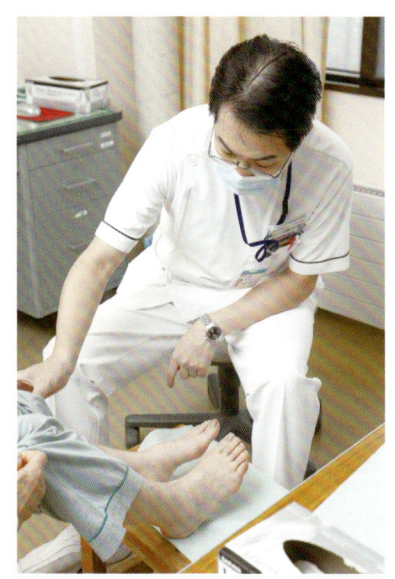

全身を入念にチェック

壊疽の原因
- 血管障害
- 神経障害
- 抵抗力の低下による細菌感染

糖尿病の運動療法の注意点
- 靴ずれ
- はだしで歩かない
- 爪を切るときに足を傷つけない
- 深爪をしない
- コタツなどでの低温やけど

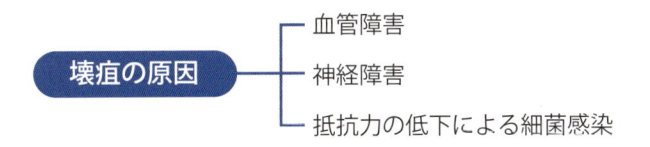

することもある。逆に、入院して初めて、自分が糖尿病だったと知ることもある。放置してしまうと、潰瘍、さらには壊疽にまで悪化する。

潰瘍とは、皮膚が欠損した状態で、感染症として合併を伴うと周囲が赤くなり膿も出る。壊疽は、皮膚や皮下組織などが死滅して、暗褐色や黒色に変化する。広範囲な壊疽などでは、足を切断せざるを得ないこともある。

糖尿病の足病変の危険因子として、男性、65歳以上、糖尿病歴が長い、足の血行が悪い、足がむくんでいる、足が変形している、足にタコ・ウオノメがある、目が見えにくい、腎臓が悪いなどが挙げられる。

壊疽の原因は「血管障害」「神経障害」「抵抗力の低下による細菌感染」がある。壊疽が起こる場合、これらが重なり合って起こる。「血管障害」は、高血糖のために起こる動脈硬化だ。動脈硬化が進行すると血液の流れが悪くなる。血液の流れが悪くなると、細菌を殺す白血球や傷の回復をしてくれる血液の成分も少なくなる。そのために小さな傷でも膿みやすくなり、潰瘍や壊疽へと悪化する。

「神経障害」は、高血糖により末梢神経（知覚神経・運動神経・自律神経）に異常が起こるため、足の痛みなどの感覚を感じにくくなる。足の傷やケガに気付かずに放置してしまい悪化する。

神経障害による潰瘍や壊疽は、病変部が腫れて崩れたようになる。患部はじくじくと湿って悪臭もする。「抵抗力の低下による細菌感染」は、高血糖により体の抵抗力が低下することで、細菌などに感染しやすくなる。

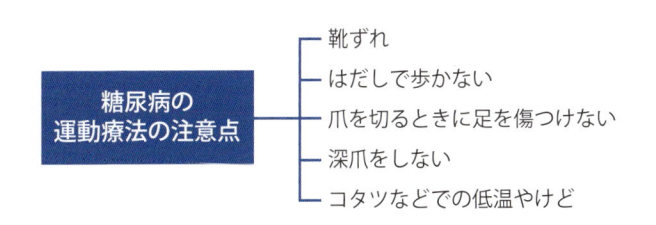

敗血症を引き起こし、死亡のケースも

壊疽は治療をせずに放置すると、足の指や足を切断しなければならなくなる。敗血症を起こして死亡することもあり、大変怖い病気だ。「敗血症とは、血液における細菌感染症で、壊疽の部分から血液の中にどんどんと細菌が流れていってしまう状態で、細菌による感染症の中では一番重症な状態」と原田部長は指摘する。

治療方法は、壊疽になった原因によって異なる。足の血管が狭くなっていたり、詰まったりする場合、血液の循環を良くする薬の投与や血管を広げる「バルーン療法」などを行う。神経障害の場合は、細菌に感染しているので、必要に応じて抗生物質による治療となる。

糖尿病性壊疽の予防で大切なのが、血糖コントロール、血圧の管理、そして足を清潔にしておくこと。傷から悪化して起こることが多く、足を常にチェックすることが大切だ。傷がある場合、きちんと消毒して、細菌が入らないように保護し、病院で診てもらうことが大切である。

糖尿病の運動療法では、足をケガしないように、靴ずれにも注意が必要だ。はだしで歩かない、爪を切るときに足を傷つけない、深爪をしない、コタツなどでの低温やけどにも気を配ることも重要だ。

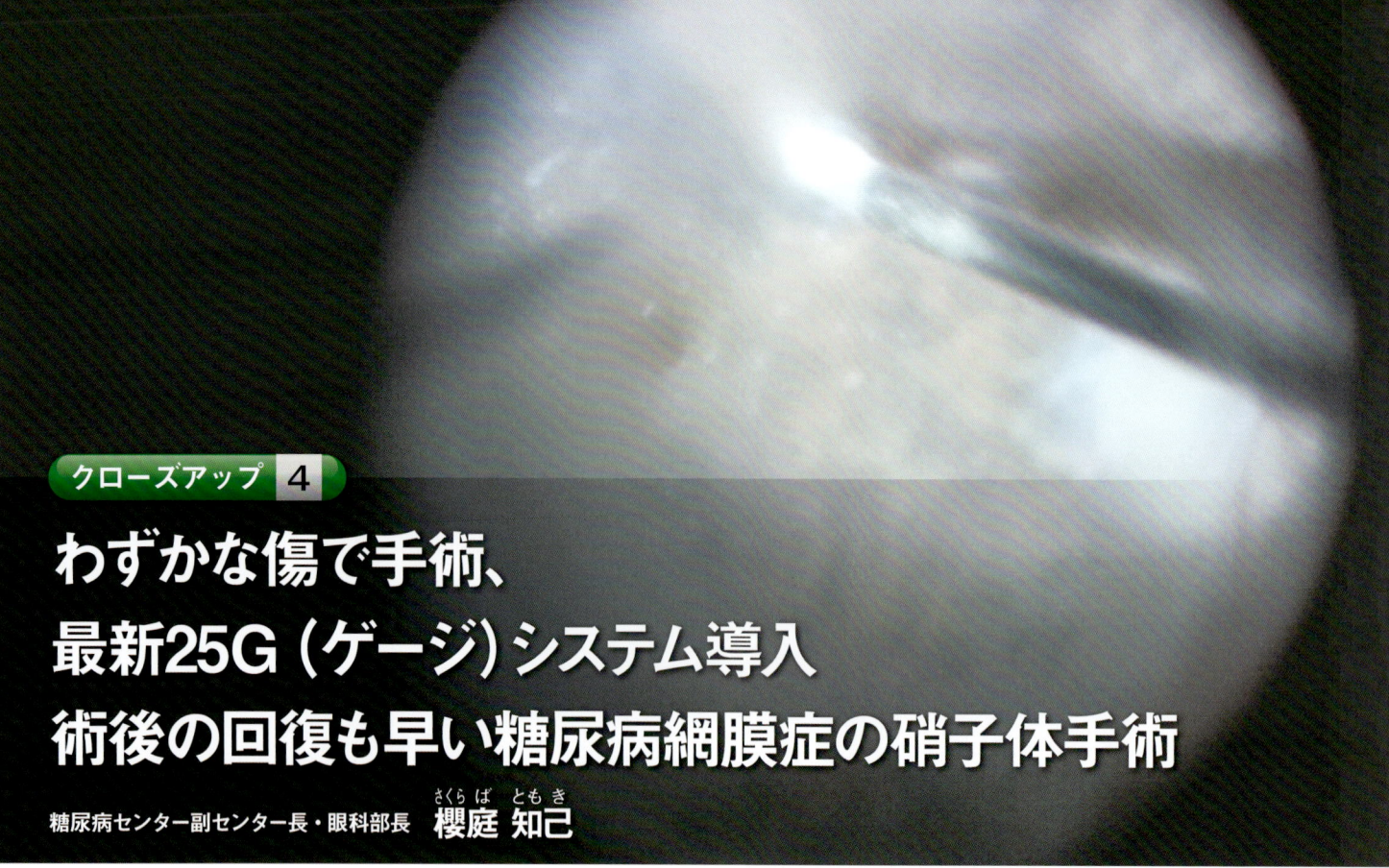

クローズアップ 4

わずかな傷で手術、
最新25G（ゲージ）システム導入
術後の回復も早い糖尿病網膜症の硝子体手術

糖尿病センター副センター長・眼科部長　櫻庭 知己（さくらば　ともき）

硝子体手術

硝子体手術は年間700例

　硝子体とは、眼の中の大部分を占める透明なゲル状組織のことだ。この組織が網膜を引っ張ったり、炎症を持続させたり、濁ったり、時には出血によって視力に影響を及ぼす。このような網膜症の病変に対して、硝子体を取り除く手術は有効である。

　「糖尿病になると、ほとんどの場合は5〜10年の間に網膜症になる。ただ、当初は自覚がないケースが多く、気づいたときには重篤になっている」と言うのは、糖尿病センターの副センター長で、眼科の櫻庭知己部長だ。

　同センターでは、年間700例近い硝子体手術を行っている。このうち半数に当たる350例が、糖尿病に起因する網膜症の硝子体手術だ。同部長が赴任した1999（平成11）年頃から、この手術を手掛けている。

　糖尿病網膜症は、3病期に分類される。軽いものから順に、単純糖尿病網膜症、増殖前糖尿病網膜症、そして増殖糖尿病網膜症とに分かれる。増殖糖尿病網膜症になって、重篤な合併症が出ると硝子体手術が行われる。

　手術の手順を簡単に説明すると──。

　手術は基本的に局部麻酔だ。所要時間は1時間から1時間半。硝子体を切除するために、眼球の壁に3か所の小さな穴を開ける。その穴から細い器具を眼内に挿入する。その器具とは、硝子体を切るためのカッター、照明のための光ファイバー、そして眼球の形態を保つための灌流液（かんりゅうえき）を注入するためのものだ。

　この際、同センターでは、最新の25G（ゲージ）システムを導入している。G（ゲージ）とは器具を挿入する傷の大きさのことだ。25Gシステムでは、約0.5mmの目に見えないほど小さな傷だけで手術が可能なため、侵襲性も少なく、手術後の回

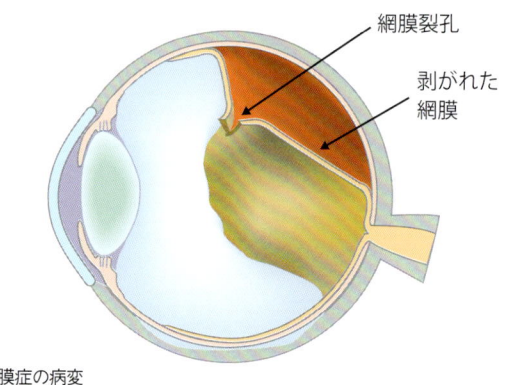

網膜裂孔
剥がれた網膜

網膜症の病変

クローズアップ 4 糖尿病センター

糖尿病網膜症
- 単純糖尿病網膜症
- 増殖前糖尿病網膜症
- 増殖糖尿病網膜症

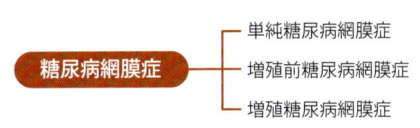

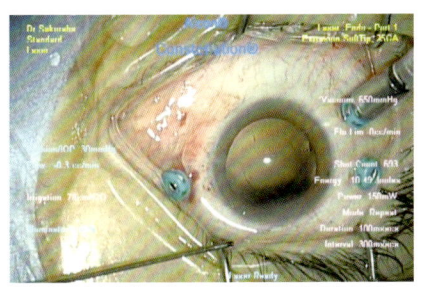

最新の25G（ゲージ）システムによる硝子体手術

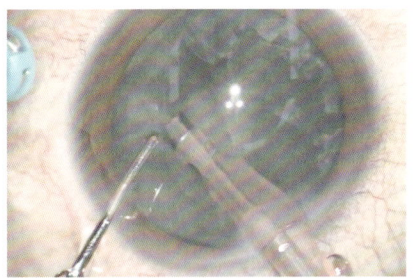

硝子体手術と白内障手術を同時にするトリプル手術

復も格段に早い。最近は、より細い27G（ゲージ）システムでも行われるようになりつつある。

白内障手術も同時にするトリプル手術

眼内の出血や濁りを硝子体とともに、除去した後、時には網膜にできた増殖膜や網膜裂孔（れっこう）を治療する。取り除いた硝子体の代わりに注入された水や空気、ガスは次第に眼内で作られる液体に置き換わるのだ。

「硝子体手術のときには、必ず白内障の手術も行っている」と櫻庭部長。硝子体手術と白内障手術を同時にする「トリプル手術」と呼ばれ①水晶体の取り除き②硝子体手術③眼内レンズの挿入――の流れで行う。

理由は主に2点ある。糖尿病網膜症の場合、硝子体手術を行うと、将来、水晶体が白内障になるケースが極めて高いため、あらかじめ除去しておくのだ。

また、眼内レンズを挿入する白内障手術を行った方が、硝子体手術時に使用するカッターの棒が、水晶体に当たる危険性も少なく、硝子体も取り除きやすいのだ。「眼内レンズの治療は既に確立されている。安心して、トリプル手術を受けてほしい」。櫻庭部長はこう説明する。

トリプル手術が済むと、再出血していないか、傷の治り具合は順調かなどをチェックした後に、通常1週間くらいで退院できる。ガスを注入した場合は、2週間程度かかる。

顕微鏡「ルメラ700」導入で、安全度も格段アップ

糖尿病網膜症では、緑内障（りょくないしょう）を発症するケースもある。角膜と水晶体の間にある薄い膜「虹彩（こうさい）」に血管ができてしまうのが血管新生緑内障。糖尿病のため、血液の糖が多く固まりやすい状態になり、網膜の毛細血管を詰まらせたり、血管の壁に負担をかけて、眼底（がんてい）出血を起こしたりする。

その際に、血管の流れが悪くなり、網膜に酸素や栄養素が不足し、それを無理に補おうと虹彩に新生血管という異常な血管が生じる。手術での効果を維持するのも難しく、失明に至ることもある。

また、同センターでは、3年前から「広角観察システム」の顕微鏡「ルメラ700」を導入している。従来のものと比べ、眼底からの反射光がよく得られ、広い視野と鮮明な解像度が特徴である。「全体を眺めながら、手術ができ、安全度も格段にアップした」と櫻庭部長。

糖尿病で怖いのは何といっても合併症である。血糖コントロールをうまく行えば、網膜症などの発症時期を遅らせることもできる。その意味でも、眼科がセンター内にあるのは重要で、眼科専門医と糖尿病専門医との連携は欠かせない。

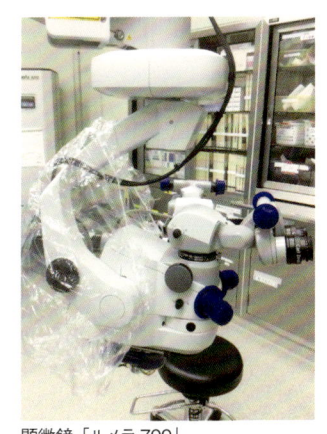

顕微鏡「ルメラ700」

クローズアップ 4

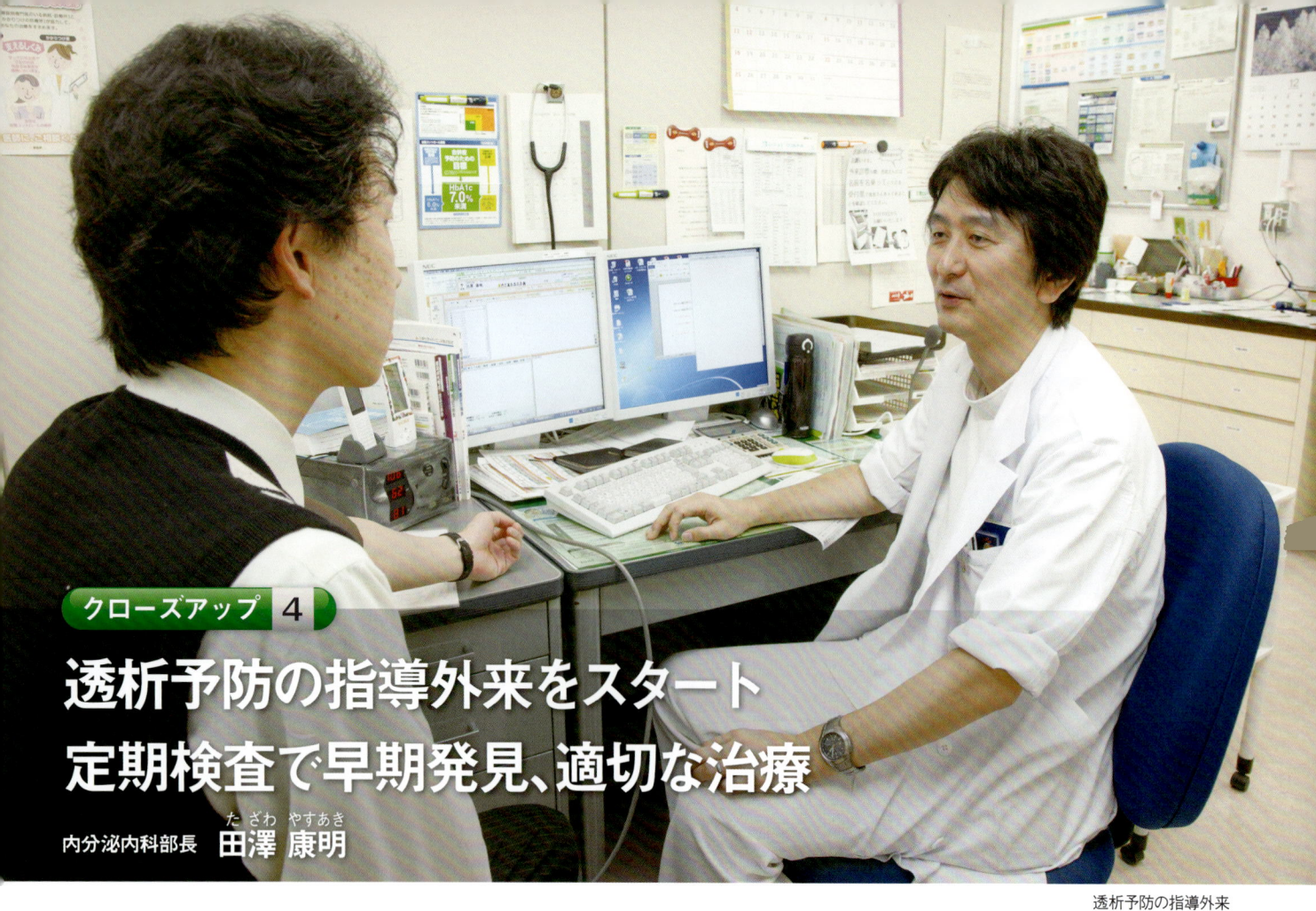

透析予防の指導外来をスタート
定期検査で早期発見、適切な治療

内分泌内科部長　田澤　康明（たざわ　やすあき）

透析予防の指導外来

透析治療患者の40％以上は糖尿病に起因

　糖尿病患者をいかにして透析治療まで悪化させないか——。糖尿病センターが今、一番力を入れている指導である。

　糖尿病性腎症は、合併症の中でも重要なものの一つである。血糖値が高い状態が長く続くと、腎臓が傷んで、さらに進行すると腎臓の力は低下し、腎不全になる。糖尿病にかかって、10～15年で発症するとされる。透析治療患者のうち40％以上は、糖尿病に起因する。

　糖尿病性腎症は、病期によって5期に分類される。第1期は「腎症前期」、第2期は「早期腎症期」、第3期は「顕性腎症期」、第4期が「腎不全期」、そして第5期が「透析療法期」となる。少し前までは、第3期を前期の「A」と後期の「B」に分けていたが、慢性腎臓病の重症度分類に合わせ一つにされた。

　第3期から第5期までの進行は、非常に早いのが特徴だ。進行して腎臓が傷むと、体の中の不要物を尿として体外に出すことが十分にできなくなる腎不全の状態になる。腎不全が末期まで進行すると、尿中の毒素が体内に残り、尿毒症が現れる。このため体内に溜（た）まった毒素を人工的に体外に捨てるための透析療法を永続的に行わなければならない。

指導外来に94人、GFR値に効果

　2013（平成25）年1月から、透析予防の指導外来をスタートした。透析予防指導管理料の新設がきっかけだ。これまでの指導は個別に対応していた。

　指導は予約制で、当初は週1回木曜に4人限定だった。2014年4月から月～金曜まで毎日、計8人に増やしている。対象は2期から4期までの患者。透析治療まで悪化させないための取り組みを個別に学習している。

　指導外来は、栄養士、看護師、医師が透析チー

糖尿病性腎症の病期
- 第1期　腎症前期
- 第2期　早期腎症期
- 第3期　顕性腎症期
- 第4期　腎不全期
- 第5期　透析療法期

クローズアップ 4 糖尿病センター

ムを編成して行う。看護師が最初、次に栄養士、医師の順番で、午前中いっぱい、じっくりと教える。その日に検査を行う患者は、指導を受けている間に、検査結果が出る。

2014年5月末までに、計94人が受講した。内訳は男性73人、女性21人。2期の患者が8人、3期が69人（A期24人、B期45人）、4期が17人だ。

内分泌内科の田澤康明部長は「理解する個人差はかなりある。複数回受けている患者さんもいる。合併症への危機感が少ない人も多い。それでも、少しずつだが確実に効果は現れている」と話す。

尿は腎臓の糸球体で血液をろ過して作られる。この、ろ過される量のことをGFRといい、腎臓の機能として評価する。クレアチニンは筋肉がエネルギーとして使った後に出てくるゴミのようなもので、毎日決まった量が腎臓から捨てられる。腎臓に障害があるとGFRが減少、クレアチニンはろ過されずに体内にとどまる。クレアチニンの増加の程度からGFRも求められる。

腎症3期では、GFRは年間で、数値が10落ちる。健常者でも加齢に伴って、年間1落ちる。4～5の低下でとどまれば、効果があったとされる。この透析予防の外来指導を受けた人は、クレアチニンが半年間で、1.37から1.44へのアップにとどまり、この数字から計算したGFRも49.6から47.8の低下で済んだ。

健常者なら100だが、30を切ると腎不全とされる。受講患者51人のデータだが、ある程度効果が裏付けられたと言える。

バランスのいいカロリー制限が大切

3期の「B期」の指導外来が最も多いが、このまま放置すると数年で透析治療になる。改善のための特効薬はない。基本は糖尿病の治療。血圧は130/80未満を目標に、肥満の是正が重要だ。塩分制限も大切で1日6g。とかく東北地方は塩分が多いが、薄味になれるように指導している。

タンパク質の過度の摂取は腎臓を悪くする。特殊のでんぷん米を推奨する。バランスのいいカロリー制限が大切。腎症が進むと、タンパク、塩分、カリウム、リンの制限が加わる。水分の摂り方にも注意しなければならない。逆に、あまり痩せすぎるといけないので、少しカロリーを高めに設定している。

「腎症が進むほど、治療は複雑になる。治療が単純だった時期の『節制』ができなかった人が進行した腎症になることが多い。その患者さんに、今まで以上に難しいことを求めざるを得ないので、治療も難しくなる」と田澤部長は強調する。腎不全にならないためにも、定期的に検査を受けて糖尿病性腎症を早期に発見し、適切な治療を受けることが大切だ。

これからは比較的軽い2期の患者にも指導を広めていくとのことなので機会があればぜひ受けてほしい。

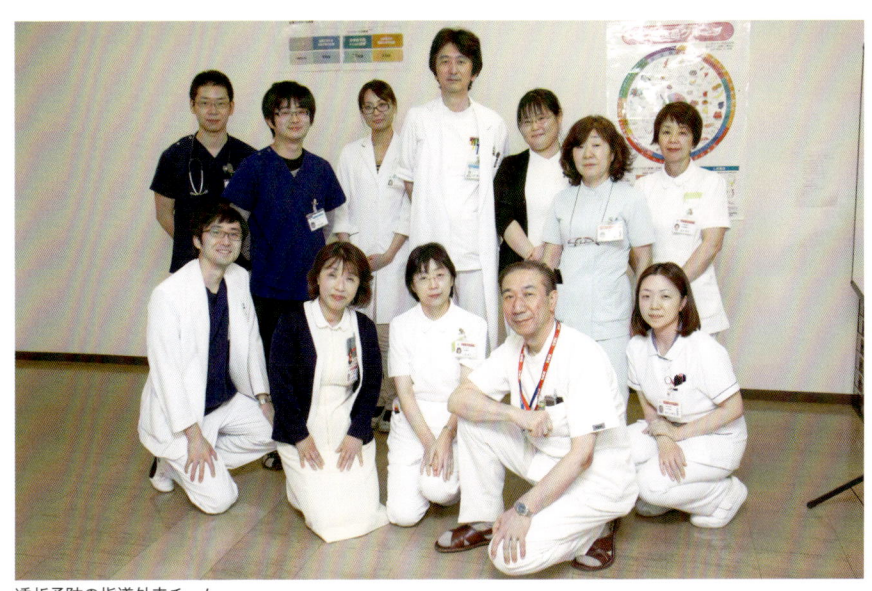

透析予防の指導外来チーム

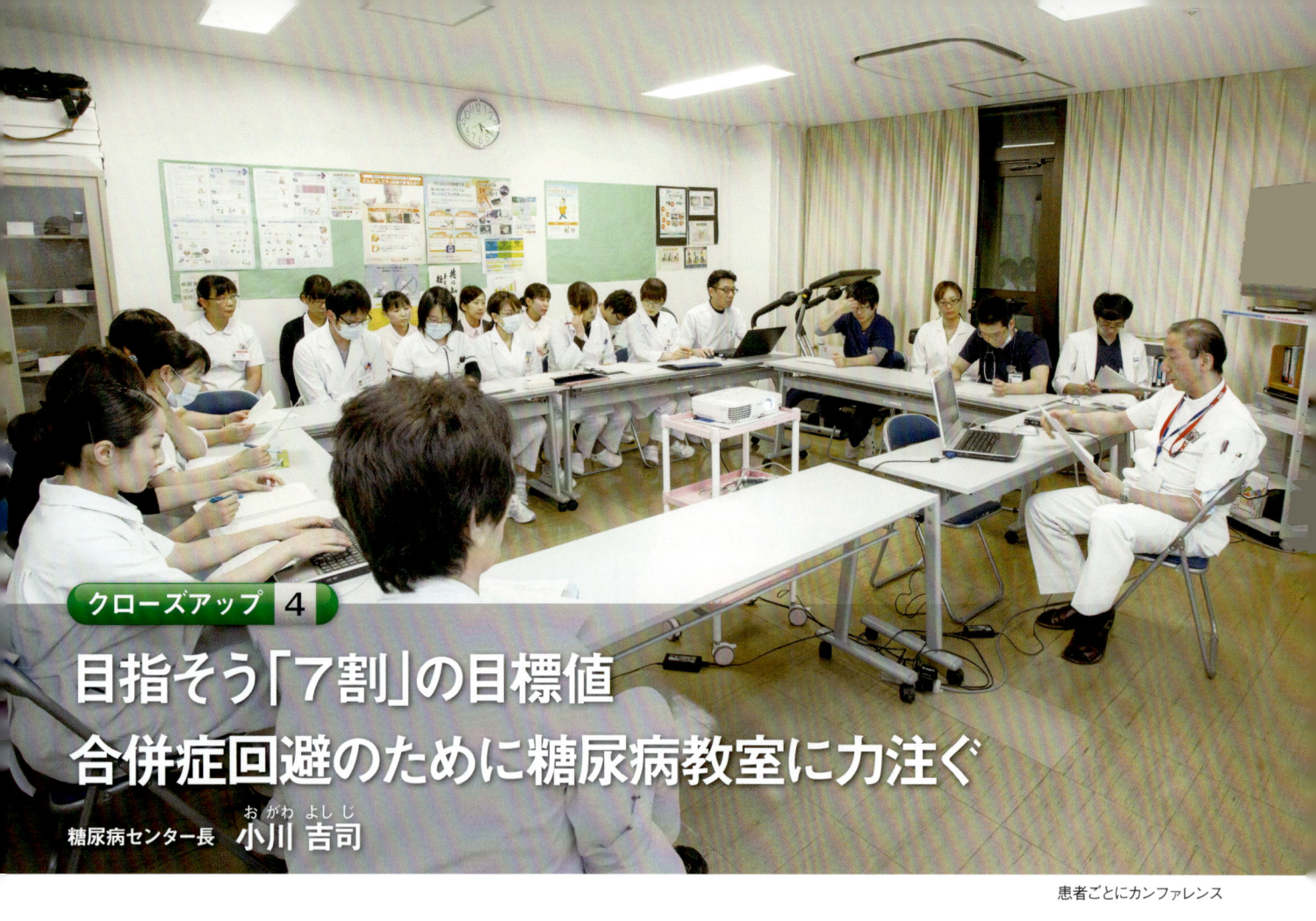

患者ごとにカンファレンス

クローズアップ 4
目指そう「7割」の目標値
合併症回避のために糖尿病教室に力注ぐ

糖尿病センター長　小川 吉司(おがわ よしじ)

■ 質問形式の「夜間糖尿病教室」

「糖尿病は治る病気である」の問いに対して「はい」「いいえ」——。答えは「いいえ」。では「糖尿病は怖い病気である」の問いに「はい」「いいえ」——。「はい」と答える。「もしも合併症を完全に予防できる薬があったら」と条件を付けると「いいえ」になる。「怖いのは、糖尿病ではなくて、合併症です」

糖尿病センターの小川吉司センター長が行う年4回1日限りの「夜間糖尿病教室」は、こうした質問と解説から始まる。毎回、20人程度が参加する。仕事などで日中に参加しにくい患者向けに開講した。管理栄養士が作る糖尿病食の弁当を食べながら学んでいる。

夜間糖尿病教室は特別なもので、通常は2週間の「糖尿病教室」を行っている。対象は2週間の「教育入院」の患者と、治療のために入院中の患者だ。「食事療法」「薬物療法」「運動療法」「フットケア」、そして「糖尿病合併症について」……。講師は担当医師に加えて、管理栄養士、看護師、検査技師、運動指導士、薬剤師などがそれぞれの「領域」を受け持つ。使用するテキストはすべて手作りだ。それぞれの資料には患者に名前を書いてもらい、ファイリングして、常に持ち歩けるように工夫している。

教室の中には、看護師が司会をして、患者がそれぞれの経験を話し合うグループ討議の時間もある。比較的症状の軽い患者も、長く糖尿病と付き合っている患者も、その中に入る。互いの意見を聞くことが、患者にとって何よりの「教科書」になっている。

また、糖尿病教室に並行する形で、予約制の個別の栄養指導も行っている。主治医の判断で、家族も呼ぶケースもある。

■ 週1回、患者ごとにカンファレンス

各部門の担当者が集まり、週1回、患者ごとのカンファレンス（検討会）を行っている。主治医からの報告に続いて、看護師や管理栄養士などが「治療のためのキーパーソンは誰か」「教室にはき

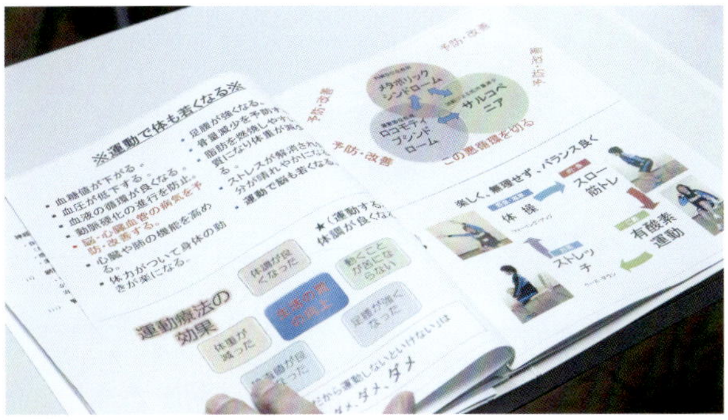

クローズアップ 4 糖尿病センター

運動指導の冊子

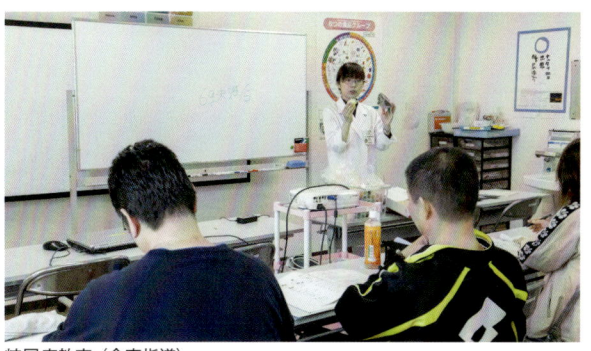

糖尿病教室（食事指導）

ちんと参加しているか」など患者本人だけでなく、患者を支える家族についても言及し、情報を共有する。まさにチーム医療の典型とも言える。

「患者さん一人あたりに10分間を要するために、1回で6人がベスト」と話すのは小川センター長。例えば、食事制限よりも運動に興味を示す患者には、運動療法の比重を高くする。退院後に力仕事をする患者には、標準カロリーよりも少し高めの設定にする。これらは、個々の患者に対する情報共有ができているからこそ、可能な治療法でもある。

糖尿病教室そのものは以前から行われていたが、医師が加わっていなかった。2008（平成20）年に現在のスタイルに変更した。改革を進めた小川センター長は「患者さんには、最初から100％（満点）を目指すのではなく、7割頑張るように言っている。逆に言えば、7割達成できれば、効果があるような指導を心掛けている」と語る。さらに「患

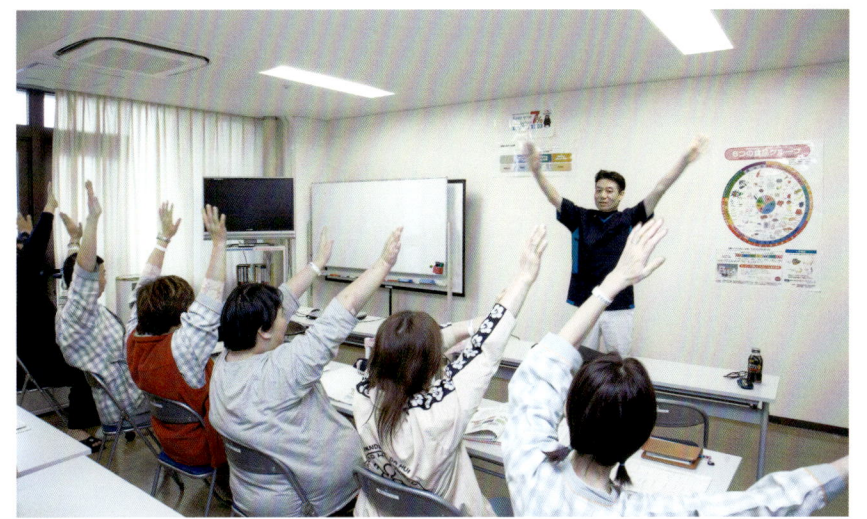

者さんには、すぐに落ち込むのではなく、常に前向きに考えるように伝えている」と付け加えた。

力を入れる「糖尿病ネットワーク」の構築

糖尿病の患者は増え続けている。それだけ合併症にかかる患者も多くなる。そうした中、いま力を入れているのが「糖尿病ネットワーク」の構築だ。

例えば、開業医に通う糖尿病患者の中には、専門的な教育を受けたことのないケースも多い。処方薬によって血糖値は下がっているが、時には下がりすぎるケースもある。重篤な合併症になって初めて、青森県立中央病院に送られることもある。「教育入院」の制度をもっと活用してもらうのも、この糖尿病ネットワークの一つだ。

現在、同院にかかっている糖尿病患者の半数近くは、開業医で治療しながら経過観察が可能だ。そして、その診察をもとに、年に1回程度、同院で受診するシステムづくりも模索している。

「青森県は糖尿病の合併症の割合が、他県よりも高い。将来的には青森県内にある各地の拠点病院と、それぞれの開業医が連携を取りながら、患者さんの合併症を減らしていきたい」と小川センター長。青森県も病診連携の循環システムづくりに力を入れている。

糖尿病教室（運動指導）

クローズアップ 4

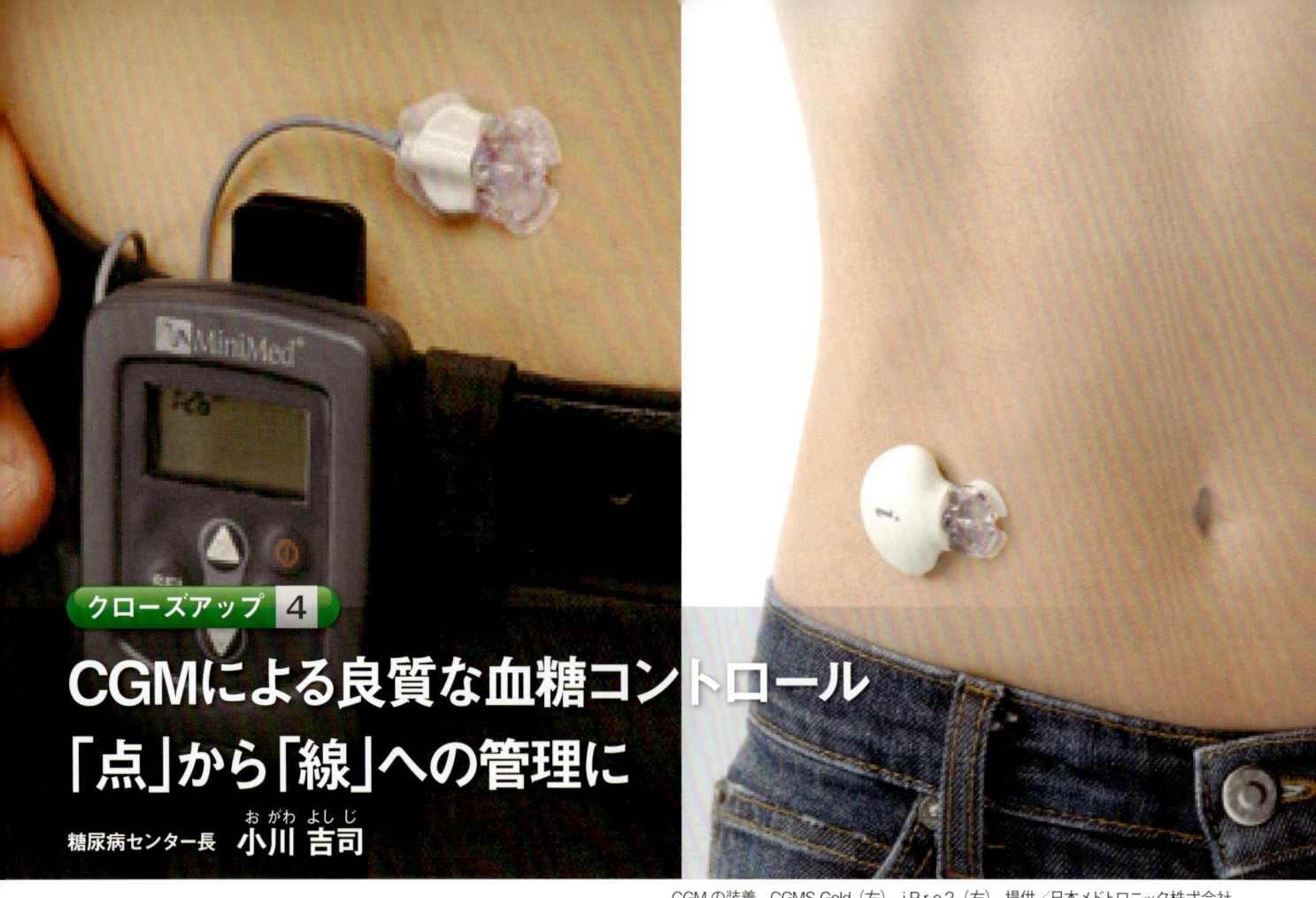

CGMによる良質な血糖コントロール
「点」から「線」への管理に

糖尿病センター長　小川 吉司（おがわ よしじ）

CGMの装着。CGMS-Gold（左）、iPro2（右）。提供／日本メドトロニック株式会社

20秒間に1回測定、5分ごとに数値化

　糖尿病患者にとって、血糖値を管理することが最も大切かつ重要である。これまで、正確に血糖値を管理していた、と考えられていた症例も、実はそうではなかったケースも多い。簡単に説明すると、これまで「点」の管理だったが、これでは不十分で、いわば「線」としての管理が求められるようになったのだ。

　「今、一番注目されているのは『CGM』と呼ばれる持続血糖測定の装置です。皮下に留置したセンサーで血糖値を24時間モニタリングするので、夜間の低血糖などを防ぐことができる」。こう指摘するのは糖尿病センターの小川吉司センター長だ。

　体に装着できる簡単な器械で、リアルタイムに血糖値が表示されるものもある。基本的に20秒間に1回測定し、その平均を5分ごとに数値化するので、24時間、断続的に管理することになる。

　糖尿病の検査で、一般的にコントロール状況を客観的に表すのは、「HbA1c」（ヘモグロビン・エーワンシー）だ。HbA1cは過去1か月から2か月の平均血糖値を表す。熊本で2013（平成25）年5月に開かれた糖尿病学会では「熊本宣言」が出され、慢性合併症を防ぐために、HbA1cの値を7％以下にすることが推奨されている。

　血糖値は食前か食後かによって異なるし、前の日に何をどれくらい食べたかによって上昇したり低下したりするため、血糖測定だけでは患者の状態を把握できない。そのため、外来患者ではHbA1cを指標にして治療が行われる。

夜中に血糖値が大幅に下がるケースも

　患者を例にとって説明すると──。

　入院前はHbA1cを指標として治療を行っていた。入院して1日に7回血糖値を測り、正常かどうかを調べる。HbA1cが6.2％と良好な値を示し、日中の血糖値が良好であっても、24時間ずっと観察するCGMで見ると、夜間に血糖が下がりすぎていることもある。

　「SMBG」（血糖自己測定）では、糖尿病患者が医療機関外で、血糖値を測ることが可能で、希望の

クローズアップ 4　糖尿病センター

CSIIの適応
- これまでのインスリン頻回投与法では十分な血糖コントロールが得られない不安定型糖尿病
- 手術前後の血糖コントロールのため
- 糖尿病妊婦など厳重な血糖コントロールが必要とされるケース

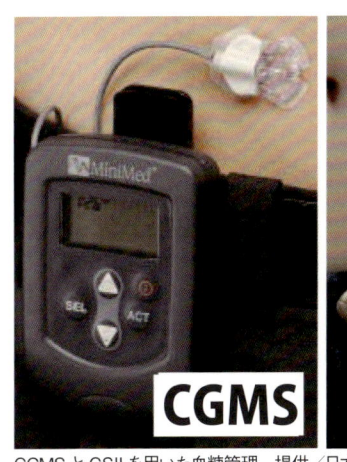

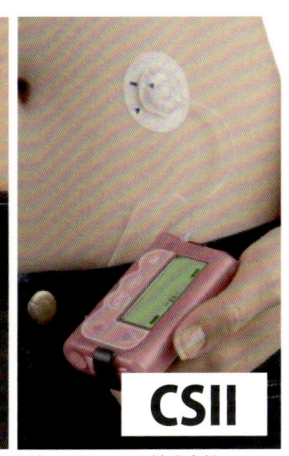

CGMSとCSIIを用いた血糖管理。提供／日本メドトロニック株式会社

時間に数値を確認し、治療に伴う血糖値の変化を評価できるようになった。それでも、SMBGの最も大きな課題は、血糖値の変動が測定時点でしか分からない。インスリンを打つ前や寝る前などの測定値は分かるが、深夜の数値は不明だった。

新しいCGMの測定方法が、保険適用になり、日常の臨床で使用できるようになった。血糖値の日内変動を詳しく把握でき、患者に対して、より適した治療が可能になったというわけだ。

1型の糖尿病患者の妊娠・出産に朗報

CGMの魅力は今まで「点」でしか分からなかった血糖の変動が、「線」として見えることだ。この特徴を有効的に活用しているのが、1型の糖尿病患者の妊娠・出産である。

青森県立中央病院でのCGM活用による妊婦の出産は、日本でもトップクラスである。糖尿病には1型と2型がある。1型糖尿病は、免疫的メカニズムなどのため膵臓のβ細胞が破壊されてしまい、ほとんどインスリンが出せなくなることで発症する。若年の発症の場合が多く、一生インスリン注射が必要で、糖尿病患者の2～3％が1型と言われている。

この1型の糖尿病患者の妊娠・出産はこれまで難度の高いものとされてきた。妊婦はインスリン必要量が増加し、健常者でも血糖値が高くなるからだ。また、妊娠中の高血糖は胎児にも悪影響を与えるため、血糖値の管理がより重要とされてきたが、これまでの測定では十分とは言えなかった。

院内ではインスリン持続注入ポンプ（CSII）とCGMを用いて、徹底した血糖管理を行い、母子ともに健康な状態で無事出産に至っている。節目ごとに入院して指導を行い、それ以外は、自宅で血糖管理するケースや、1人目の出産がうまくいき、2人目の妊娠、出産に備える患者もいる。

「早期からの良好な血糖管理は、合併症を持続的に抑制する効果がある。CGMなどを使って、血糖値の日内変動を少なくすることを目指したい」と小川センター長は話している。

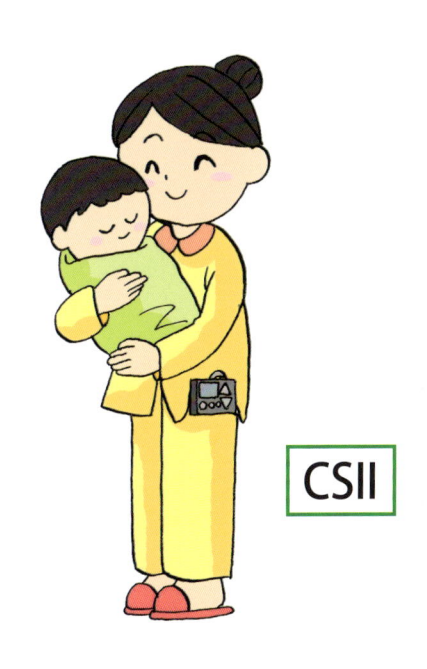

CSII

クローズアップ 5　総合周産期母子医療センター

リスクの高い新生児を集約
集中治療で死亡率を改善

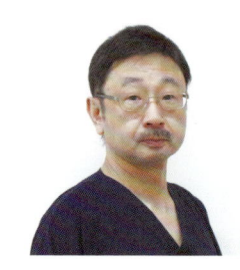

総合周産期母子医療センター長
尾﨑 浩士（おざき たかし）

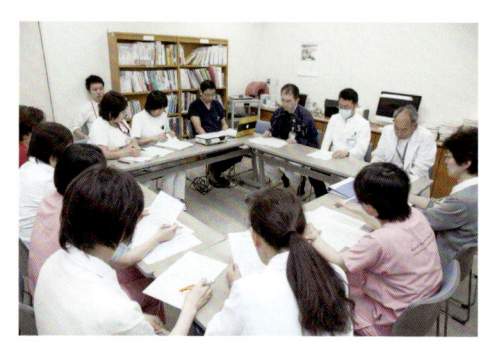

総合周産期母子医療センター運営委員会

地域周産期母子医療センターとの緊密な連携

　24時間体制で、集中治療を行っているNICU（新生児集中治療部門）とMFICU（母体胎児集中治療部門）の医師と看護スタッフ、それに麻酔科、手術部などの協力で、青森県の周産期医療を支えている。

　総合周産期母子医療センターが青森県立中央病院内で稼働したのは、2004（平成16）年10月。リスクの高い妊婦を同センターに集約し、そこで生まれるリスクの高い妊娠、県内で生まれたリスクの高い新生児を受け持つ。全国でもワーストだった青森県の新生児死亡率や乳児死亡率は順調に改善している。

　尾﨑浩士センター長は、2014年10月に着任した。「全国的にも、周産期救急医療の危機が叫ばれているが、青森県の周産期医療システムは、他府県と比べても、連携システムが整っている」と話す。

　具体的には総合周産期母子医療センターと県内4か所にある地域周産期母子医療センター、各地の協力医、診療所が一体となって、診療にあたっている。30週未満、1000ｇ未満の新生児のほとんどを受け持つ。出産前に母体搬送の形で送られてくるケースもある。治療を終え30週を超えると、地域の母子医療センターや協力医に「逆搬送」することも多い。

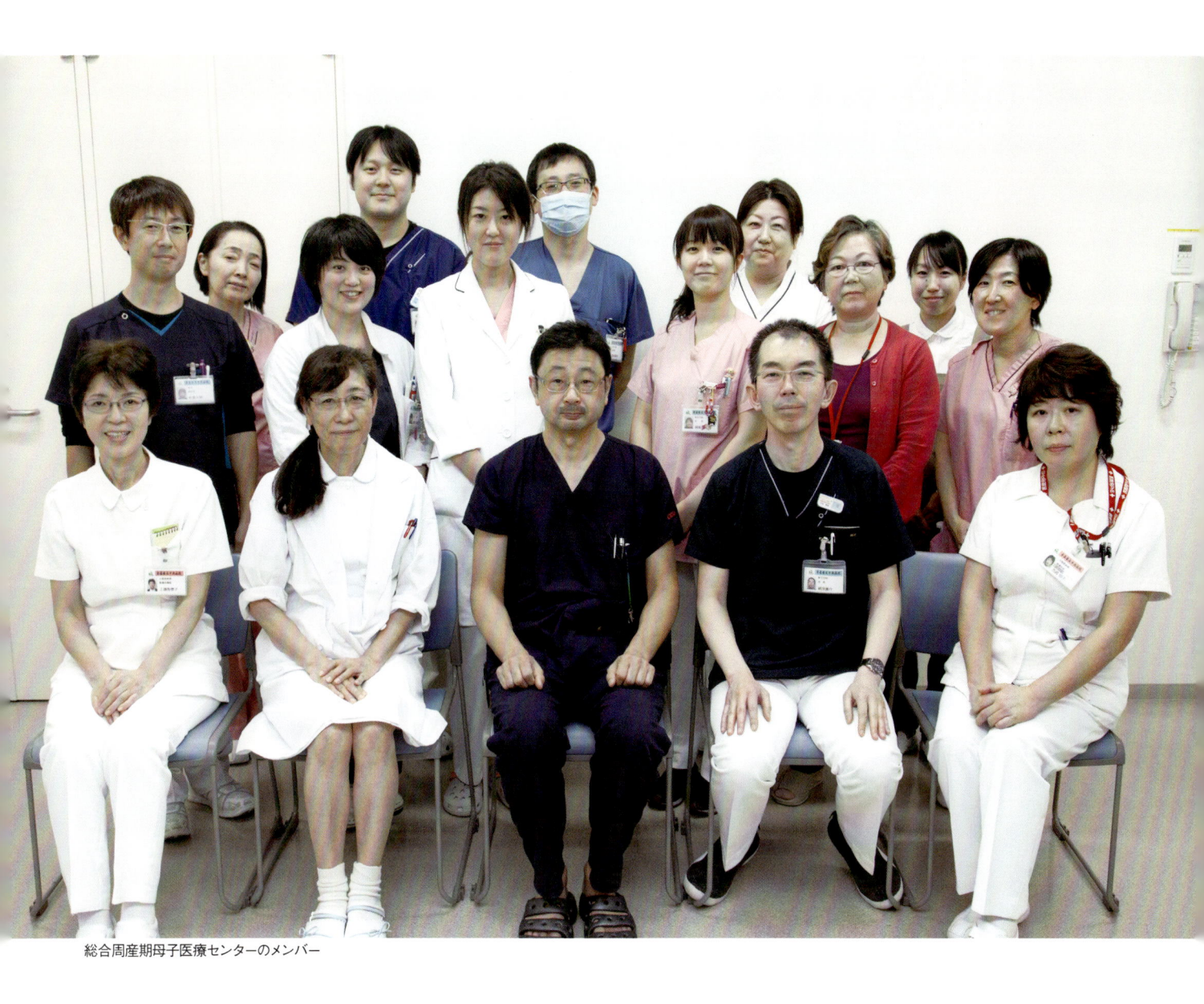

総合周産期母子医療センターのメンバー

助産師外来や母親学級を開催

　同院産科の特徴に、助産師外来の存在が挙げられる。妊婦に対し初期段階でリスクを洗い出す。妊娠、出産する上で家族のサポートは必要不可欠、早い段階から症状を見つけることが大切である。退院後の生活を、地域に「つなげる」ことも忘れてはならない。従来は退院時に保健師へ連絡するのが通常だったが、早目に行うようにした。妊娠初期に加えて、妊娠中期の段階でも行っている。

　母親学級にも力を入れている。全部で6コースあり、そのうち一つのコースを、産科部長でもある尾﨑センター長が務める。「妊婦全員に聞いてほしいので、可能なら毎週でも行いたい」と言う。ほかに「栄養、母乳」「分娩について」「沐浴、育児」「立ち合い出産のための両親学級」「多胎学級」のコースがある。

　総合周産期母子医療センターは、胎児治療を実施していない。日本胎児治療学会の認定施設で治療することになっているためだ。対象になる26週未満の胎児は、東北地域では宮城県立こども病院で治療を実施している。そのための判断を同センターで行っている。

マタニティビクス

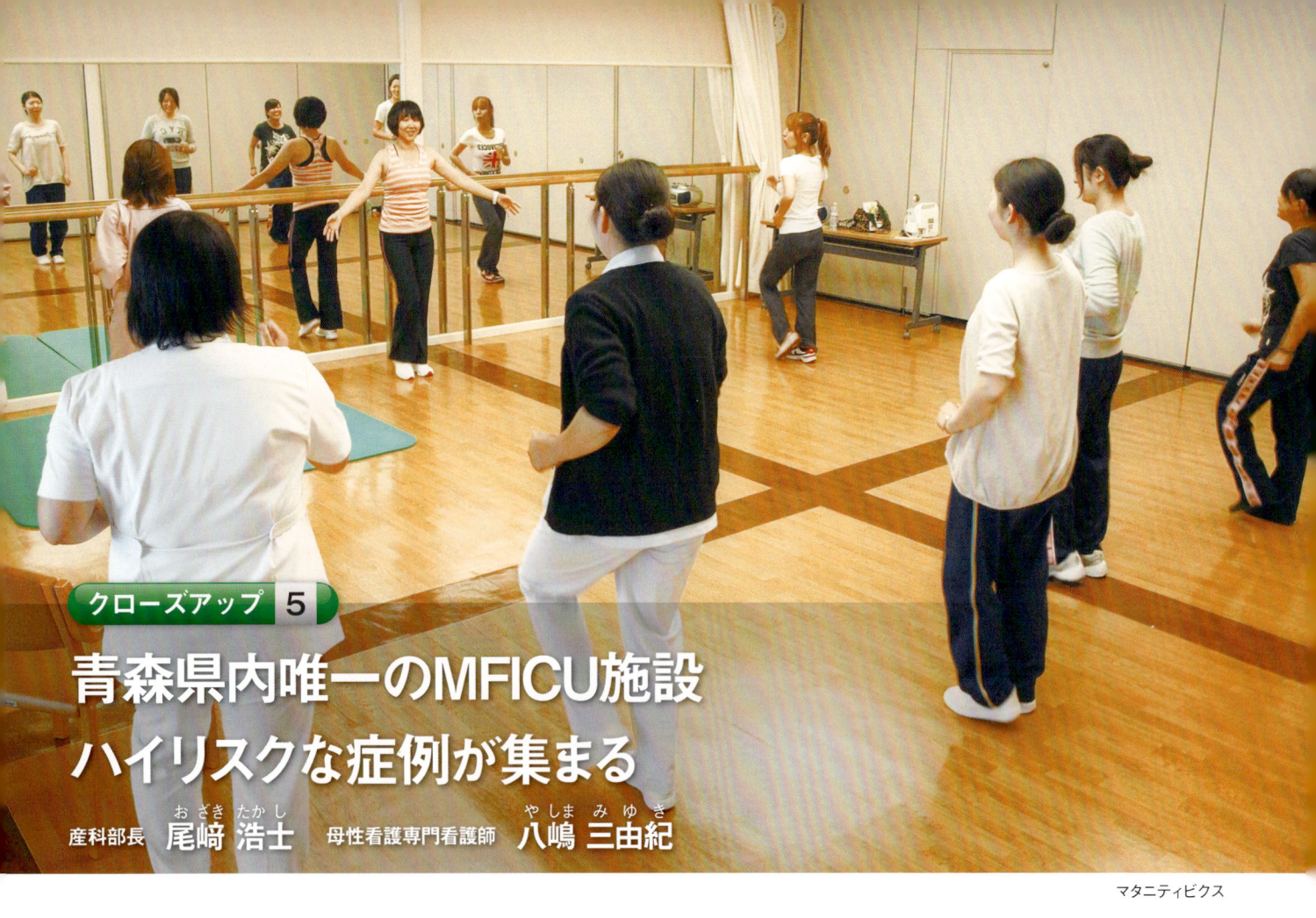

クローズアップ 5

青森県内唯一のMFICU施設
ハイリスクな症例が集まる

産科部長 尾﨑 浩士（おざき たかし）　　母性看護専門看護師 八嶋 三由紀（やしま みゆき）

■ MFICUは9床、産科後方病床18床

　MFICUとは、「Maternal Fetal Intensive Care Unit」（母体胎児集中治療室）の頭文字を取って名付けられている。Mがお母さん、Fがお腹のなかの赤ちゃんを表している。妊娠から出産後までにリスクを伴う妊産婦を受け入れる部門だ。ICU（集中治療室）と付け加えられているように、重症の妊娠高血圧症や糖尿病、前置胎盤、双胎妊娠、胎児異常などハイリスクを抱える妊婦が集まる。

　毎日、ベッド上で安静を強いられる状況でも、妊産婦にとって、より自分らしく、女性らしいマタニティライフを送ってもらえるよう、ボディイメージの尊重に配慮することも大切である。長期入院によるストレスや不安に対するケア、妊産婦を支える家族への説明やケアも重視しながら、日々、看護を提供している。

　青森県内で、このMFICUがあるのは青森県立中央病院だけだ。MFICUは9床、産科後方病床は18床。このため、県内各地はもとより、秋田県の一部からも重症患者が訪れる。データの蓄積も多く、そのデータが地域の医療機関にフィードバックされる。

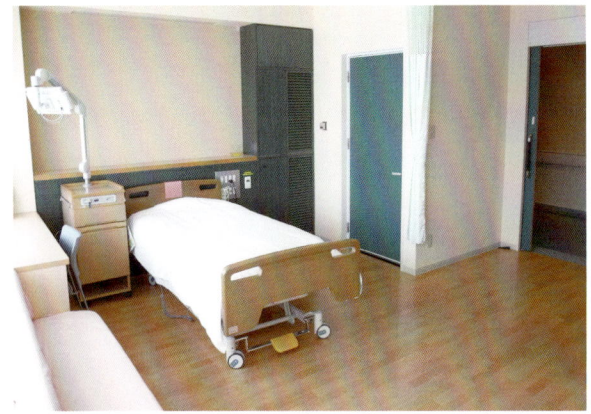

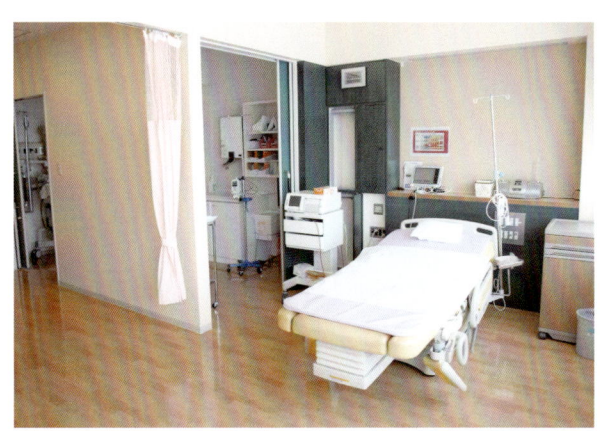

産科病室

陣痛室・分娩室・回復室が一体となった個室（LDR）

母性看護専門看護師が心理サポート

　産科の体制は看護師5〜6人、助産師30人、医師6人（うち1人は産休中）。担当医が24時間体制で勤務する必要がある。本来なら7〜8人で診療するところを、5人で行っている。県単位としては、1人の医師が受け持つ出産数は、全国でも一番多く、94.7人である。

　同院には母性看護専門看護師の資格を持つ八嶋三由紀さんの存在がある。週に1回、NICU（新生児集中治療部門）を訪れ、入院している赤ちゃんの面会に来ている母親に、母乳ケアや面談を行うなど心理面のサポートを心掛けている。

　母性看護専門看護師は、高度な知識と技術を得るため専門の教育・研修を受けた、健全な母性を育むスペシャリストと言える。晩婚化による高年齢出産の増加、不妊治療に対する医学の進歩など、妊娠・出産の背景が複雑化している。このため、クオリティーの高い技能を持った母性看護専門看護師の重要性はますます高まっている。

超早産の予防と工夫

　細菌性腟症は切迫早産になりやすい。腟内の常在菌の乳酸菌がなくなり、代わりに酸素を嫌う悪玉菌（嫌気性菌やマイコプラズマなど）が増殖した慢性状態になると、子宮頸管炎になる。それが拡大して早産の原因にもなる絨毛膜羊膜炎への感染につながるケースがあるためだ。腟分泌物検査で悪玉菌を検出したり、炎症反応がみられたとき、早めに抗菌薬投与すれば、早産を予防できる場合もある。

　同院のMFICUでは、超早産の可能性が高い母親、極端に小さい胎児、病気を抱える妊婦が治療を受ける。

　超早産の場合、母体搬送は余裕を持って連れてくるようになった。車中分娩を避ける意味もある。30週になると元の医療機関に戻すが、その後も緊密な情報交換を行っている。

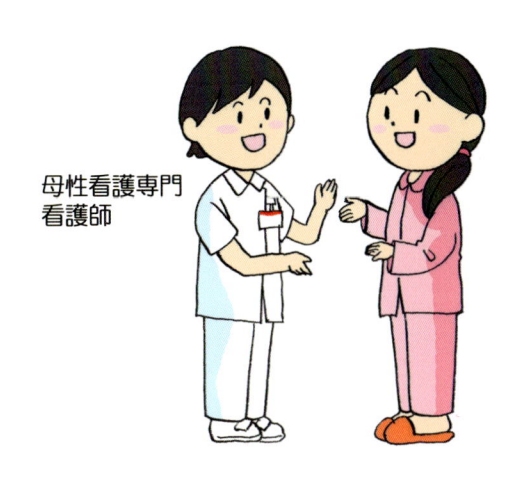

　赤ちゃんが小さい場合、脳出血を予防しなければならない。負担がないように、自然分娩ではなく帝王切開にする。薬で子宮を柔らかくしながら赤ちゃんを娩出する子宮弛緩法を行う。

　糖尿病や腎臓病、膠原病の場合、薬で治療しても妊娠が進むほど症状が悪くなる。専門医と相談しながら、赤ちゃんを早目に出す。後遺症が残る手前のタイミングを見極めるのだ。

　現在、同院の産科では、日本周産期新生児医学会の母体胎児部門の専門医と指導医の資格を一人ずつ取得している。さらに高度な母体胎児集中治療を目指して、スタッフのスキルアップを図っている。

クローズアップ 5

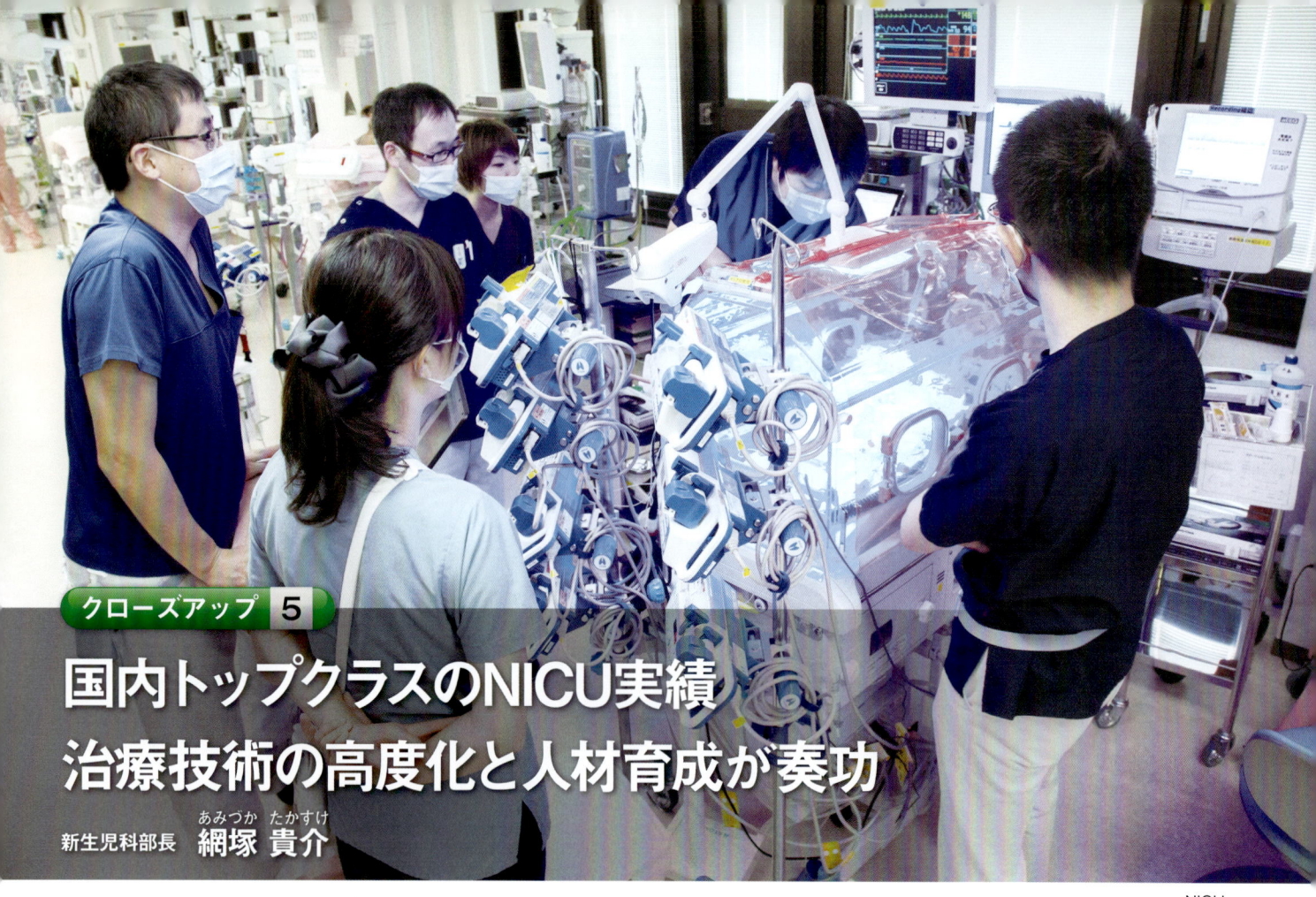

国内トップクラスのNICU実績
治療技術の高度化と人材育成が奏功

新生児科部長　網塚(あみづか) 貴介(たかすけ)

NICU

歴史的に高い乳児死亡率

　青森県の乳児・新生児死亡率は歴史的にも高く、戦前からほぼ最下位グループに属し、乳児死亡率の5年平均値が全国平均に一度も達しないのは青森県だけだった。1999（平成11）年には乳児・新生児・周産期死亡率すべてが全国ワーストとなったことから、2000年には当時の木村守男知事の号令で青森県立中央病院にNICU（新生児集中治療室）設置に向けた補正予算が組まれた。

　2001年4月、同院にNICUが開設され、同県の新生児医療は新たな時代を迎えた。2004年には同院に総合周産期母子医療センター（以下、センター）が開設され、診療科としても小児科から独立した。2001年に6床からスタートしたNICU病床数は、増床工事を重ねて2014年度にはNICU15床となり、GCU（回復期病床）9床も加えた総病床数24床で稼働している。

乳児死亡率改善を目指し、
超低出生体重児を集約化

　同県の高い乳児死亡率の背景として、特に1000g未満で出生する超低出生体重児の乳児死亡例に占める比率が高く（2003年は5割弱、全国平均は約2割）、その救命率向上が喫緊の課題だった。2004年のセンター開設を機会に青森県周産期医療システムが稼働し、超低出生体重児をセンターに集約化を図り、県全体の死亡例数の減少を目指した。状態の落ち着いた患者を地域周産期センターへ転院する「後搬送（バックトランスファー）」も導入し、センターの受け入れ機能維持を県全体で支える施設間連携が整った。

　2001年のNICU開設以降、超低出生体重児の入院数は増加し、現在は年間25～30例で推移している。県内症例の集約化の結果、同院からの自宅退院は全体の約4割にとどまり、後の6割の大半は八戸市立市民病院と国立病院機構弘前病院へ転院している。

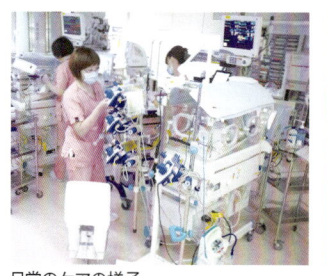

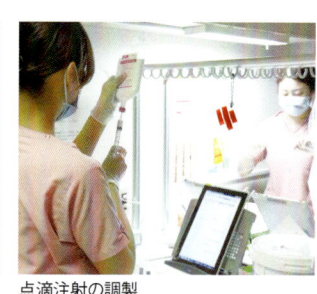

日常のケアの様子　　　点滴注射の調製

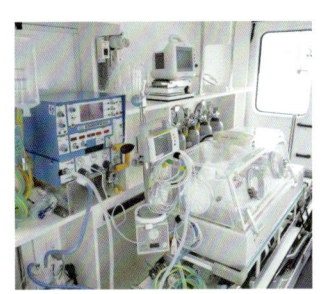

クローズアップ 5 　総合周産期母子医療センター

センター専用ドクターカー内部 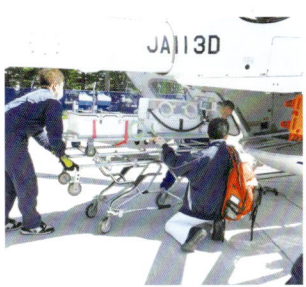　　ドクターヘリによる新生児搬送 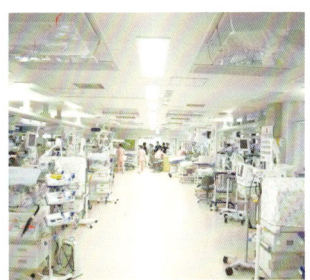　　NICU全景 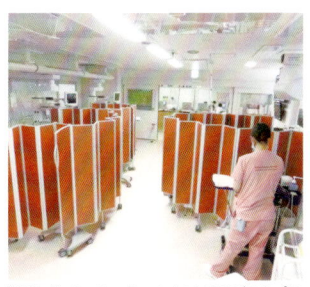　　移動式パーテーションによる面会時プライバシーへの配慮

医師不足時代を超えて

　同院の新生児科への医師派遣はかつて札幌医科大学に頼っていた。しかし、2004年の新臨床研修医制度による医師不足のため北海道からの医師派遣が徐々に難しくなった。超低出生体重児の集約化が完成し、軌道に乗り始めた2007年頃の医師不足が最も深刻で、公募による医師募集やレジデント勧誘によって「奇跡的」に診療体制を維持することができた。

　一方この間、神奈川県立こども医療センターを中心とした国内留学による人材育成にも努めている。可能な限り若手医師を国内留学させるため、医師数は日常診療維持がギリギリ可能な最低限人数である4〜5人にまで抑えている。目先よりも常に将来を見据える同科の計画的な人材育成は、後述する現在の診療水準向上につながっている。

全国トップクラスの診療水準

　超低出生体重児の診療成績は、2011年以降、若手医師の神奈川県立こども医療センターへの国内留学・研修によって超低出生体重児の治療方針、特に循環管理方針を根本的に見直して以降、大幅に改善した。全国のNICUの治療実績を調査する「新生児臨床研究ネットワーク」によると、出生体重1500g未満例における合併症のない生存退院の成績では2011年に同クラスの全国77施設中トップの成績となり、続く2013、2014年の2年間も超低出生体重児57例全例を救命できるなど全国トップの診療水準を誇っている。

県内症例の集約化とセンターの成績向上によって、昭和後半から常に下位5位にあった周産期死亡率の5年平均値は直近の2010〜2014年ではついに上位9位にまで達している。

特徴ある診療

　同院NICUは幾つかの特徴ある診療も行っている。超低出生体重児の診療において、循環管理とともに大きな柱の一つである人工呼吸管理では、あらゆる種類の新生児用人工呼吸器を使いこなし、それぞれの長所を生かした呼吸管理を行うことで「肺に優しい」人工呼吸管理を実践している。

　また、NICUへ入院した赤ちゃんとお母さんとの「母子分離」を最小限にするための工夫にも積極的に取り組んでいる。特に、34〜36週の後期早産児の赤ちゃんに対しては、生後間もなくからの「直母外出」（全身状態が許す限り赤ちゃんをお母さんのところへ連れていくこと）によって可能な限りの母子分離軽減を目指し、母乳育児の早期確立とその結果としての早期退院を実現している。

NICU退院後のフォローアップ体制の強化

　NICUから退院した赤ちゃんは、退院後も発育、発達をしっかり見守っていく必要がある。発達上、何か問題がある場合にはしかるべき援助も必要となる。2016年度には新生児科から独立して「成育小児科」を新設し、専任医師も配置する予定で、NICU退院後の赤ちゃんに対するフォローアップ体制強化も目指している。

クローズアップ 6 救命救急センター

三次救急と総合診療の一体的運用
県民の多様なニーズに対応する

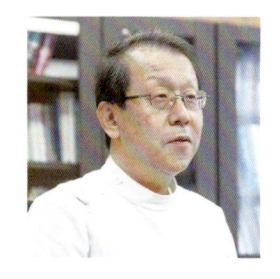

救命救急センター長
前任／大西 基喜（おおにし もとき）（写真）、後任／花田 裕之（はなだ ひろゆき）

365日24時間体制、総合的に対応

　救命救急センターは、救急部と総合診療部、集中治療部から組織する院内の一部門で、重篤な救急患者に対応する三次救急から、一般外来、予防医学まで県民の多様なニーズに対応しつつ、全体として一体的に運用される部署と言える。

　救急部は、2011（平成23）年に救急棟を一新し、歩いて来院する「ウォークイン」から救急車の患者まで多様な救急患者を対象として診療を行っている。365日24時間体制で患者を診ており、平日の日中は専任医師が、夜間休日は研修医および指導医（救急部の専任医師と専門診療科の医師）が対応している。どの専門診療各科も待機の体制を取っており、相談・診療に適宜関わっている。2011年度からは青森県のドクターヘリの基地病院の一つとしてヘリ運航を始めている。

　救急部への2014年度の来院患者は1万6162人で、このうち救急車による搬入患者は3772人。搬入患者の入院率は47.4％に上っている。救急からの入院のうち外傷、疾病を問わず重症者は、おおむね救急棟3階のEICU（6床）に入院する。入院患者の対応は、病態に応じて専門診療科、あるいは救急部・総合診療部の医師が行っている。

救命救急センターのメンバー

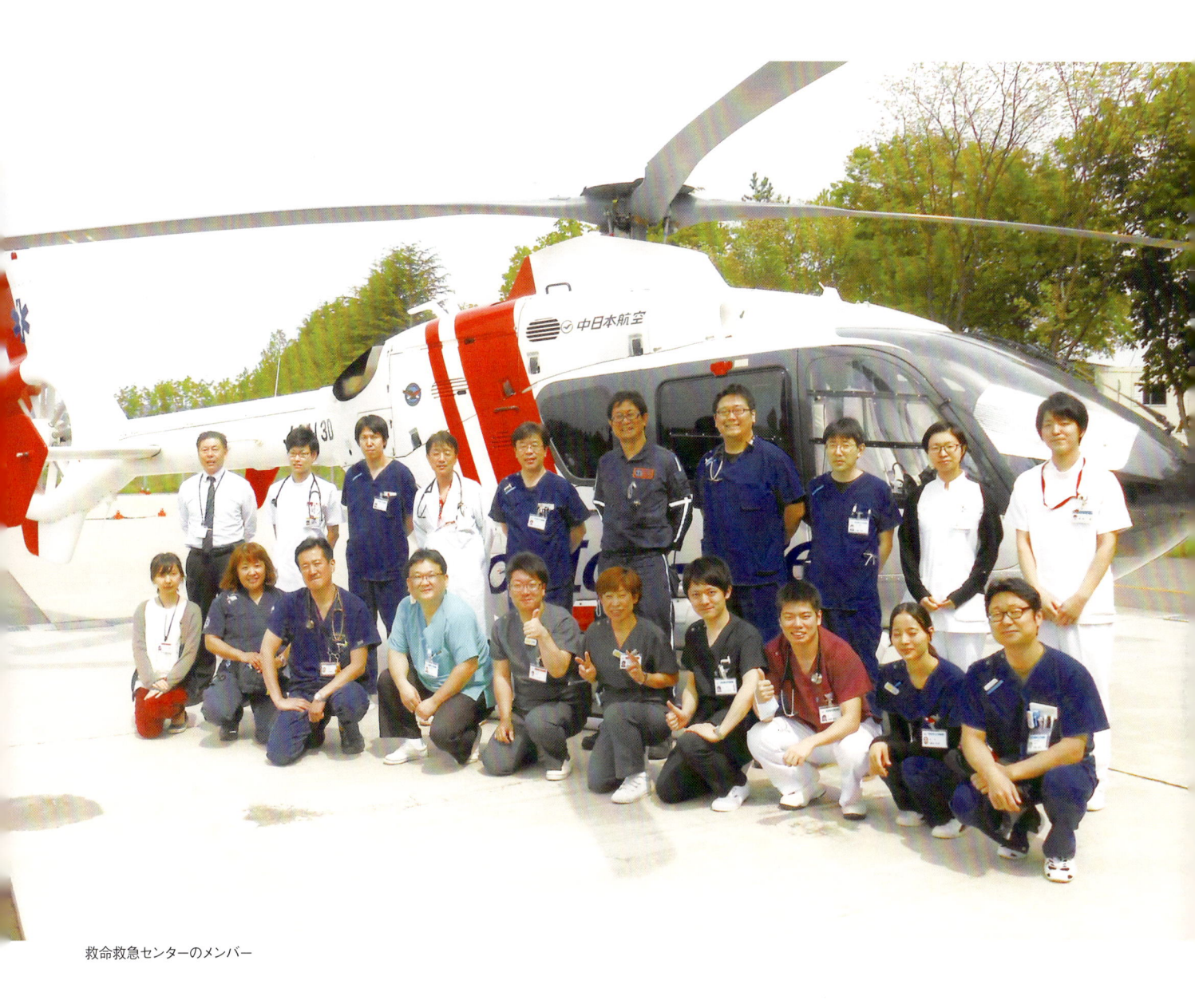

外来患者の窓口的な存在

　総合診療部は、症状がどのような場合でも予約を必ずしも必要とせず受診できる。患者が適切な医療サービスを受ける上でのゲートキーパー（門番）の役割も担っている。また、不明熱など臓器を決められない病態、多臓器にわたる病態、種々の感染症など、さまざまな患者に入院（17床）も含めた対応を行っている。同部の2014年度の外来患者数は1万3328人（前年度1万2640人）、入院患者も7703人（同7247人）と年々増加している。

　総合診療部医師は救急外来も勤務し、救急部と緊密に連携するとともに、患者のあらゆるニーズに対応するため、総合的な機能を発揮した診療を行っている。また、専門診療科が専門性を発揮できるよう、重症事例など他科の困難事例にも積極的に対応し、全体としての病院機能の向上に寄与している。

　救命救急センターの大西基喜センター長は「救急部と総合診療部は、一体的に運用することで多様なニーズに対応できている。専門診療科とも連携し多くの患者さんに満足度の高い医療を提供していきたい」と話している。

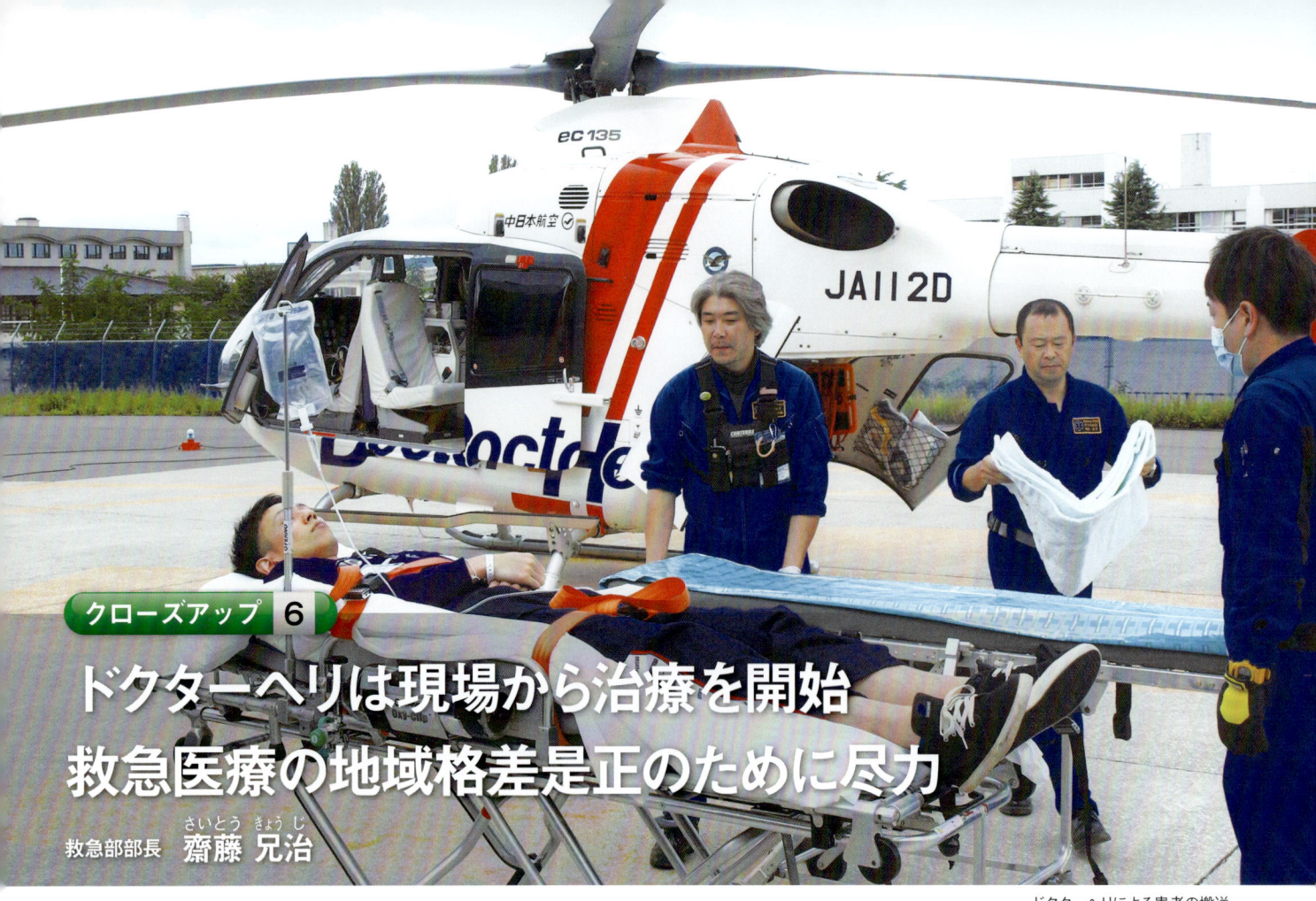

ドクターヘリによる患者の搬送

クローズアップ ⑥
ドクターヘリは現場から治療を開始
救急医療の地域格差是正のために尽力

救急部部長 齋藤 兄治（さいとう きょうじ）

ドクターヘリの目的
──現場活動が最優先

　ドクターヘリは時速約200kmで移動するため、転院搬送をより速くするための手段と言われることが多い。しかし、これが最大の目的ではない。

　最大の目的は①現場活動（現場で治療を開始）②転院搬送③青森県のような地域では医師不足を補うこと──などの順である。①の現場活動が最優先。ドクターヘリの機動性を利用し、医師1人（または2人）、看護師1人を現場へ搬送し、現場からただちに初期治療を開始することである。

　1人でも多くの命を救うために、フライトクルーである医師、看護師、操縦士、整備士、またドクターヘリ通信センター（以下CS=Communication Specialist）、消防、院内各診療科や県内各病院など、連携を重視しながら日々研さんを重ね、青森県内の救急医療の地域格差を是正するため最善を尽くしている。

　ドクターヘリの要請から治療までの一連の流れを説明しよう。

ドクターヘリは
消防が原則、要請する

　ドクターヘリの要請は、原則、消防が行うことになっている。一般の人は直接要請することはできない。

　病気や事故などの際、患者や家族から119番に連絡が入る。次に消防本部は「ドクターヘリ出動が適切」と判断したら、青森県立中央病院救命救急センター内にあるCSへ連絡を入れドクターヘリが出動となる。CSで連絡を受けてから出動は数分以内である。

　では、どのような基準で出動しているのか。消防本部によるドクターヘリ出動要請の判断は、事前に緊急度、重症度が高い疾患や病態を疑う症状や現場状況の「キーワード」を決めておき、それに合致すれば消防本部からCSへ連絡が入ってくる。例えば「10分前から胸痛で冷汗あり」「突然の意識障害」

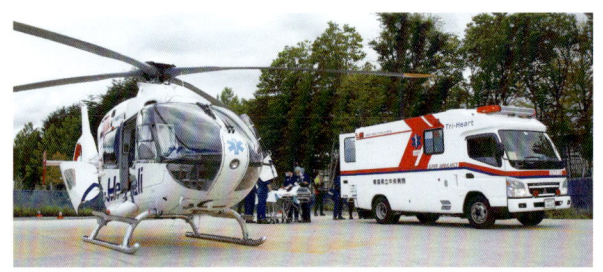

ドクターヘリと救急車

クローズアップ 6 救命救急センター

「2階屋根から墜落」などである。ただし、この「キーワード」を厳密にしすぎると、出動要請が少なくなり、治療を必要とする患者が漏れてしまう。救急現場では、これを最も避けなければならない。ある程度の軽症や中等症でも出動し、「オーバートリアージ」を容認している。日々、消防との勉強会で検証し、要請の精度を上げている。

現場の治療でモノをいう観察眼

青森県内では病気の発症から、119番を要請して病院に到着するまで1時間以上を要する地域は珍しくない。

X線写真やCTがない現場で、緊急度重症度が高い疾患を安定化させる治療が求められる。信じるのは、日常診療で積み重ねた観察眼。外傷による緊張性気胸であれば身体診察、聴診、USG=ultrasonography（超音波検査）から疑い、救急車内や事故現場で胸腔ドレナージをする。心タンポナーデが原因で心停止直前であれば、開胸、心嚢切開しタンポナーデを解除しなければならない。山中でのハチ刺症によるアナフィラキシーショックであれば、現場でエピネフリンの注射、細胞外液の投与だけで一命を取りとめることもある。内因性疾患や事故による出血性ショックであれば、現場で細胞外液を投与し、病院到着後の検査や治療方針を指示することで速やかに根本治療へつながる。

すぐ近くに医療機関がある地域では当然の治療かもしれない。しかし、地域によっては病院到着まで間に合わないのも現実であり、ドクターヘリによる効果は計り知れない。

転院搬送で重要な役割果たす

重篤な疾患であれば、地域の病院から青森市や弘前市、八戸市などの病院へ救急車で長時間搬送されることがある。長時間搬送は患者への負担や搬送中のリスクはもちろん、医師や看護師が搭乗する場合、数少ない地域の医療スタッフへの負担も大きくなる。救急車で片道2〜3時間を要する地域であれば、往復するとまず日中の仕事はできない。

長距離搬送を要する重篤な疾患は、ドクターヘリで搬送することで、患者への負担軽減、地域における医師への負担軽減にもつながる。

ドクターヘリによる新生児搬送が開始

青森県ドクターヘリは2009（平成21）年3月に八戸市立市民病院を暫定的な基地病院として運航を開始した。2012年10月から青森県立中央病院と2機体制となり、青森県内の隅々に救急医療を提供できる体制が整った。

2013年10月からは同院新生児科が協力し、東北地方では初めて、全国でも数か所しかないドクターヘリによる新生児搬送が始まった。2015年4月以降は同院産科の協力のもと、妊婦搬送を検討しており、同院総合周産期母子医療センターで搬送体制の充実に貢献できるよう準備している。

昨今、災害時にドクターヘリでの搬送は必要不可欠なものと認知されている。「さらに、青森、秋田、岩手の北東北3県連携も締結され、相互の協力体制を充実させ、境目のない救急医療体制の充実に寄与したい」と救急部の齋藤兄治部長は考えている。

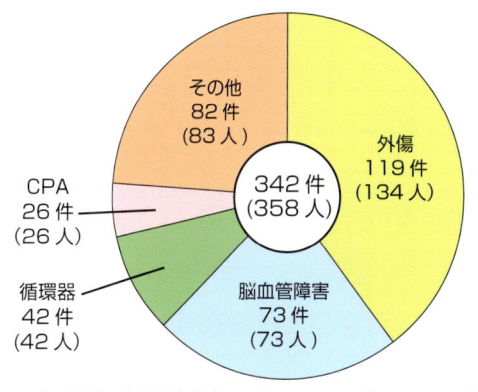

ドクターヘリ搬送件数と疾患別内訳（2014年4月〜2015年3月、NICU搬送11件含む）

- その他 82件（83人）
- 外傷 119件（134人）
- 脳血管障害 73件（73人）
- 循環器 42件（42人）
- CPA 26件（26人）
- 計 342件（358人）

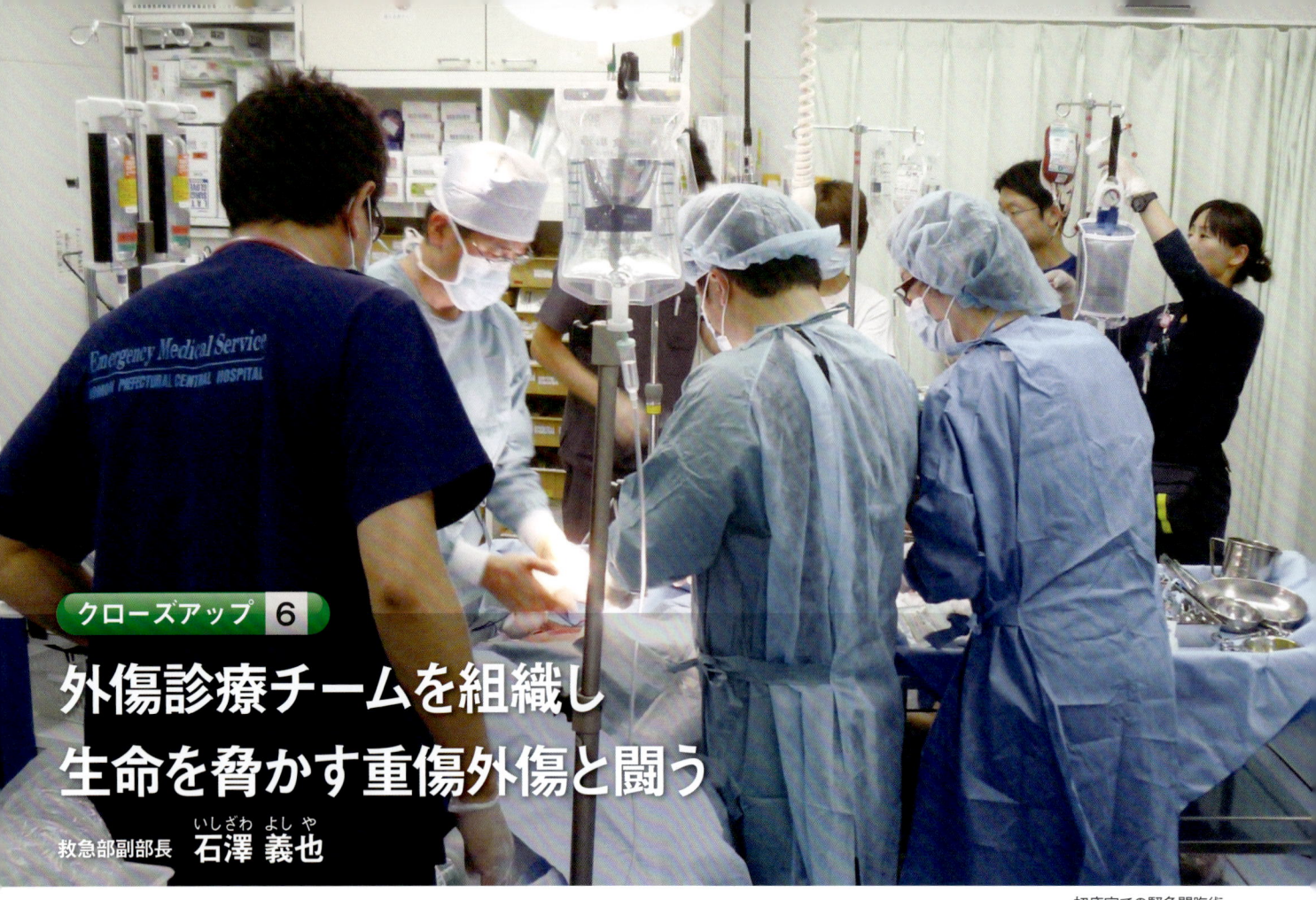

クローズアップ 6
外傷診療チームを組織し 生命を脅かす重傷外傷と闘う
救急部副部長　石澤 義也(いしざわ よしや)

初療室での緊急開腹術

特殊性・専門性が求められる腹部外傷に対する手術

　開腹時、既に大量の出血をきたしている腹部外傷手術は、開腹時に全く出血していない通常の手術とは根本的に戦略が異なる。

　休日の朝5時、包丁で腹部を複数回刺した女性が運ばれて来た。腹部から腸管が露出し出血が甚だしい。市外から搬送されたため、病院到着時、既に受傷から1時間30分が経過していた。血圧モニターはけたたましく警告音を鳴らし、血圧はあっという間に50台を切り、心停止目前となった。

　呼び出しで駆けつけた救急部の石澤義也副部長は、すぐに左開胸術を決断する。下行大動脈を一時的に遮断し、腹腔内(ふくくうない)出血をコントロールするためだ。心停止すれば直接心臓マッサージも可能となる。メスが3度患者の左胸皮膚の上を滑ると、石澤副部長の左手は胸腔内に滑り込み下行大動脈を遮断した。心臓はまだ動いていた。

　同時に全身麻酔と初療室開腹術の指示が出た。生命の危機に陥った出血性ショックの患者を救うには手術室入室を待つ時間的猶予はない。救命救急センターの看護師たちは手際よく開腹手術セットを展開し、数分で初療室開腹術が開始された。ダメージコントロール手術が行われた結果、女性は命を取り止め回復し、1か月後に退院した。

ドクターヘリの病院前外傷診療と外傷診療チームで青森外傷システム構築

　ドクターヘリが最も効果を発揮するのは重傷外傷症例である。訓練された専門医師が現場から治療を開始し、速やかに適切に選定された医療施設へ搬送することが可能だ。最重症症例を受け入れ

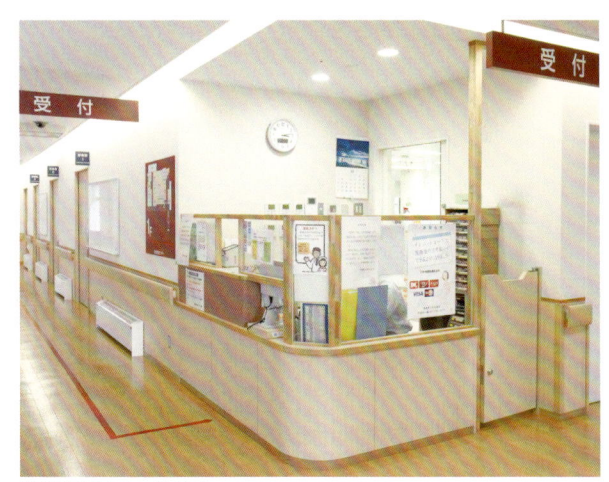

救急救命センターの内観

クローズアップ 6　救命救急センター

るドクターヘリ基地病院の責務は大きい。

石澤副部長は2012（平成24）年4月、青森ドクターヘリの基地病院である青森県立中央病院救命救急センターに赴任し、同センター初療室での緊急開腹手術を行う体制を構築した。検査や手術室入室待ちのために時間を浪費し、救命のチャンスを失うことがないようにするためだ。

夏の日の午後、青森ドクターヘリのホットラインが鳴った。津軽半島で10代の少年がバイクで走行中に対向車と衝突し、少年は腹部を強打していた。ヘリ担当医師は現場で超音波検査を行い、腹腔内出血と診断し基地病院である同院へのヘリ搬送を決定した。

救命救急センターへ運び込まれた少年の顔は青冷め、激しい腹部の痛みを訴えていた。脈は早く、血圧は下がりつつあった。再度、腹部超音波検査を行うと腹腔内出血が増えていた。この状態では手術室の準備を待てない。そのまま初療室で全身麻酔をして開腹術が行われた。開腹と同時にどす黒い血液が流れ出し、血の海での手術が始まった。すぐさま出血点が判明、脾臓が修復不能なほど破裂していた。やむを得ず脾臓を摘出すると腹腔内の出血はなくなった。

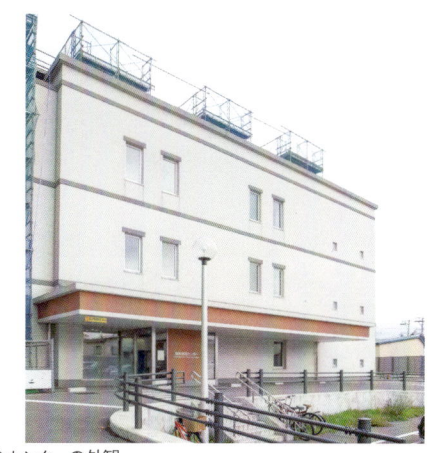

救急救命センターの外観

術後、少年は速やかに回復し、抜糸も待たず故郷である北海道の病院へと歩いて転院していった。青森ドクターヘリと青森県立中央病院救命救急センターで構築された外傷診療システムが17歳の少年を救命した。

同センターは現場から重篤な損傷を処置し、緊急手術と集中治療で患者の命を救い、最良の結果を目指す。救命のドラマはここでも起こっている。

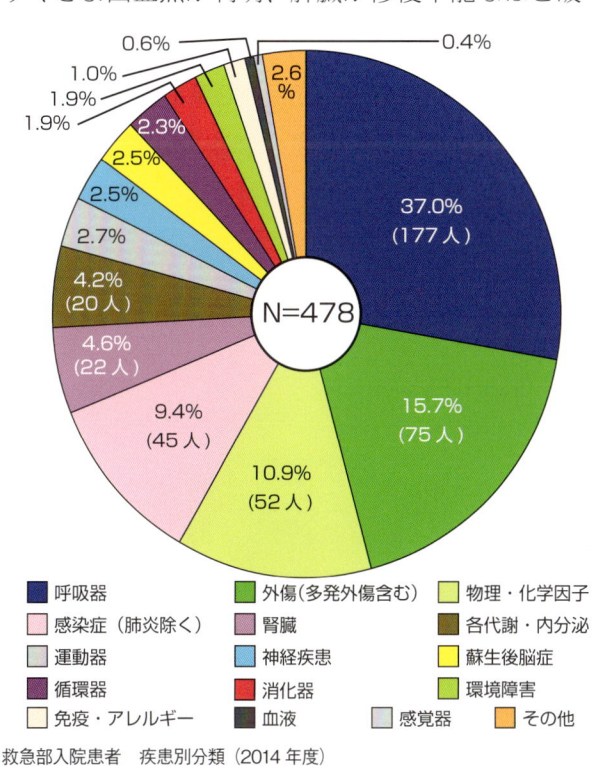

救急部入院患者　疾患別分類（2014年度）

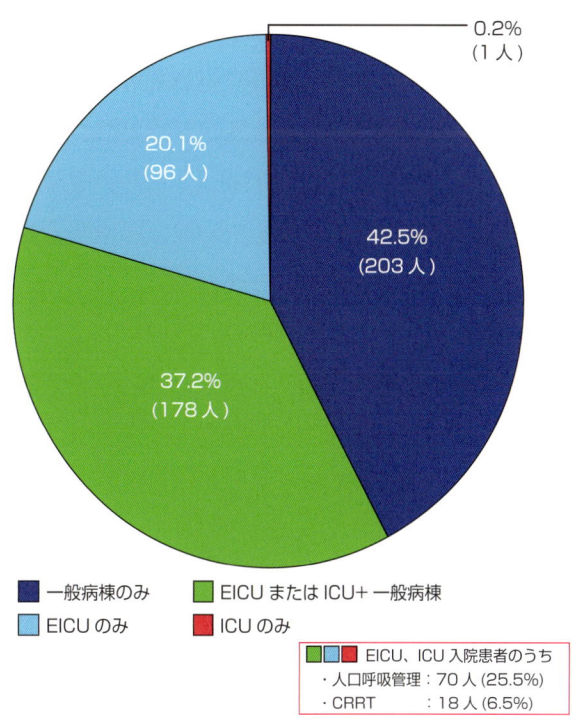

- 呼吸器：37.0%（177人）
- 外傷（多発外傷含む）：15.7%（75人）
- 物理・化学因子：10.9%（52人）
- 感染症（肺炎除く）：9.4%（45人）
- 腎臓：4.6%（22人）
- 各代謝・内分泌：4.2%（20人）
- 運動器：2.7%
- 神経疾患：2.5%
- 蘇生後脳症：2.5%
- 循環器：2.3%
- 消化器：1.9%
- 環境障害：1.9%
- 免疫・アレルギー：1.0%
- 血液：0.6%
- 感覚器：0.4%
- その他：2.6%

N=478

救急部入院患者　EICU、ICUの入院の内訳（2014年度）

- 一般病棟のみ：42.5%（203人）
- EICUまたはICU+一般病棟：37.2%（178人）
- EICUのみ：20.1%（96人）
- ICUのみ：0.2%（1人）

EICU、ICU入院患者のうち
・人口呼吸管理：70人（25.5%）
・CRRT：18人（6.5%）

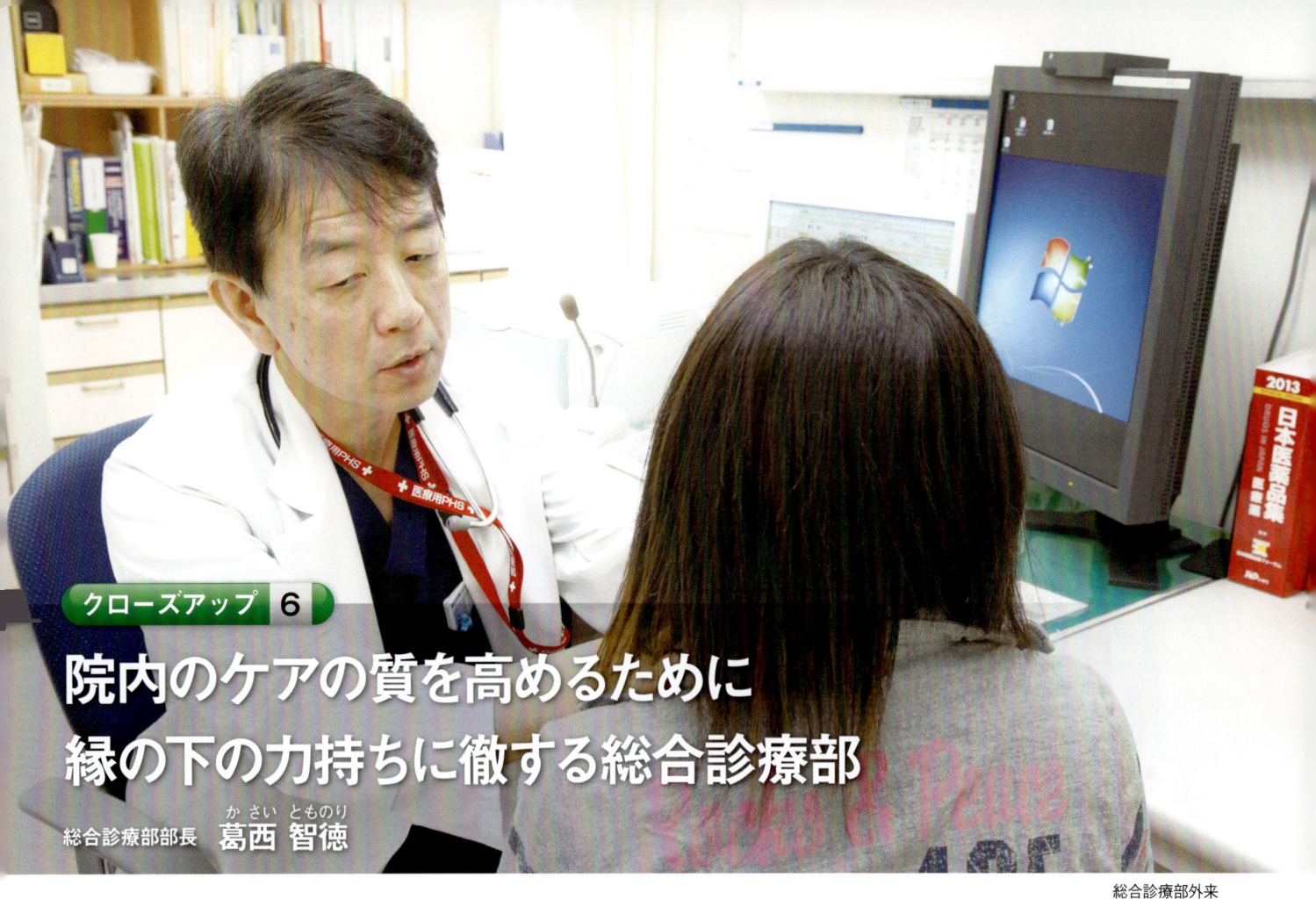

クローズアップ ❻
院内のケアの質を高めるために
縁の下の力持ちに徹する総合診療部

総合診療部部長　葛西 智徳(かさい とものり)

総合診療部外来

必要なのは個々の「診断力」

　青森県立中央病院の1階奥に、循環器科、神経内科、皮膚科など各科の外来に交じって、総合診療部の外来診察室がある。受付前のソファでは、多くの患者が順番を待っている。

　総合診療部とは、何を専門にする診療科だろうか。

　「紹介状は基本的に必要だが、行き先のはっきりしない患者さんを診ることも多い。私たちの仕事は専門性を追求することではない。一番必要なのは、個々の診断力である」。総合診療部の葛西智徳部長は、所属部署の役割をこう説明する。

　総合診療医は「総合医」「ジェネラリスト」「プライマリケア医」「家庭医」「一般内科医」「ホスピタリスト」などと呼ばれることもある。つまり、総合病院の中で、専門医療を支える縁の下の力持ち的な存在でもある。

　例えば、原因がよく分からない不明熱や多臓器にかかわる複雑な病変が、総合診療部の対象になる。中毒や多発外傷なども、同部で診ることが多い。脳外科疾患で、手術の適応が難しい患者を引き受けることもある。開業医から、診療科の指定がない紹介状を持参した患者も、同部の受け持ちになる。

　「骨に転移した患者さんに対して、どこから転移したか、その原発巣が分からない場合、患者さんの診療マネージメントを担うのも私たちの役目」と葛西部長。「外科か、整形外科か、どの医師が担当になるのか、それぞれの診療科に問い合わせる一方、CTのオーダーをするなど診療も進める」と付け加える。

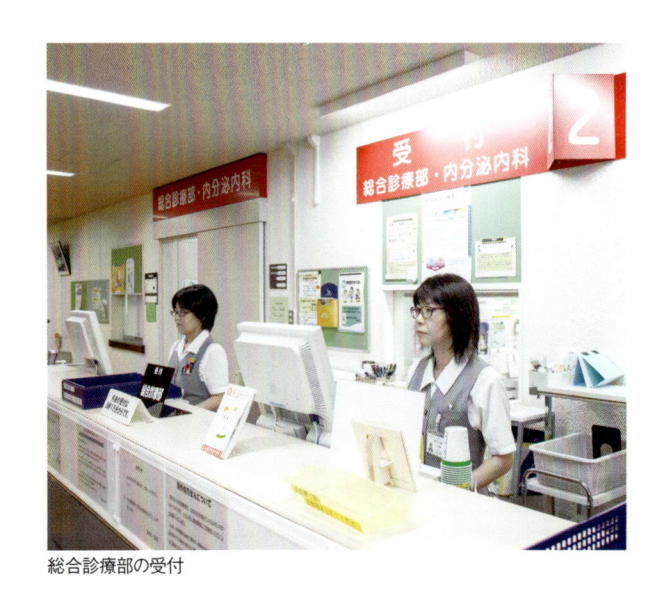

総合診療部の受付

クローズアップ 6 救命救急センター

ゲートキーパーとコンダクターの役割

　同部の位置づけを説明するのに、ゲートキーパー（門番）とコンダクター（指揮者）という言葉がある。総合診療部の医師の間でも、頻繁に出てくる二つの言葉である。

　同部は、ゲートキーパー的に専門診療科につなぐことで、患者に最適な医療を提供するための懸け橋となる。一方、適切な診療科が見つからない場合、常に自らに回帰できる道を用意しておき、患者の最終的なよりどころになる。ほかの診療科にまたがる複雑な病気は、自らがコンダクターの役割を担って、専門の診療科を活用する。

　病院としてのケアの質を高めるためには、患者に満足度の高い医療を提供することが必要だ。そのためにも、同部は専門診療科との関係を強め、さらには救急部との一体的運用にも力を入れる。事実、救急部と共同で、日中当番や夜間当直もこなしている。総合診療部の医師にとって、救急対応ができることは必須条件で、切り離すことができないものでもある。

初期研修医教育と地域支援も

　同部の役割は、これだけにとどまらない。初期の研修医教育を受け持ち、「common disease」と言われる発生頻度の高い疾患や病態を診察する。これは初期教育には最適で、自らのブラッシュアッ

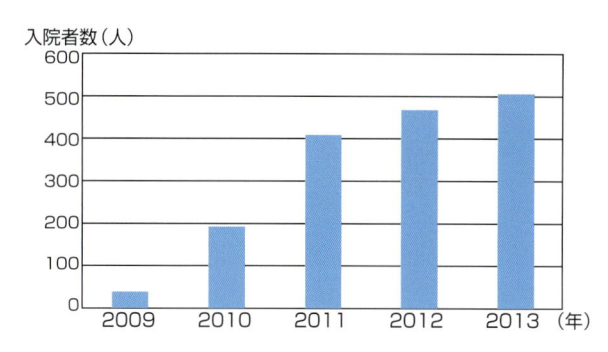

総合診療部入院患者数

プにもつながる。

　地域支援も重要な役割だ。青森県は地域を担う総合医が不足している。可能な限り、地域に出掛けて診療の手伝いをしている。地域の若手医師の研修を支援するために、医師を派遣している。診療者の医師の夏休み支援にもなる。

　総合診療の歴史を少しひも解くと、医学の進歩によって医療の専門化、細分化が加速する中、米国ではプライマリケア医の必要性が唱えられるようになった経緯がある。日本でも同じような傾向が見られ、1990年代以降に、大学病院や研修病院で総合診療部が次々と設立された。

　同院でも、ほかの診療科から患者の全身管理、呼吸管理、点滴栄養管理、そして診断が難しい症例の依頼が増えている。患者の高齢化が進み、併存疾患の増加、合併症の増加、退院後の生活面での問題など、専門医ではなかなか対処できない症例も増加している。このような状況で重要になるのは、総合医の役割として中核をなす「ホスピタリスト（病棟医）」的な視野ではなかろうか。

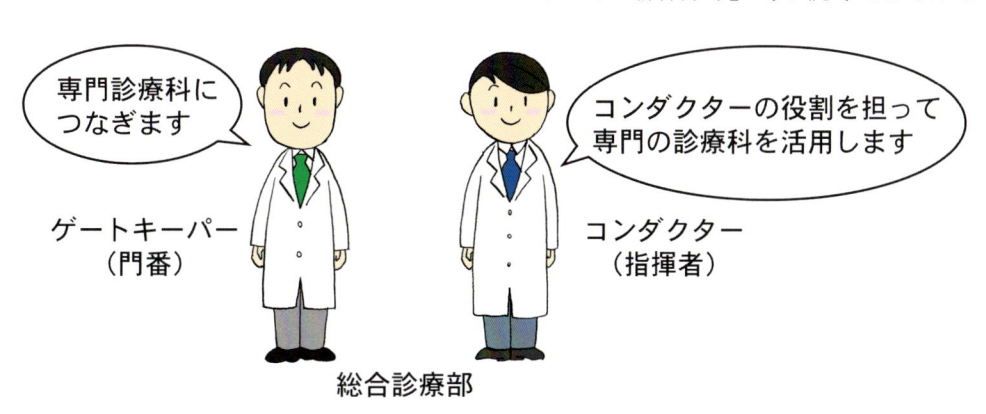

ゲートキーパー（門番）：「専門診療科につなぎます」

コンダクター（指揮者）：「コンダクターの役割を担って専門の診療科を活用します」

総合診療部

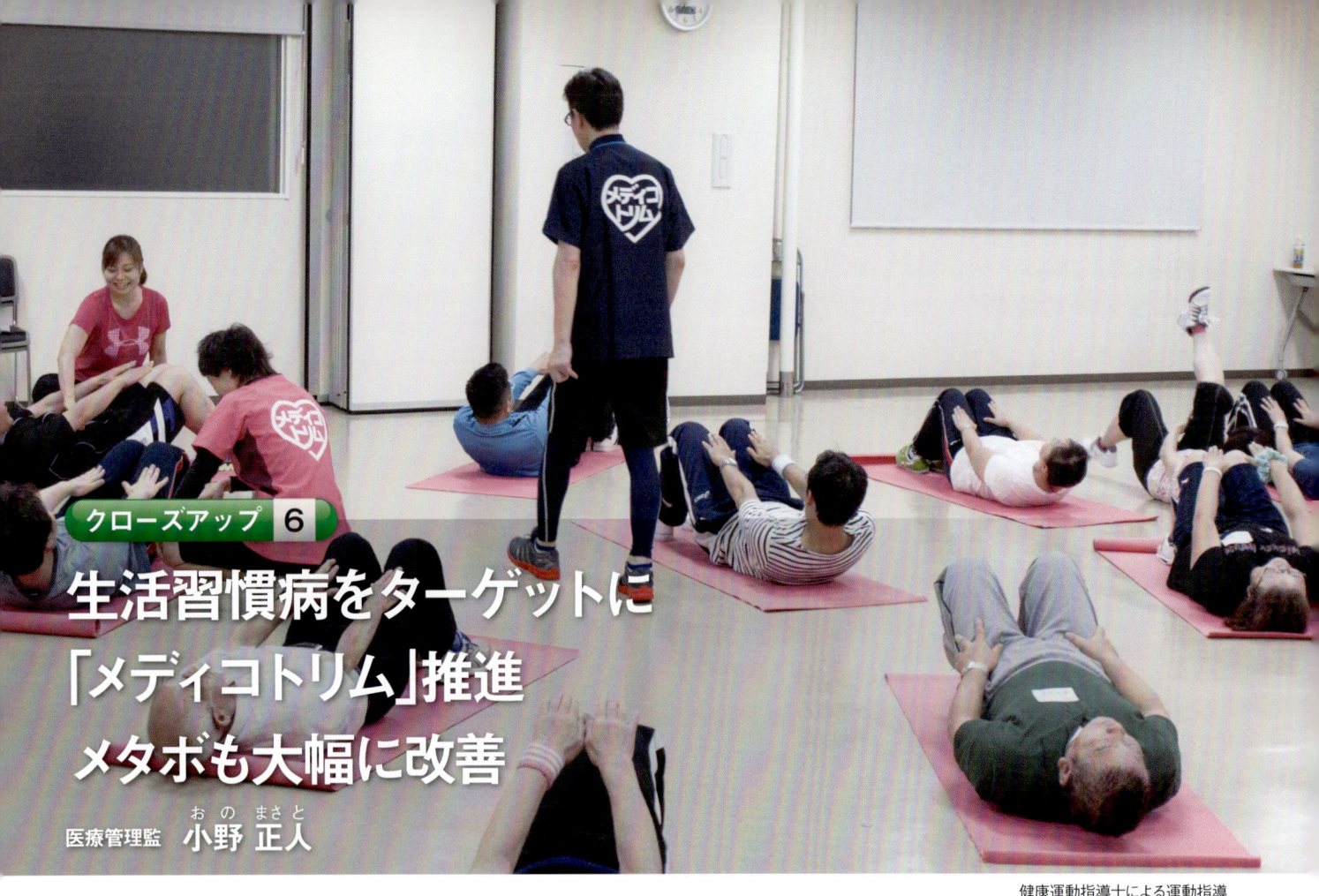

健康運動指導士による運動指導

クローズアップ 6

生活習慣病をターゲットに「メディコトリム」推進 メタボも大幅に改善

医療管理監　小野 正人(おの まさと)

5種目の運動機能テストを行う

「メディコトリム」は、一般的には聞きなれない言葉かもしれない。英語の造語で、直訳すればメディコ＝メディカル（医療）とトリム＝トリミング（整える）を組み合わせたものだ。つまり、医療が付かず離れずけん引する、生活習慣病をターゲットにした健康増進事業といえる。行政と公的病院が連携した、寝たきり予防システムを将来の理想的な姿としている。

「もっと分かりやすく表現すれば、メタボな人の意識を目覚めさせて、寝たきりを防ぐということだ」と説明する小野正人医療管理監。医師が積極的に寝たきり予防指導に参加、関与しようという試みで、いわば「健康知力・実力の養成塾」である。そのモデルケースが、青森県立中央病院のメディコトリムだ。

メディコトリムの流れを、簡単に紹介すると――。

1回目に5種目の運動機能テストを行う。一つ目は両目を開けての片足立ち。無症状のまま進行しやすい下肢筋力やバランス機能の衰えの発見に役立つ。年齢ごとの標準があり、最高2分間をめどに行う。15秒以上できないと運動器不安定症と判断され、リハビリに近い訓練が必要になる。次に3分間の歩行能力を調べる。このテスト前後の心拍数の違いから、心肺機能も判断できる。このほか、年齢相応の敏捷性(びんしょうせい)、筋力などを判定するために反復前後とび、腕立て伏せ、スクワット、腹筋なども行い、これをもとに、その個人に見合う運動処方をつくる。同時に、その個人の3日分の申告された食事内容をもとに、医師、健康運動指導士、栄養士、看護師などのスタッフがカンファレンスで栄養分析を行い、「野菜が少ない」「炭水化物が多い」などのコメントを含めた栄養処方も作成する。

2週間後に行われる2回目の集団指導では、上記の結果をもとに、歩き方、ストレッチ、筋トレなどについて健康運動指導士の運動指導や、管理栄養士による栄養講義などを行う。その後は、各自、運動も食事も自主的に継続してもらうことになるが、多くの人にとって継続への動機づけとして、ウォッチャー的存在が必要となる。生活習慣の意識変容の継続支援のため医療がかかわるのが望ましいのは明白だが、その支援システムが今までの医療になかったわけである。1～2か月に一度はメタボ外来に来てもらい、食事記録や臨床的数字について

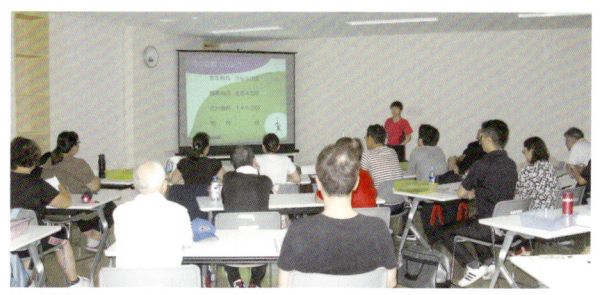

管理栄養士による栄養講義

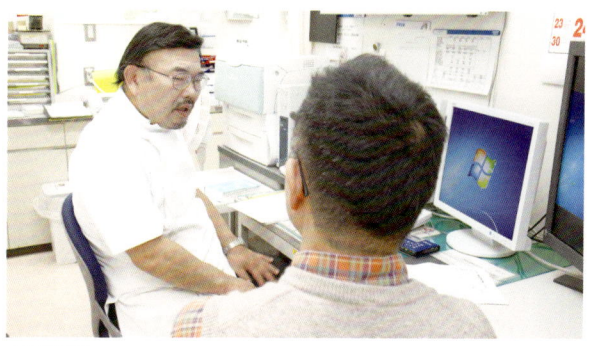

メタボ外来

チェックと生活習慣のアドバイスなどをしている。

医療費の抑制のために

青森県では2009（平成21）年11月に同院でメディコトリムがスタートして、これまでに約1200人がメディコトリムに参加した。地域によって成果にばらつきはあるものの、減量成功、臨床的数値改善など、多くの人に効果がみられる。

このような取り組みで寝たきりを予防することができれば、介護・医療費の抑制にも大きく貢献する。地域にとって要介護「4」「5」は1人につき年間の介護・医療費が約400万円かかる。もし1万人規模の町村で、1年間50人の重い介護を防げれば（完全に防げなくても、遅く介護状態になるだけでもよい）、400万×50人＝年間2億円の財政削減につながるのである。感覚的には決して不可能な数値ではない。

この事業に重要なことは「今は、まだ元気な寝たきり高危険群」の患者の意識変容支援をする地域提携病院の存在だ。しかし、医師の間でもなかなか予防支援への認知度が高まらないのが実情だ。「県内でも『メディコ医師団』と呼ばれる理解協力医師は、まだ4人程度。メディコトリムと言う『戦略』『戦術』論は間違っていないが、柱となる医師の『戦力』が足りない」と小野管理監は指摘する。

地元銀行でも約80人を対象に実施

そうした中、少しずつ「輪」が広がっている。2014年度末までに、県内13市町村で同様のメディコ事業を立ち上げることができた。さらに、企業としては初のメディコ事業に対する支援・介入を、地元のみちのく銀行から要請され、青森・弘前・八戸支店の高危険群の約80人を対象に実施している。これまでは、中高年齢を対象に事業を進めてきたが、みちのく銀行では高危険群の若年層も含まれている。報告では約半数以上に減量効果が認められ、このメディコの企業への介入は、当事業の方向性や実効性を検証する意味において大きな試金石となった。

平均寿命最長の長野県と最短の青森県では、男性は3.6年、女性は1.8年の差がある。青森県の短命県返上のためには、県全体として健康に対する意識を高める必要がある。その意味でも、このメディコ事業は少なからぬ役割を担っているであろう。

「中高年のメタボによって、動きにくい膝腰病になる可能性が高くなる（ロコモティブ症候群）。それが要介護につながり、その要介護がまたメタボにつながる。最終的には寝たきりの重い要介護状態となるが、重介護状態防止のための『水際作戦』が、非常に重要だ」と小野管理監は、メディコトリム活動の重要性について強調する。

さらに「大人から子どもへの悪い生活習慣の『負の連鎖』を絶つことも忘れてはならない。そのためには、若い保護者への健康教育が大切になる。子どもたちのために、自分がどのように変われるか？具体的には若い保護者が子どもの将来のために脱タバコ、脱メタボができるかだ」と付け加えた。

クローズアップ 7 　特定診療部門

7つの診療科で構成
各診療センターと連携診療

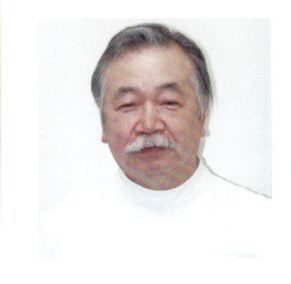

特定診療部門長
たけもり ひろみつ
竹森 弘光

各診療科が専門性を発揮しながら連携に努め、よりよい医療を提供

　特定診療部門には7診療科がある。各診療科は専門的診療にあたるとともに、各診療センターと連携を取りつつ診療を行っている。

　リウマチ膠原病内科は、専門医2人が膠原病（関節リウマチ、全身性エリテマトーデス、強皮症、多発性筋炎・皮膚筋炎、血管炎症候群など）の診療にあたっている。関節リウマチに関しては、MTX（メトトレキサート）をアンカードラッグ（最も重要な薬剤）とし、必要に応じて「生物学的製剤」を投与し、約半数の患者が症状の安定した状態、つまり「寛解」を達成している。

　メンタルヘルス科は医師2人が、身体疾患に伴う精神的な不調を、精神面からサポートしている。また、緩和ケアチームの一員として活躍している。

　小児科は一般外来に加えて、アレルギー、神経、心臓、血液腫瘍、発達の専門外来も設けている。

　整形外科は、人工関節や大腿骨頸部骨折、脊椎手術など年間870例の手術を行い、大腿骨頸部骨折地域連携パスを推進している。

　産婦人科は総合周産期母子医療センターと掛け持ちで診療、外来では思春期から更年期、老年期まで広く診療を行い、子宮がんや卵巣がんなど悪性腫瘍の手術を多数行っている。

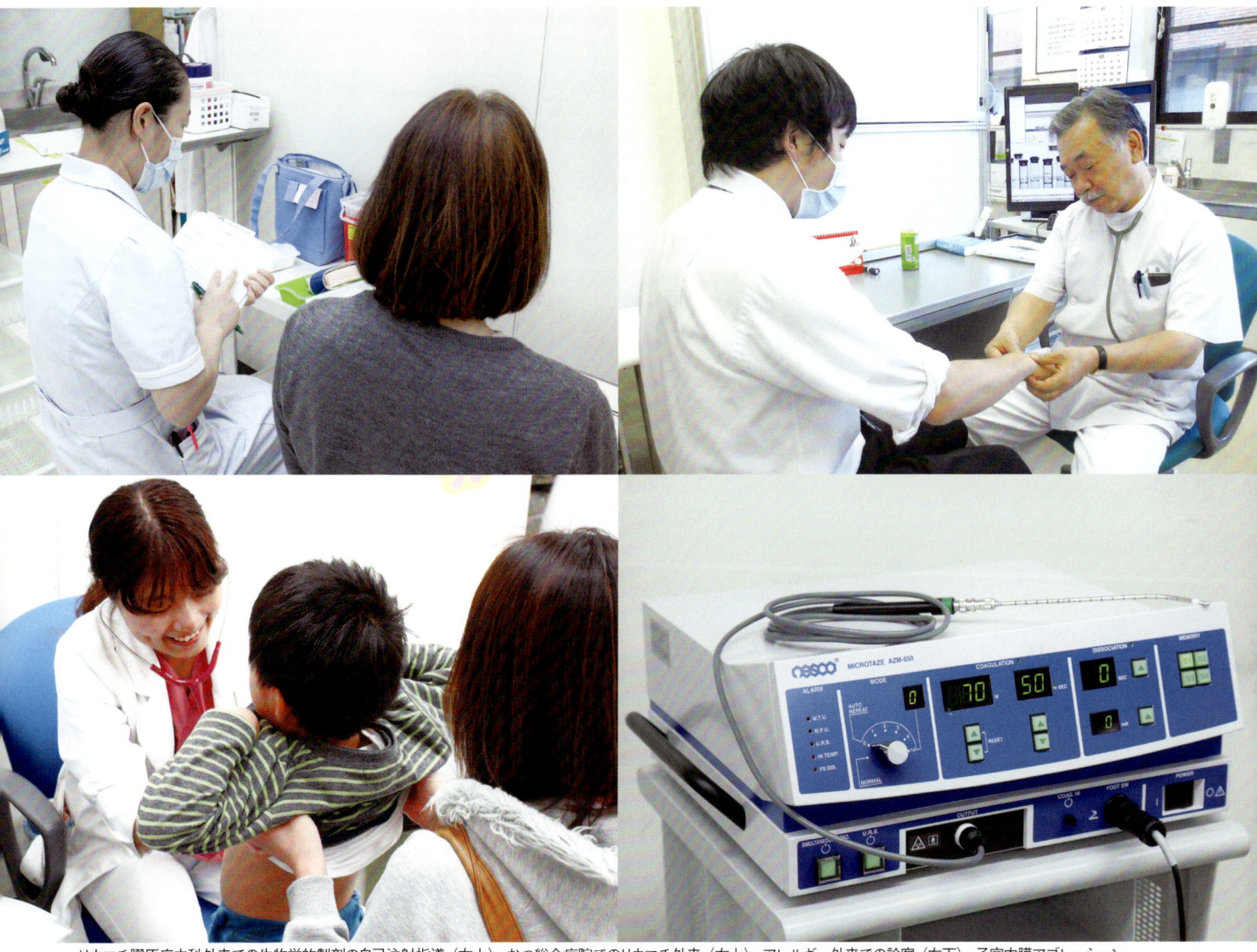

リウマチ膠原病内科外来での生物学的製剤の自己注射指導（左上）、むつ総合病院でのリウマチ外来（右上）、アレルギー外来での診察（左下）、子宮内膜アブレーション療法に使用するアプリケーター機器（右下）

　麻酔科は麻酔部門で年間2700例の全身麻酔管理を行っている。中でも心臓血管外科、呼吸器外科、脳神経外科領域における麻酔は東北でも有数の症例数を誇っている。

　リハビリテーション科は、専門性の高いリハビリを目指し、スポーツリハビリ外来のほか、心臓リハビリ、がん患者のリハビリも開始した。

4診療科共同でDEXA骨密度測定装置導入

　椎体骨折（ついたいこっせつ）や大腿骨骨折（だいたいこつこっせつ）などの高齢化に伴う骨粗しょう症やグルココルチコイド（副腎皮質ホルモン剤、ステロイド剤）治療によるステロイド性骨粗しょう症が大きな問題になってきており、対策が求められている。

　こうした時代の要請に応えるため特定診療部門の中のリウマチ膠原病内科、産婦人科、整形外科、リハビリテーション科の4科共同提案によって、DEXA骨密度測定装置が導入された。同装置によって、骨粗しょう症の精密検査を行い、その結果、適正な治療が可能になってきた。

　ちなみに、2014（平成26）年4月に「ステロイド性骨粗しょう症の管理と治療ガイドライン」2014年改訂版が発表された。その中で、腰椎骨密度（％YAM）低下も危険因子の一つに挙げられている。

　「ステロイド剤は多くの診療科で使用されており、ステロイド性骨粗しょう症は、医学的管理を必要とし、治療すべき合併症である。DEXA法による骨密度測定検査はステロイド性骨粗しょう症のリスクがある患者さんにとって有用である」と、特定診療部門の竹森弘光部門長は話す。

クローズアップ 7

「臨床的寛解」を実現する
生物学的製剤によるリウマチ治療の一大変革

リウマチ膠原病内科部長　**竹森 弘光**（たけもり ひろみつ）

■ 治療目標を「寛解」とし「T2T」を推進

　医療用語に「寛解(かんかい)」がある。病気の活動性がなく、落ち着いた状態のことを言う。関節リウマチは、関節の腫(は)れや痛みがない「臨床的寛解」が現実の治療目標となった。今日、多くの疾患で治療目標が具体的に数値化され、目標に向けての診療が行われている。例えば、糖尿病なら、「HbA1c」（血液検査）で7％未満、高血圧なら「mmHg」（血圧測定）で最高血圧が139以下、最低血圧が89以下となっている。関節リウマチでは、圧痛関節数、腫脹(しゅちょう)関節数、患者自身による全般評価、医師評価そして血液検査（炎症反応を表す赤沈やCRP）から構成される「総合的疾患活動性指標」が数値として算出される。「臨床的寛解基準」として、DAS28が2.6未満、SDAI3.3以下やBoolean定義（すべて1以下）が用いられている。

　さらに「T2T」と言う言葉がある。これは「Treat（治療）to Target（目標）」の略で、「目標達成に向けた治療」を意味している。臨床的寛解が達成されるまで最低1～2か月ごとに定期的に疾患活動性を評価し、目標が達成されていなければ治療内容を変更するという診療スタイルである。

　臨床的寛解は達成された後、それを維持することが大切である。「寛解」には、前述の「臨床的寛解」に加え、関節破壊が進行しない「構造的寛解」、日常生活に不自由を感じない「機能的寛解」の3つがあり、これらの要件を満たす「完全寛解」を現在、目指している。そのことは、職場復帰や社会復帰が可能な「社会的寛解」にもつながる。

■ 生物学的製剤がもたらしたリウマチ治療の一大変革

　なぜ、このような「T2T」推進の流れになったのか。「治療薬と治療法の進歩により、現実の治療目標が立てられるようになったから」と指摘するのはリウマチ膠原病(こうげんびょう)内科の竹森弘光部長だ。

　関節リウマチ治療の歴史を振り返ると、1970（昭和45）年代は抗炎症薬や副腎皮質ホルモン剤で治療した時代、主たる治療目標は痛みの軽減であった。1980年に入って抗リウマチ薬が使われるようになり、病気の進行や関節破壊を遅らせることが可能になった。21世紀に入り、生物学的製剤の登場によって治療成績が向上し、「寛解」という治療目標の設定が現実的になった。

　生物学的製剤は分子標的治療薬(ぶんしひょうてきちりょうやく)である。免疫関連細胞から産生される炎症性サイトカインや免疫関連分子を標的としている。わが国では、2003（平成15）年のレミケードを皮切りに、現在7製剤が使用可能である。生物学的製剤はTNF（腫瘍壊死因子(しゅようえしいんし)）に作用する製剤（レミケード、ヒュミラ、シンポニー、シムジア、エンブレル）、インターロイキン6に作用する製剤（アクテムラ）とTリンパ球に作用する薬剤（オレンシア）の3系統に大別される。また、製剤によって投与方法（点滴注射または皮下注射）

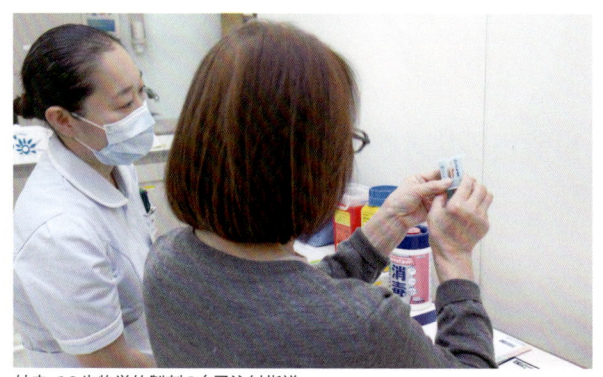

外来での生物学的製剤の自己注射指導

書　名	新しい医療モデルの創造を目指して―青森県立中央病院

1 この本をどこでお知りになりましたか

①新聞記事（新聞名　　　　　　　　）　　②雑誌記事（雑誌名　　　　　　　　）
③テレビ・ラジオ（番組名　　　　　　　　）　　④書店で見て
⑤病院で見て　　　　　　　　　⑥人にすすめられて
⑦その他　（　　　　　　　　　　　　　　　　　　　　　　　　　　）

2 この本をお買い求めになった動機を教えてください（複数可）

①青森県立中央病院に通院・入院しているから
②以前、青森県立中央病院に通・入院していたから　③治療方法を知りたいから
④健康情報に興味があるから　　　　　　⑤セカンドオピニオンの参考にしたいから
⑥その他　（　　　　　　　　　　　　　　　　　　　　　　　　　　）

3 この本に対する評価をお聞かせください

情報量	多い	適当	少ない
読みやすさ	読みやすい	どちらでもない	読みにくい
表紙デザイン	良い	普通	悪い
タイトル	良い	普通	悪い
価格	安い	ちょうど良い	高い

4 参考になった項目を教えてください

5 青森県立中央病院にご意見・ご要望がありましたらお書きください

6 病気や治療方法などで知りたいことがありましたら教えてください

7 この本についてのご意見やご感想、健康や医療に関して興味のあることを教えてください

郵 便 は が き

料金受取人払郵便

高輪局承認

3211

差出有効期間
平成29年7月
31日まで

1088790

211

東京都港区芝 4-3-5　ファースト岡田ビル 5F

バリューメディカル

「新しい医療モデルの創造を目指して―
　青森県立中央病院」編集部 行

□□□-□□□□	ご住所			
				男　女

ふりがな お名前		Eメール アドレス	
お電話 番　号	(　　　)　　－	年齢	歳
職　業	1. 会社員　2. 管理職・会社役員　3. 公務員・団体職員　4. 自営業　5. 主婦 6. シルバー世代　7. 自由業　8. 医療従事者　9. 学生　10. その他（　　）		
今回お買い上げの書店名 　　　　　　　　　　　　　　市区 　　　　　　　　　　　　　　町村　　　　　　　　　　　　　　　　　　書店			

バリューメディカルでは、今後の企画の参考にするために、お客様にアンケートへのご協力をお願いしています。ご回答いただいた内容は、お名前、ご住所、ご連絡先などのお客様を特定できる部分を除いて集計し、統計資料として利用させていただきます。はがきは集計後速やかに断裁し、6カ月を超えて保有することはありません。

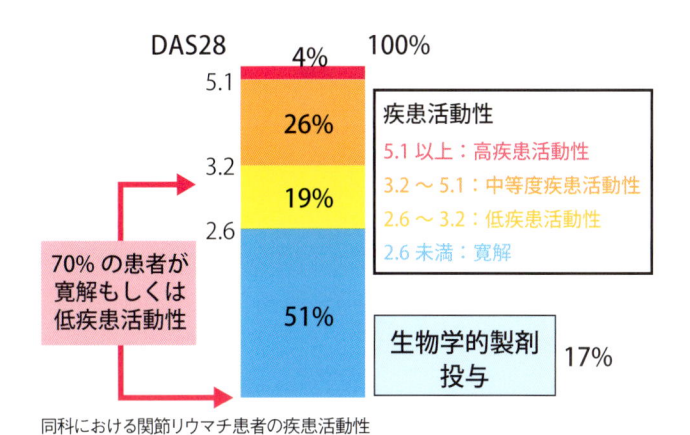

クローズアップ 7 特定診療部門

同科における関節リウマチ患者の疾患活動性

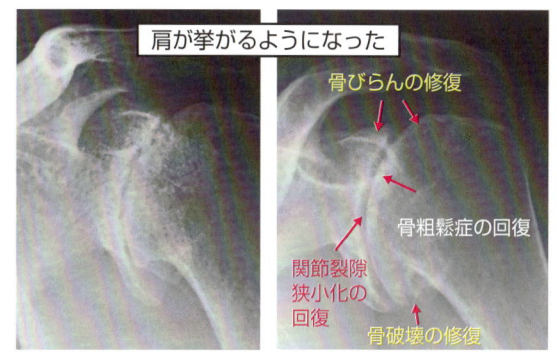

2005年10月投与前　左肩関節　2012年7月23回投与後
症例：59歳F　罹病20年　アクテムラ投与例

寛解率 1年；43.4%, 2年；44.3%, 3年；47.2% ※寛解休薬例は寛解に分類
継続率 1年；74.5%, 2年；63.2%, 3年；60.4% ※寛解休薬例は継続に分類

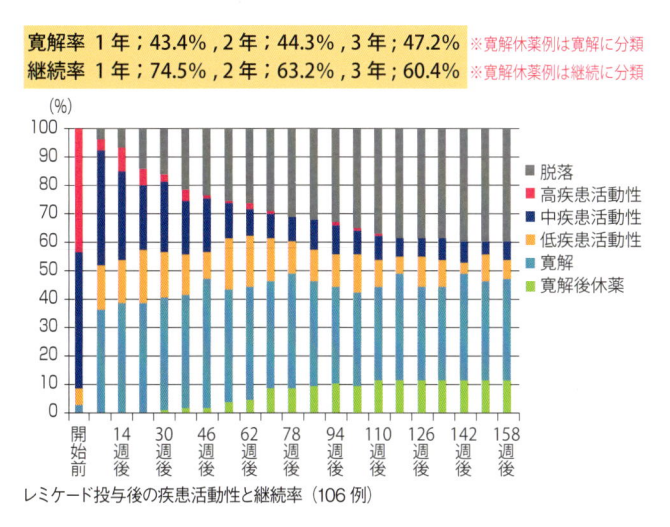

レミケード投与後の疾患活動性と継続率（106例）

や投与間隔（週2回から8週に1回）も異なる。

　薬剤選択は、患者のライフスタイルや希望を聞き、相談しながら行っている。生物学的製剤といえども万能でなく、一つの生物学的製剤が無効な場合には、ほかの生物学的製剤に切り替えて治療を継続している。生物学的製剤治療の問題点として、高額であることや感染症に注意することが挙げられる。

　今日の関節リウマチの診療ガイドラインでは、早期に関節リウマチと診断し、メトトレキサート（MTX）をアンカードラッグ（最も重要な薬剤）とする抗リウマチ薬治療をまず行い、抗リウマチ薬で十分なコントロールができない場合に生物学的製剤を使用することとされている。2010年の同科の調査ではリウマチ患者の70%にMTXが投与され、17%に生物学的製剤が使用されていた。治療成績は、「寛解」が51%、「低疾患活動性」19%、「中疾患活動性」26%、「高疾患活動性」4%であった。

　同科では2014年末まで約400人の関節リウマチ患者に生物学的製剤を投与している。生物学的製剤で寛解を維持している症例の中には、生物学的製剤を休止した後も寛解を維持できる症例もあることが分かってきた。さらに、壊れた関節が修復し日常生活動作が改善する症例も出てきている。「痛くて歩けなかったのが走れるようになった」、「肩が挙がるようになり、洗たく物を干せるようになった」と言う声も聞かれる。

患者の8割以上が生物学的製剤は「有用」と評価

　同科は、生物学的製剤治療を受けた患者を対象にアンケートを行っている。82%の患者が「有用」と答え、65%が高額であるがそれに見合う効果があると回答している。しかし、一方で患者の「T2T」や「総合的疾患活動性指標」に関する知識・理解はまだ十分とは言えず、リウマチ教室などを通じて情報を提供する機会を持つ必要がある。

　同科の生物学的製剤治療の特徴について、竹森部長は「十分量の抗リウマチ薬と併用していることとT2Tの原則に沿って効果不十分例に対し、生物学的製剤の切替えを行っていることである」と話す。さらに、「寛解後の生物学的製剤休薬や関節破壊修復のエビデンスを患者さんに提供していきたい」

　難病とされたリウマチは、いまや克服できるリウマチである。

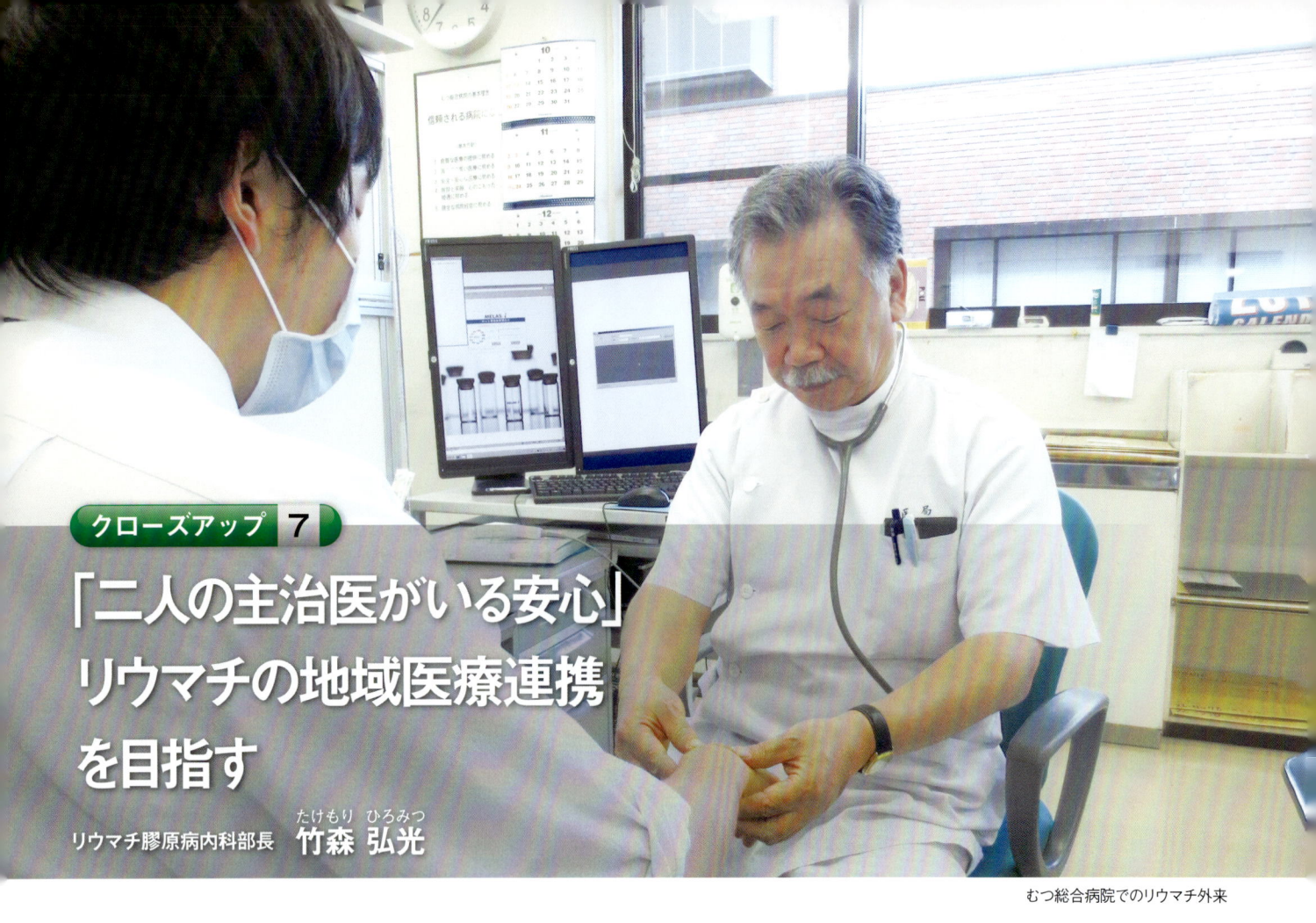

クローズアップ 7

「二人の主治医がいる安心」リウマチの地域医療連携を目指す

リウマチ膠原病内科部長　竹森　弘光（たけもり　ひろみつ）

むつ総合病院でのリウマチ外来

地域中核病院に「リウマチ外来」を開設

　金曜午前8時過ぎ。リウマチ膠原病内科の竹森弘光部長は、青森県立中央病院から遠く離れた下北半島にあるむつ総合病院（むつ市）の整形外科外来に向かう。車で片道2時間を要するため、前日の夜からむつ市に入る。「リウマチ外来」担当として診察にあたるとともに、研修医の指導や整形外科医師の相談に応じるためだ。

　この「リウマチ外来」は2012（平成24）年5月に始まった。当初、月1回だったが、患者が増えたため2014年から奇数月は月2回の診療となり、1回平均30人を診察している。現在、むつ総合病院でのリウマチ患者は120人を超え、生物学的製剤治療も定着している。

　日本リウマチ学会に所属する青森県内のリウマチ専門医は21人。しかも、青森市と弘前市にその6割が集中している。人口10万人あたりのリウマチ専門医の数は、全国平均が3.57人に対して、青森県は1.56人で半分にも満たず、全国で最も少ない。それだけに、青森県内でのリウマチ医療における地域格差が問題となる。医師不足を補う手段の一つとして、出張診療が行われている。「地域でリウマチを診ることができる医師を育てたい。地域完結がこれからの医療の基本」と竹森部長は語る。

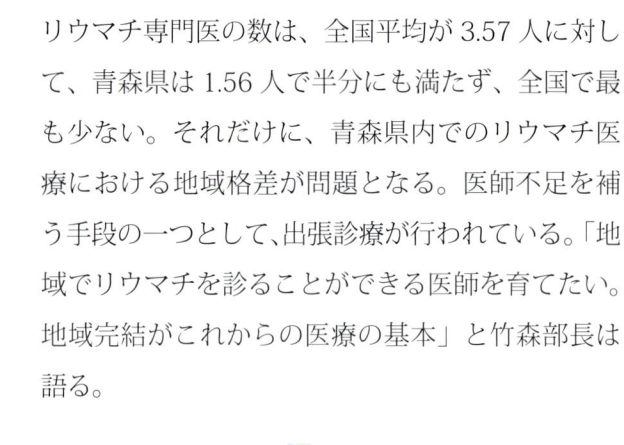

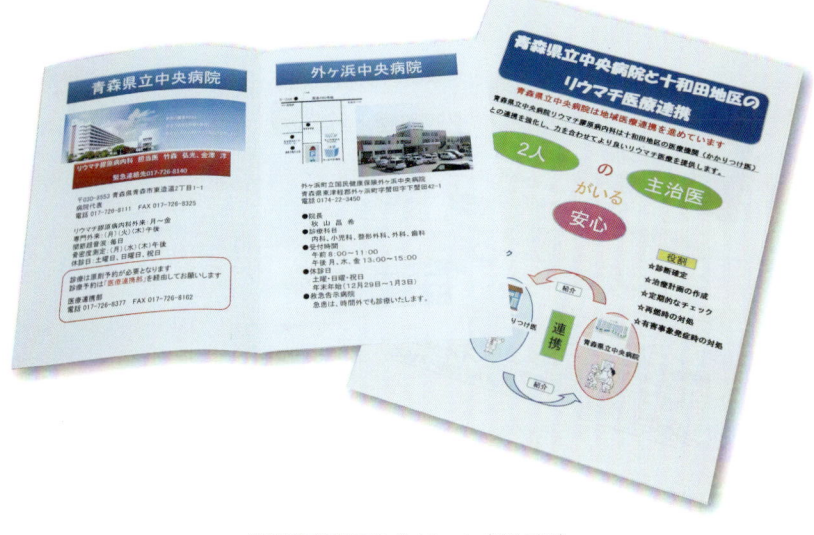

循環型医療募集のパンフレット（外ヶ浜町）

クローズアップ 7 特定診療部門

循環型医療連携を推進

　リウマチ医療の中核病院と地域医療機関との連携方法に、循環型医療連携がある。初期診断は地域のかかりつけ医が行い、そこからの紹介状を持った患者が中核病院を訪れ、リウマチ専門医が関節リウマチの確定診断と治療計画の作成を行う。軌道に乗ったところで、患者を地元のかかりつけ医に返す。そして、かかりつけ医は日々の健康管理をしながら治療を継続する。

　リウマチが再燃したときや、有害事象が出現したときは再び中核病院で対処し、病状のコントロールがついたら再び地元に返す。このリウマチ医療における循環型医療連携を広めたいと考えている。

　2013年から「二人の主治医がいる安心」をスローガンに、十和田地区の4医療機関と同院リウマチ膠原病内科の間でリウマチ医療連携が始まった。同科の外来には十和田地区の連携病院を紹介するパンフレットが掲示されている。2014年度には津軽半島の上磯地区でも、そのような循環型医療をスタートした。

　「この取り組みが成功するカギは、一方通行にならないこと。そのためには、互いの医師がフェイス・ツー・フェイスで向き合い信頼関係を築くこと。医師間で情報や知識を共有するため、地域に出掛け一緒に勉強する機会を設けている」と竹森部長。2014年4月には外ヶ浜町で「青森県の地域特性・地域格差に対応するリウマチ医療を考える」、7月には十和田市で「寛解の維持　その先にみえるもの」と言うテーマで、竹森部長が講演を行った。

　むつ地区や十和田地区から紹介された新患が増えており、医療連携の成果が、少しずつ表れ始めている。

全県に向けての情報発信と
リウマチ医療の平準化

　リウマチに関わる情報発信にも力を入れている。

2014年8月「もう難病とは言わせない」と題した最新リウマチ医療の県民公開講座を青森市で開催した。「寛解を希望・実現する今日のリウマチ治療」をテーマに講演。同院の理学療法士がリウマチ体操を指導したり、医師が質問コーナーの回答者を務めた。

　同院の医療連携部が、2013年県内全域の医療機関を対象に、提供可能な診療内容に関するアンケートを行った。その中で、リウマチ診療に関して「生物学的製剤を投与することができますか」と言う問いに対して、79施設から受け入れ可能の回答があった。今後、医師と看護師を対象にした勉強会・連絡会を開き、参加医療機関を募っていく方針だ。

　先の県民公開講座の講演を、竹森部長はこう締めくくった。

　「リウマチ医療は格段に進歩している。その進歩をすべての患者さんが享受できるように、地域格差がなくなるように、リウマチ医療の平準化を進めていかなければならない。すべてのリウマチ患者さんは寛解を希望する権利があり、医療者はそれに応える義務がある」

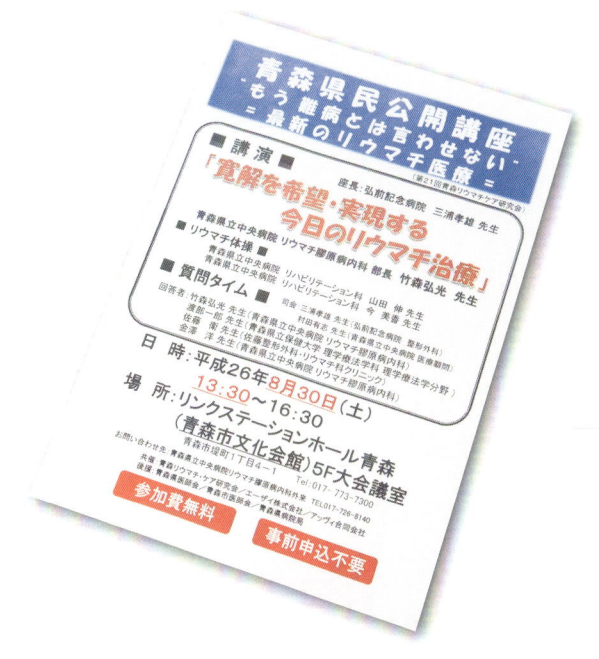

最新リウマチ医療の県民公開講座パンフレット

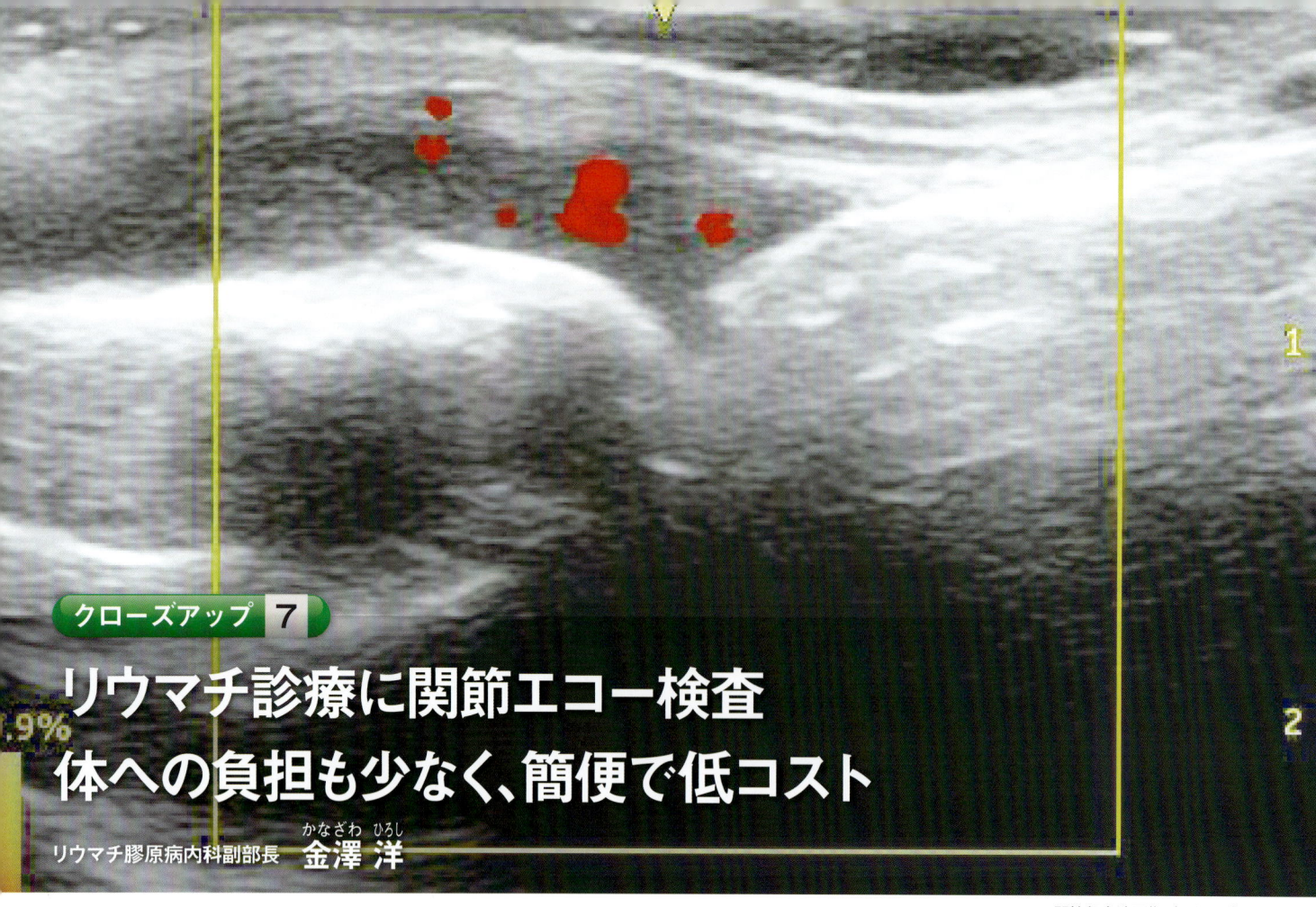

関節超音波画像（リウマチ）

クローズアップ 7
リウマチ診療に関節エコー検査
体への負担も少なく、簡便で低コスト

リウマチ膠原病内科副部長　金澤 洋（かなざわ ひろし）

■「生物学的製剤」の登場で変化

　関節リウマチの治療方法は、大きく変化した。「生物学的製剤」の登場で飛躍的に進歩したからだ。それに伴って、関節リウマチの病状を把握するための画像診断も変わった。関節超音波（エコー）による診断が、その一つである。

　画像診断には、関節エコーのほか、X線、MRI（磁気共鳴画像）などがある。それぞれ長所と短所がある。X線は、骨変化がよく分かり、短時間で検査ができる。短所は被曝（ひばく）することで、短期間に何度も撮影するのは難しい。関節リウマチによる骨の変化は、症状とのタイムラグがあって分かりにくい側面もある。

　MRIの長所は、関節リウマチに伴う滑膜炎（かつまくえん）を客観的に評価できることであり、骨髄浮腫（こつずいふしゅ）までもチェックできる。デメリットは、時間がかかりすぎること、費用も高い。

　これに比べて関節エコーは、相対的に利点が多い。診察室ですぐに検査ができる。低コストで、身体への負担も少ない。リアルタイムで観察ができ、人工関節の患者にも応用できる。ただ、骨の中まで観察できないため、骨髄浮腫は確認できない。

　「総合的に考えても、関節エコーは関節リウマチのスクリーニング（診断）にも、治療効果の判定にも適している」と、リウマチ膠原病内科の金澤洋副部長は強調する。

■年間200件を超す検査件数

　青森県立中央病院では2012（平成24）年から本格的に、関節リウマチのエコー検査を始め

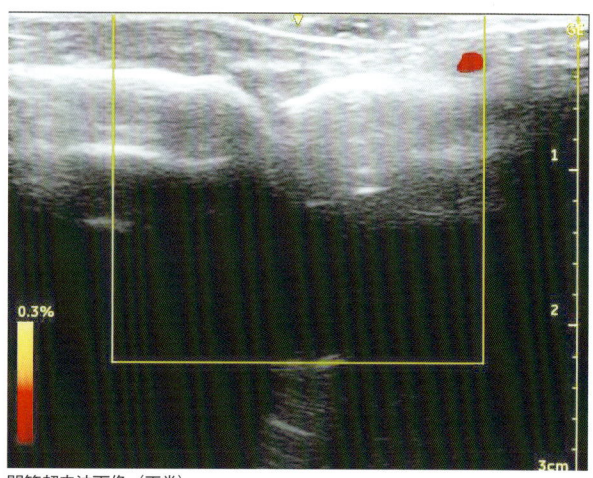

関節超音波画像（正常）

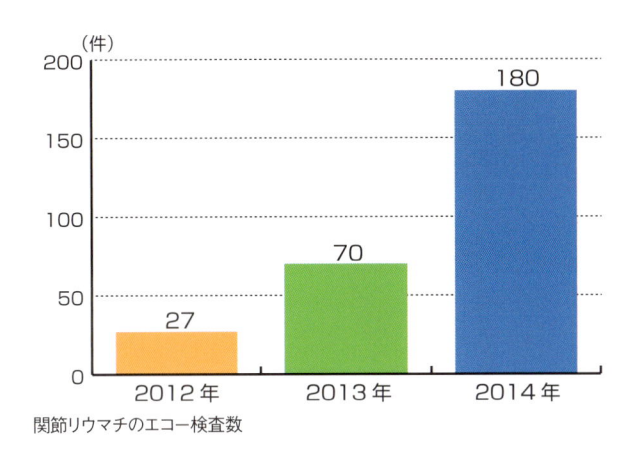

クローズアップ 7 特定診療部門

関節リウマチのエコー検査数
(2012年: 27件、2013年: 70件、2014年: 180件)

た。翌年には、外来でも検査ができるようにした。2012年のエコー検査は27件、2013年70件と検査件数は増え、2014年は180件と大幅に増加した。青森県内では最も多い検査数だ。

「関節が痛い」と訪れた患者を診断する際、関節リウマチによるものか、加齢によって軟骨が減ったものか判断しなければならない。基本的には、痛みだけでなく、関節が腫れていないと関節リウマチの診断に合わない。これらの判断にも、エコー検査は使われている。現在、同院のリウマチ患者の約10％が、この検査を受けている。

関節リウマチの分類基準として、罹患関節数、罹病期間、血液検査で赤沈、CRPに異常がみられるか、リウマトイド因子、抗CCP抗体に陽性反応があるかが項目として挙げられている。

グレースケール法とパワードップラー法

エコー検査には、グレースケール法とパワードップラー法の2つがある。これをリアルタイムに使用することで、関節リウマチの主な病態である滑膜炎の細かい評価ができる。グレースケール法で滑膜が厚くなっていないか、滑液が溜まっていないか、炎症が起こることで骨が破壊される「骨びらん」がないかを確かめる。滑膜が厚くなっている部分ではパワードップラー法を用いて血流の状態を評価、異常血流の部分は赤色で示される。腱

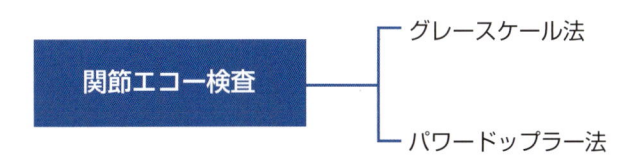

関節エコー検査
- グレースケール法
- パワードップラー法

鞘滑膜炎の存在も同時に観察することができる。

「エコー検査を行いながら、医師が患者さんに説明ができ、互いの信頼関係を強めるのにも役立つ」と金澤副部長。そして、このエコーを見ながら、関節穿刺、関節腔内注射など正確に針を通せる利点もある。

関節リウマチの原因には、遺伝因子と環境因子の両方がある。遺伝因子に起因するのが2～3割。残りが環境因子だが、歯周病、喫煙、腸内細菌も関係しているとされる。リウマチの早期発見は、症状の安定（寛解）とその維持につながる。

「リウマチにおける関節エコー検査は、聴診器の代わりとも言われる。エコーの検査実績をさらに高めるだけでなく、今後はMRIとエコーの両方を使った検査で、より正確な、より迅速な診断を行いたい。そのためには、検査技師との連携も深めながら診察にあたりたい」と金澤副部長は話している。

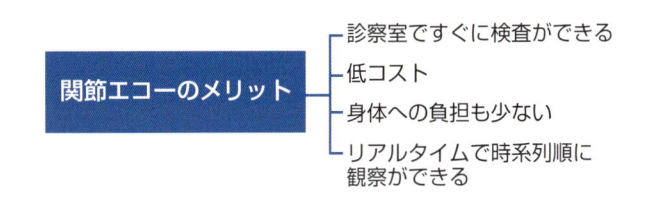

関節エコーのメリット
- 診察室ですぐに検査ができる
- 低コスト
- 身体への負担も少ない
- リアルタイムで時系列順に観察ができる

クローズアップ 7

食物アレルギーの専門家集団
苦しみからの解放にさまざまな療法を駆使

小児科副部長　會田 久美子
あいだ　くみこ

アレルギー外来

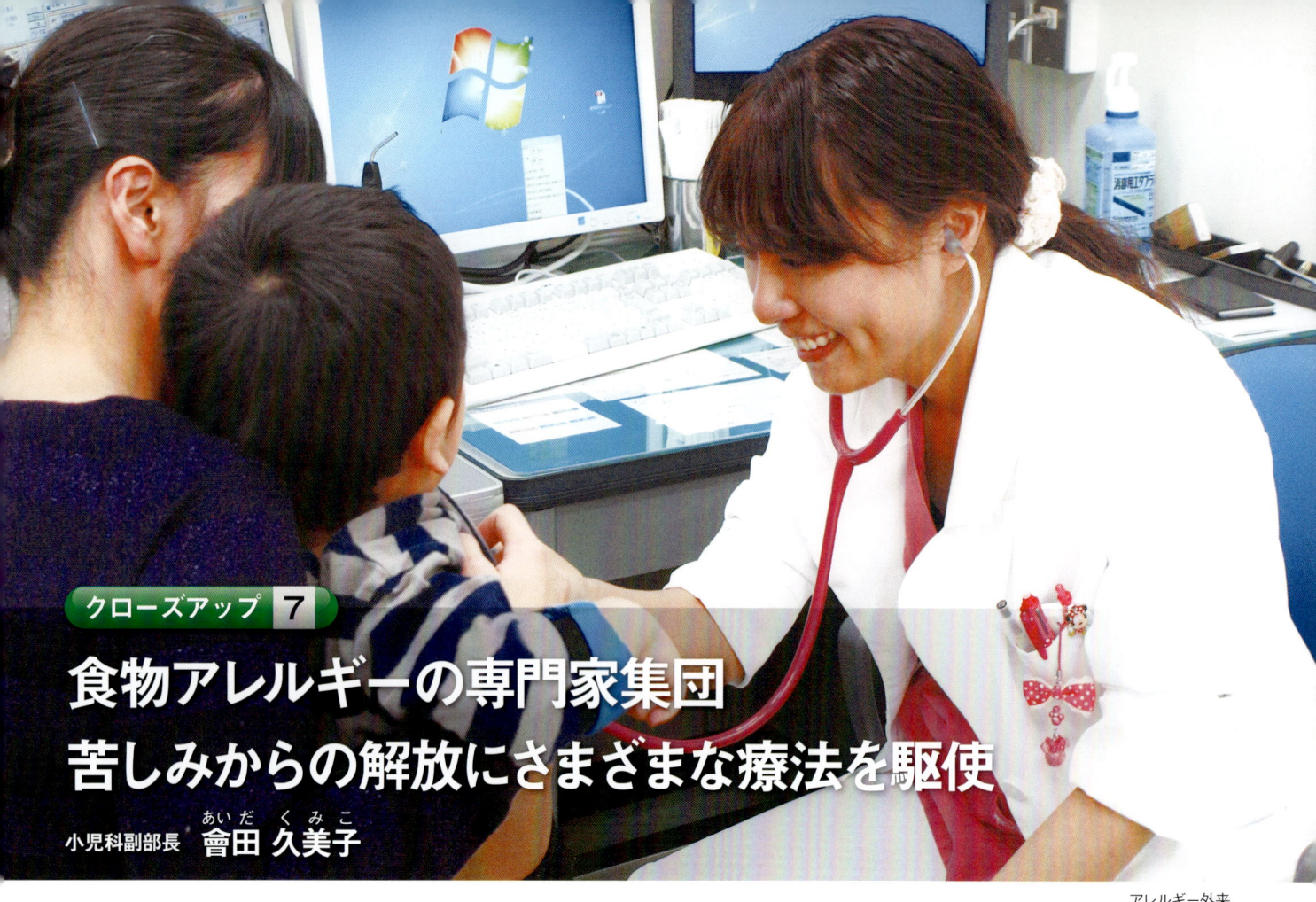

安全に配慮し必要最低限の除去

　食物アレルギーは、乳児期の10人に1人がかかると言われるが、消化吸収機能の発達に伴って、成長するとともに減少する。多くの乳幼児の食物アレルギーが治る一方で、アナフィラキシー症状（重度のアレルギー反応）など強い症状がみられる子どもがいる。小児科の會田久美子副部長は「食物アレルギーは年齢や食物などにより対応が異なる。安全に配慮しながら正しい診断に基づいた必要最小限の除去を指導している」と言う。

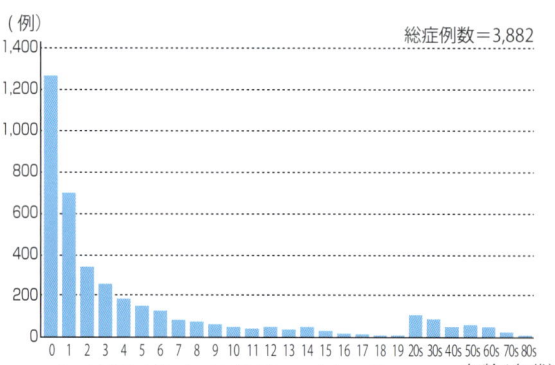

　食物アレルギーを診断するためには、問診や食物日誌で原因アレルゲン（アレルギー疾患を持っている人の抗体と特異的に反応する抗原のこと）を推定し、皮膚テストや血液検査を行う。IgE抗体（免疫グロブリンEと言うタンパク質で、これをつくりやすい遺伝的素因をアレルギー体質と言う）陽性でも、年齢やIgE抗体の強さによって除去が不要になる場合があり、年齢により除去の程度を和らげることができる。鶏卵、牛乳、小麦については、プロバビリティカーブによって、IgE抗体の値によりどのくらいの可能性で症状がみら

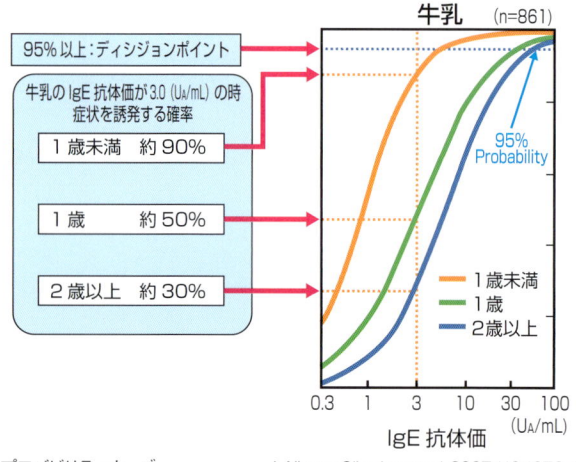

年齢別即時型食物アレルギー患者数

プロバビリティカーブ

106

れるかを推察できる。

　例えば牛乳の場合、IgE測定値が3UA/mlで症状が出る可能性は、1歳未満の子どもでは約90％だが、1歳では約50％、2歳以上では約30％となり、年齢が上がると摂取できる可能性が高くなる。このため症状が出る可能性が低い場合、食物経口負荷試験を行う。

食物経口負荷試験で「閾値」も確認

　食物経口負荷試験では、目標摂取量を数回に分けて15分~30分間隔で摂取する。その後、2時間は病院で経過をみる。経口負荷試験では、診断や耐性獲得（食物アレルギーが治ること）の確認のほか、閾値（症状が出る量）の確認を行うこともある。

　例えば、鶏卵の場合、5g摂取可能となると、加工食品を摂取することができる。鶏卵1個は食べられなくても、コンタミネーション（微量混入）や加工品は大丈夫と言うことが確認されると、日常生活が過ごしやすくなることが期待できる。

　また、経口負荷試験を行うことで、実際に誤食をしてしまったときに、どのような症状が出るかを確認できるため、万が一の対応の準備をすることも可能だ。症状が出る可能性が低い場合には外来で、強い症状が出る可能性があるときには、入院で経口負荷試験を行っている。

乳幼児期の食物アレルギーに対する最近の治療法

　乳幼児期にみられる食物アレルギーの多くは、アトピー性皮膚炎と関係がある。近年、アトピー性皮膚炎の原因遺伝子の研究が進み、皮膚のバリア機能の低下がアトピー性皮膚炎の病因の主体を占めることが示され、皮膚のスキンケアが重要だということが分かってきた。

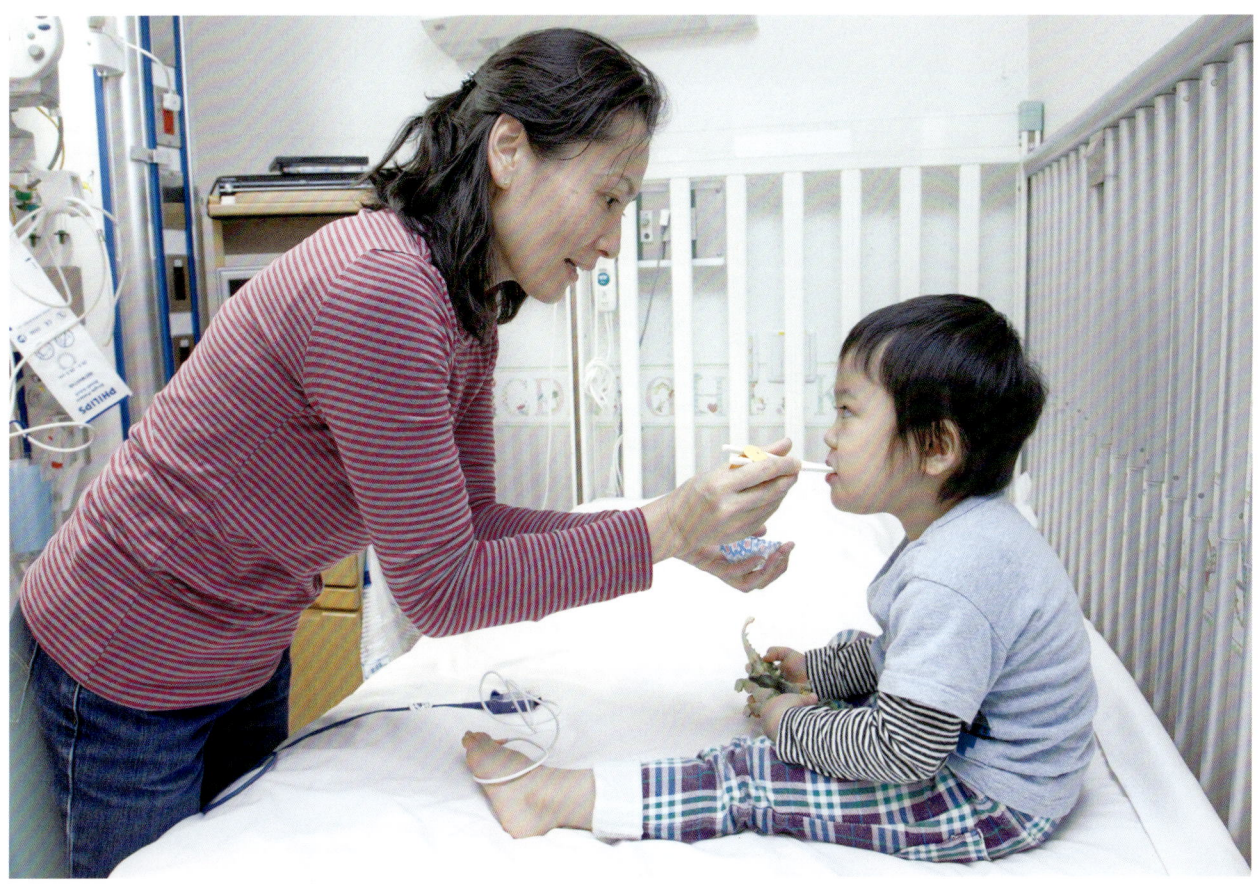

食物経口負荷試験

乳児期から保湿を行うことで、アトピーや食物アレルギーの発症が予防されると言われる。皮膚からのアレルゲンの侵入はアレルギー症状を強め、腸管からは耐性（食物アレルギーが治ること）に関係することも分かってきた。そのため、食物アレルギーが関係するアトピー性皮膚炎では、原因となる食品を追及して、徹底的に除去を行うと言う従来の治療法では、むしろ過敏性を高め治りづらくなると考えられる。

　皮膚のバリア機能を保つため、アトピー性皮膚炎の外用治療をしっかり行いながら、本当に原因となっている食物だけ除去をすると言う治療へ変わっている。

　離乳食についても、以前はアレルギー素因のある子どもは、鶏卵などの摂取を遅らせると言うことが行われていたが、予防での除去は効果がなく、むしろ過敏性を高めるため、症状がなければ通常通り離乳食を進めるようになっている。1歳を過ぎると食物アレルギーが治ってくる子どもが増え、1歳過ぎからは除去解除を意識しながら、半年に1回程度の血液検査を行い、食べられるタイミングをみている。

アナフィラキシー症状にはエピペン®を処方

　食物アレルギーの症状は皮膚症状が最も多くみられる。皮膚症状と同時に呼吸器症状、腹部症状などがみられるとアナフィラキシーと呼ばれる。その中でも、血圧低下、意識低下がみられるアナフィラキシーショックは、命に関わることもあるため、慎重な対応が必要となる。2012（平成24）年12月、調布市での給食死亡事故を受け、学校でのアナフィラキシー対応が進んできている。

　アナフィラキシー症状は、急速に症状が進行することがあるため、アナフィラキシーの既往がある子どもでは、エピペン®（アドレナリン自己注射

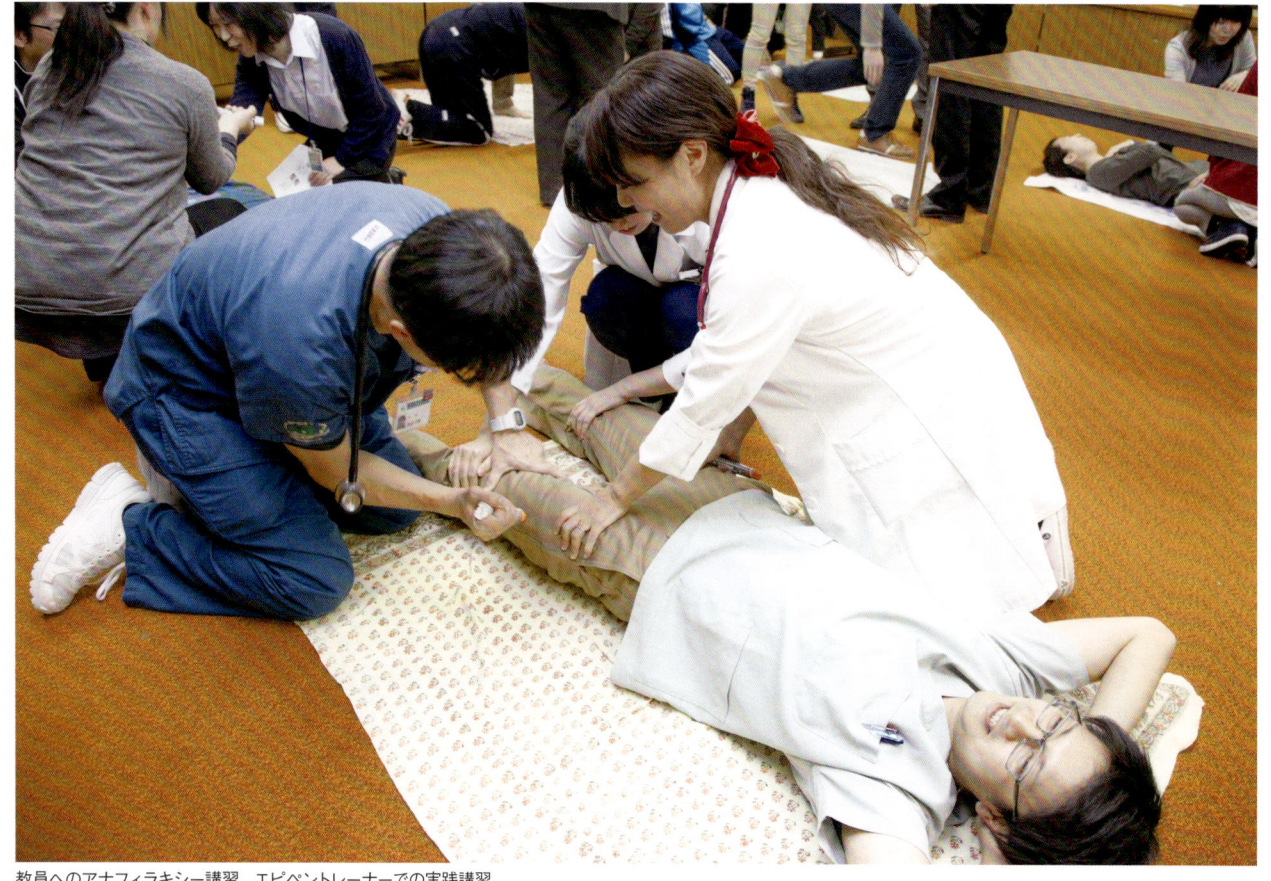

教員へのアナフィラキシー講習、エピペントレーナーでの実践講習

クローズアップ 7 特定診療部門

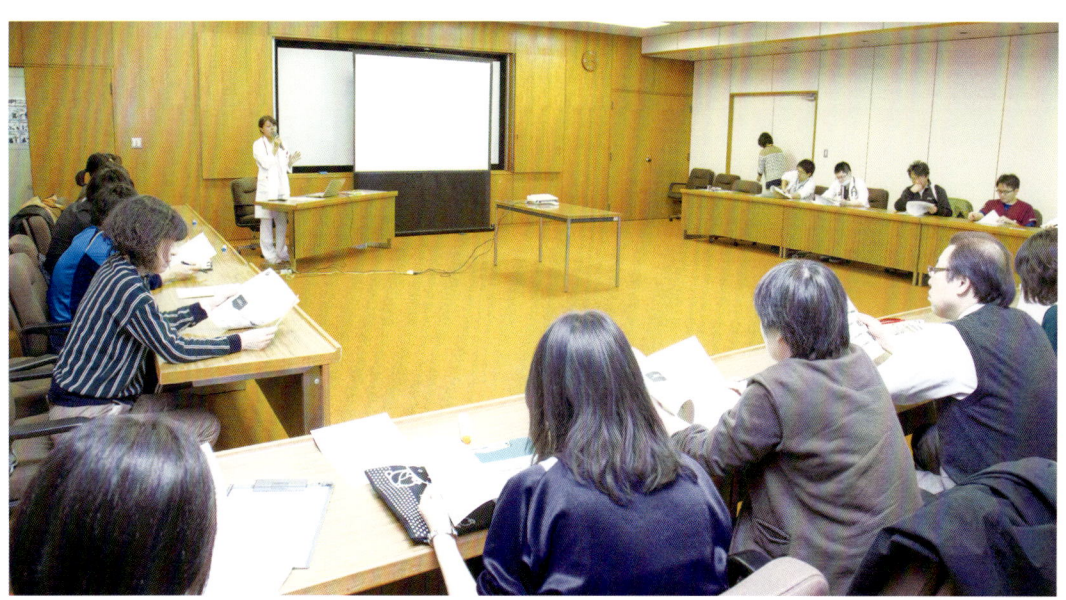

教員へのアナフィラキシー講習

薬）の処方を行っている。エピペン®はアナフィラキシーの治療薬であるエピネフリンの薬液と注射針が内蔵され、注射器の先端を押し付けるだけで注射できる仕組みになっている自己注射薬。

緊急時エピペン®は、患者やその家族以外の学校の先生にも打ってもらえる。同科は患者はもちろん、教師、保育士、一般の人を対象にした講演会などを通して、エピペン®の使用方法について指導している。打つタイミングは、小児アレルギー学会や東京都など自治体がマニュアルを作成して、一般の人でも分かりやすいようになっている。

エピペン®など食物アレルギーの薬を処方している患者には、学校生活管理指導表などを作成し、起こる可能性のある症状や症状がみられたときの対応について、知らせている。

	軽症	中等症	重症
皮膚症状	・限られた範囲の痒み ・部分的に赤い斑点 ・蕁麻疹が数個以内 ・唇が少し腫れている	・強い痒み ・赤い斑点があちこちに出現 ・蕁麻疹が10個以上 ・眼瞼や唇などが腫れあがる	・激しい全身の痒み ・全身が真っ赤 ・全身に蕁麻疹
消化器症状	・口の中の痒み、違和感	・吐き気もしくは1回の嘔吐 ・軟便もしくは1回の下痢 ・間欠的な腹痛	・嘔吐を繰り返す ・数回以上の下痢 ・激しい腹痛
呼吸器症状	・単発的な咳 ・くしゃみ	・断続的な咳 ・鼻づまり、鼻汁 ・のどの痒み	・声枯れ、声が出しにくい ・間断ない激しい咳こみ ・犬が吠えるような咳 ・喘鳴 ・呼吸困難
循環器症状			・脈が速い ・脈が不規則 ・顔色が蒼白 ・唇や爪が白い、紫色
神経症状		・元気がない（不活発）	・不安、恐怖感 ・ぐったり ・意識がもうろう
	注意深く症状を観察する段階	医療機関を受診する段階	緊急に医療機関を受診すべき段階
治療	抗ヒスタミン薬内服	携帯している緊急時薬（抗ヒスタミン薬・ステロイド薬・気管支拡張薬）を使用した上、医療機関を受診	エピペン®を使用し、可能なら緊急時薬を使用。救急車にて医療機関に搬送

食物アレルギー診療ガイドライン 2012
自宅や学校でアレルギー症状が出たときの対処法

エピペン®

エピペン®が処方されている患者でアナフィラキシーショックを疑う場合、下記の症状が一つでもあれば使用すべきである。

消化器の症状	・繰り返し吐き続ける	・持続する強い（がまんできない）おなかの痛み
呼吸器の症状	・のどや胸が締め付けられる ・持続する強い咳込み	・声がかすれる　・犬が吠えるような咳 ・ゼーゼーする呼吸　・息がしにくい
全身の症状	・唇や爪が青白い ・意識がもうろうとしている	・脈を触れにくい・不規則 ・ぐったりしている　・尿や便を漏らす

当学会としてエピペン®の適応の患者さん・保護者の方への説明、今後作成される保育所（園）・幼稚園・学校などのアレルギー・アナフィラキシー対応のガイドライン、マニュアルはすべてこれに準拠することを基本とします。

一般向けエピペン®の適応（日本小児アレルギー学会）

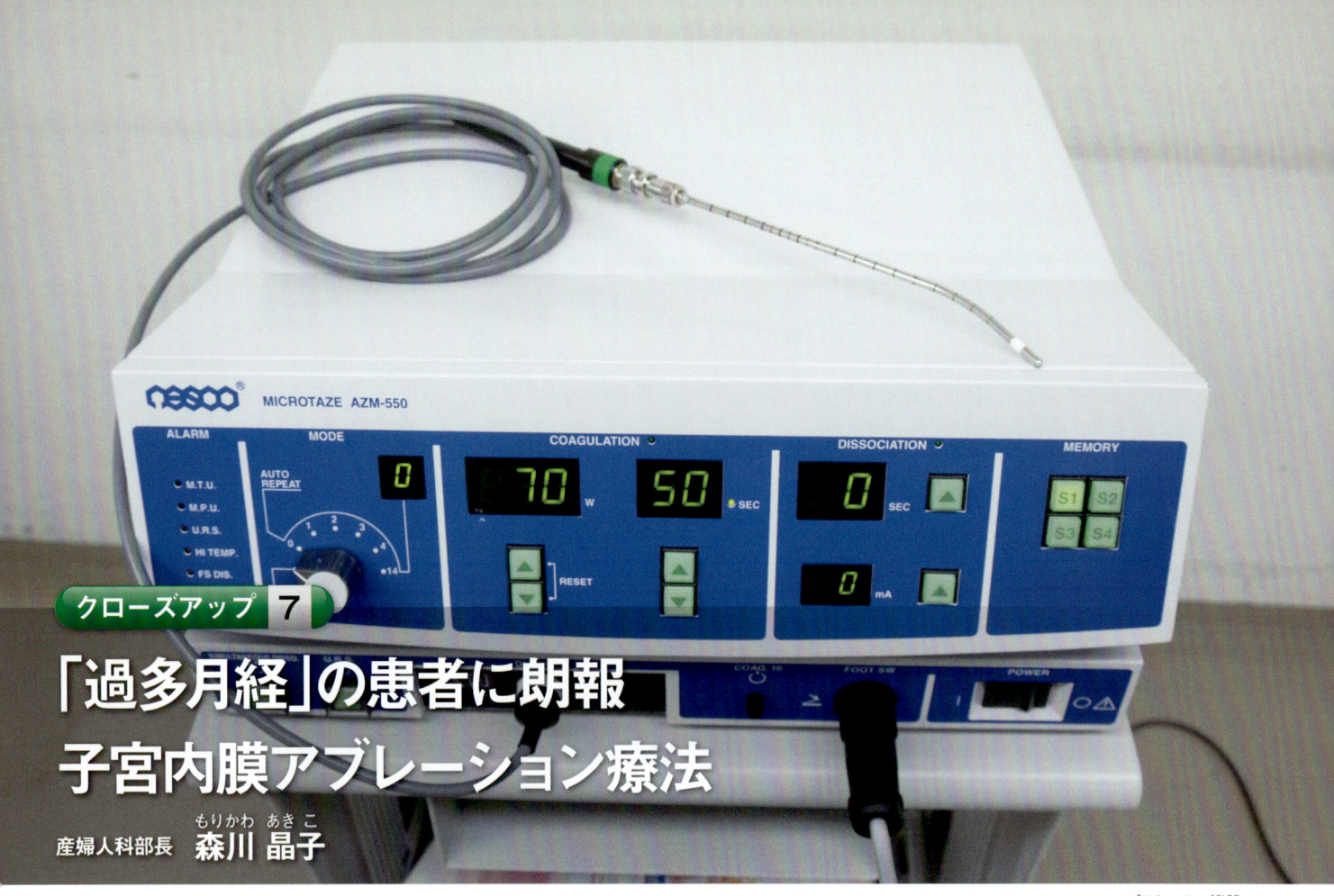

アプリケーター機器

クローズアップ 7

「過多月経」の患者に朗報
子宮内膜アブレーション療法

産婦人科部長 森川 晶子(もりかわ あきこ)

■ 子宮摘出術に比べて、体への負担が少ない

子宮腔(しきゅうくう)の表面は、子宮内膜という組織で覆われている。子宮内膜は毎月、卵巣が出すホルモンの影響によって厚くなることで妊娠の準備をする。妊娠しなかった場合、ホルモン濃度が低下すると、子宮内膜の一部が剥(は)がれ落ちて出血が始まる。剥がれ落ちた子宮内膜が修復されるまで7日程度かかり、この期間は出血が続く。これが月経（生理）の仕組みである。

月経出血が正常より多いと、貧血になり、体調が悪くなる。出血があまりにも多いために、日常生活が困難になる場合もある。このような子宮からの出血が多過ぎる状態、すなわち「過多月経」を治療する最新の方法が、マイクロ波による子宮内膜アブレーション（焼灼(しょうしゃく)）である。

「過多月経には、これまでピルなどのホルモン療法や、子宮そのものを摘出する手術があった」。こう解説するのは産婦人科の森川晶子部長だ。「子宮摘出術は、完全に回復するのに3か月程度はかかる。それに比べて、子宮内膜アブレーションは、子宮内膜だけを破壊するので、体への負担が小さい。翌日には退院もできる。全摘出手術と違って、子宮も残るし、お腹に傷も残らない。これまであった喪失感のようなものもなくなる」と付け加える。

■ 血液凝固障害や血小板減少症の患者などに効果

マイクロ波による子宮内膜アブレーションとは、どのような治療法だろうか——。

電子レンジと同じ周波数のマイクロ波を利用し

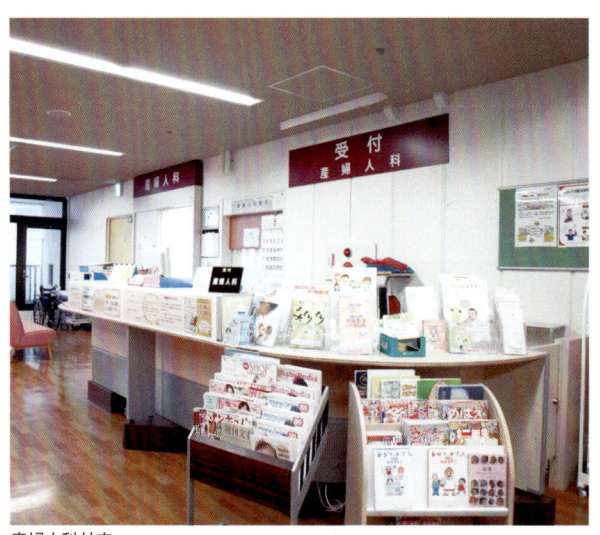

産婦人科外来

て行う子宮内膜アブレーションは、アプリケーターと言う子宮内へマイクロ波を導く管を使用する。このアプリケーターを挿入する前に、まず子宮鏡を入れ、超音波検査でも焼灼する場所を確認する。

アプリケーターは、子宮内膜アブレーションが行えるように細かく先端が湾曲した形になっている。子宮筋腫や腺筋症、内膜ポリープがあっても治療できる。

具体的には、このアプリケーターで、子宮内膜を加熱し、壊死させることで出血量を減少させるのだ。焼灼が終了した時点で、もう一度子宮内を観察して、焼き残しの内膜がないかを確認する。マイクロ波による焼灼時間は、10分程度である。静脈麻酔による治療法だ。

フォンウィルブランド病など血液凝固障害や血小板減少症の患者、慢性腎不全による透析治療中の患者、脳梗塞などのために抗凝固療法を行っている患者、原因不明の子宮出血を制御できない患者……。もともと、子宮摘出など外科的治療では、合併症のリスクが高かった過多月経の患者のために導入された。

このようなケースのうち、今後の妊娠を望まない患者を対象にした。ただし、子宮内膜に悪性の病変がある場合、子宮腔の拡大や変形が高度のため、子宮内膜が広く、アプリケーターで処理できない場合、子宮筋層の厚みが極端に薄い場合などは、この治療法は不適応としている。

医師を先進病院に派遣し、手技を学ぶ

「青森県内では、最初にこの治療法を導入した。担当医師を秋田や大阪の病院に派遣し、手技を学んでもらった」と森川部長。子宮内膜アブレーション療法を始めたのは、2014(平成26)年3月からだ。8月末現在で、7例の手術を行っている。最初の2例は全身麻酔で行ったが、それ以降は静脈麻酔で行っている。フォンウィルブランド病の患者など、すべてのケースで手術経過は良好である。

子宮内膜アブレーション療法にも、内膜に穴を開ける危険性などリスクはあるが、子宮の全摘出などに比べると格段に少ない。完全に焼灼できずに、一部が残った場合でも、月経(生理)の量は少なくなる。子宮内膜アブレーションの後、患者の9割に効果があったとの全国的なデータもある。

「今後は、この治療法の範囲をもっと広げていきたい」と森川部長。ほかの病気がなくても、長年、過多月経によって貧血に苦しんでいる女性、さらには、このためにピルを飲み続けている女性、こうしたことで、QOL(生活の質)が下がっている人などを対象に、この治療法をもっと拡大する方針である。

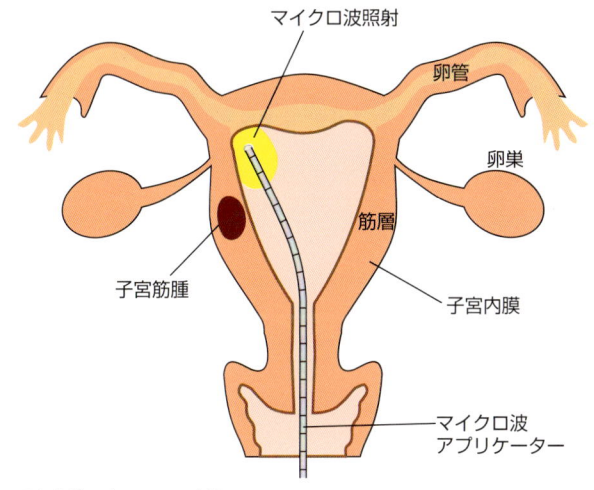

子宮内膜アブレーション療法

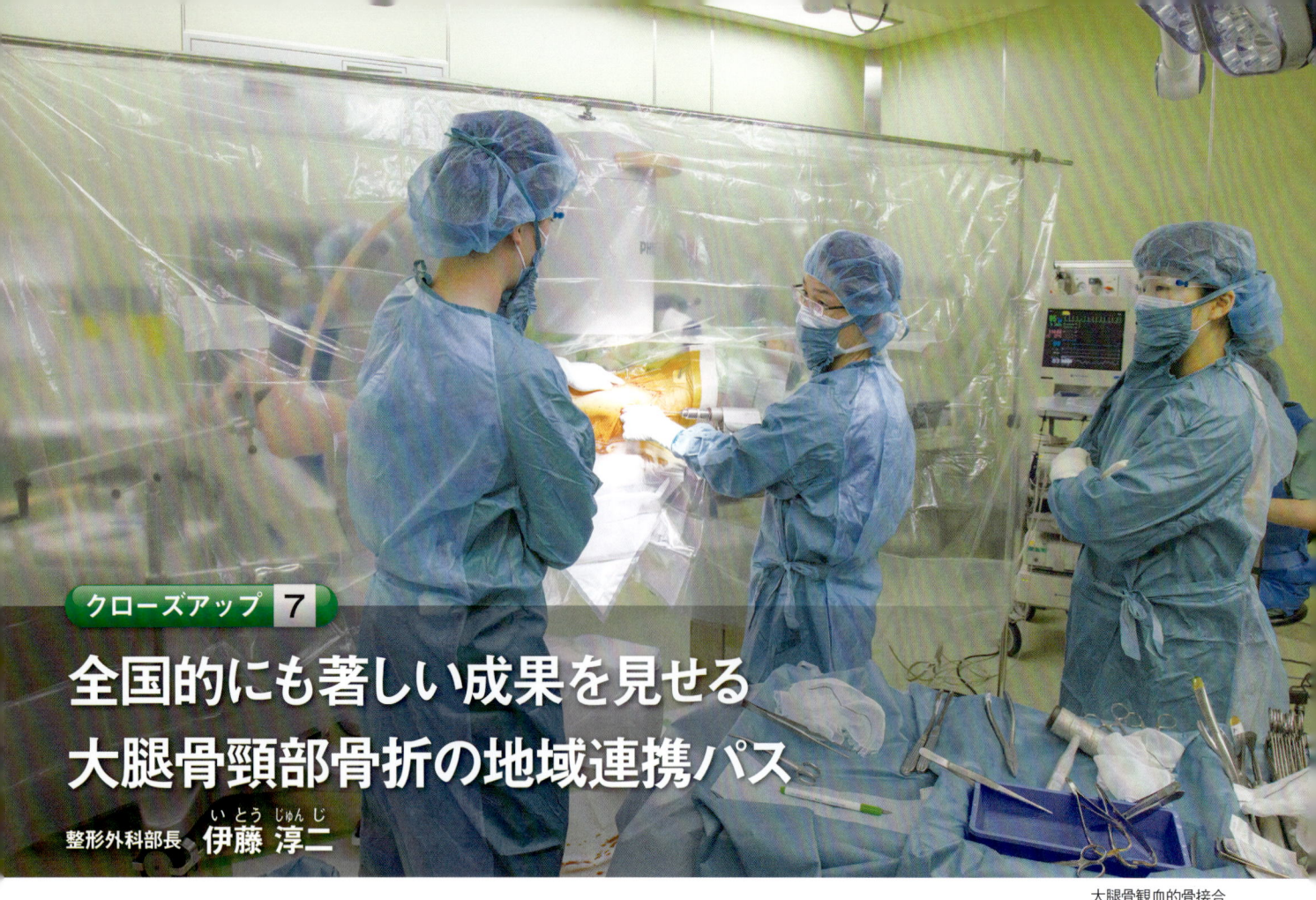

大腿骨観血的骨接合

クローズアップ 7
全国的にも著しい成果を見せる大腿骨頸部骨折の地域連携パス

整形外科部長　伊藤 淳二(いとう じゅんじ)

■ 日本クリニカルパス学会学術集会の優秀賞受賞

　地域連携のクリニカルパスネットワークは、各地でいろいろ立ち上げられている。その中でも、青森県立中央病院の整形外科が中心になって構築した「大腿骨頸部骨折の地域連携パスネットワーク」(連携パス)は、急性期病院(計画管理病院)と後方病院(連携病院)がうまく連携し、地域完結型医療が行われている成功例の一つ。2012(平成24)年の日本クリニカルパス学会学術集会の優秀賞も受賞している。

　この連携パスには特徴がある。計画管理病院に入院してから、連携病院を退院するまでの長期的に連続したクリニカルパスではない。計画管理病院は青森県立中央病院と青森市民病院で、連携病院は県内に9か所ある。

　計画管理病院での手術が決まると、院内で定められた大腿骨頸部骨折クリニカルパスを適用する。手術が終わり、連携病院への転院が決まると、今度は連携パスを使って連携病院に転院し、連携病院では患者のゴールに合わせた院内クリニカルパ

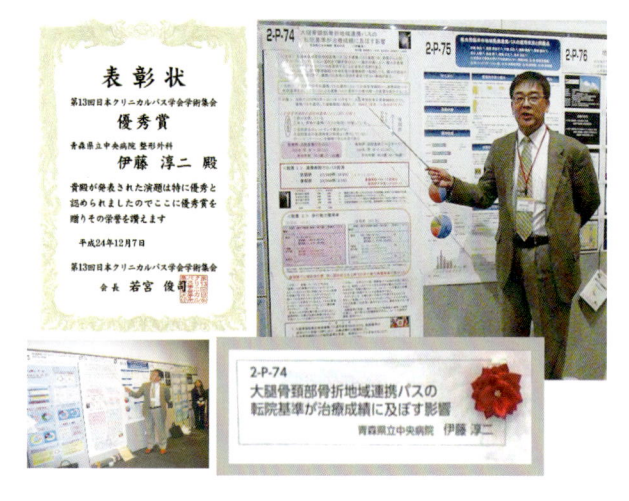

日本クリニカルパス学会学術集会の優秀賞の賞状

スを使用する。

　連携パスの内容は極めてシンプル。クリニカルパス用紙の左半分に計画管理病院の医師、看護師、理学療法士の記載欄があり、必要な項目を記入して患者とともに、連携病院に持たせて転院する。連携病院での治療が終わると、連携病院の医師、看護師、理学療法士が右半分に必要事項を記入し、連携パスシートは計画管理病院に送付され、結果を検討・分析する。

　このため、連携に参加する際、今まで使ってき

た院内クリニカルパスをそのまま使用でき、新規参加も容易になる。スタッフの業務に大きな変化や負担はなくスムーズに導入できる。連携病院へ連携パスを使って転院できるかどうかは、手術が決まった時点では判断できないことも多く、連携パスを適用しなくても計画管理病院での治療内容は変わらない。このため、連携パス適用の有無に関係なく治療の質も保証されるメリットがある。

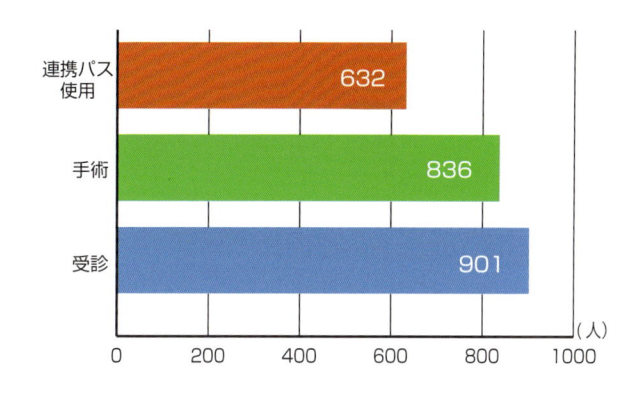

連携パスの実績

退院後、元の場所に73％戻る

連携パスの実績は——。

青森県立中央病院では、2006年5月から2013年12月に901人（男性194人、女性707人）が受診。手術は836人、このうちパスの使用が632人だった。主な内訳は転倒が79.8％、転落11.7％。場所は、屋内が69.6％、屋外30.4％。うち施設内が29.7％を占めている。

青森市民病院も含めた数字では、受診は1891人。手術1761人。連携パスを適用したのは1357人。連携病院退院後に自宅に戻ったのは814人で、施設や病院から転院してきた人が、元の場所に戻った179人を含め993人、73.2％だった。

2006年5月から、大腿骨頸部骨折地域連携パスネットワークを立ち上げた。医師の数が少なく、後方病院とうまく連携をして、地域完結型医療をしなければ、地域医療が成り立たない特殊事情もあった。

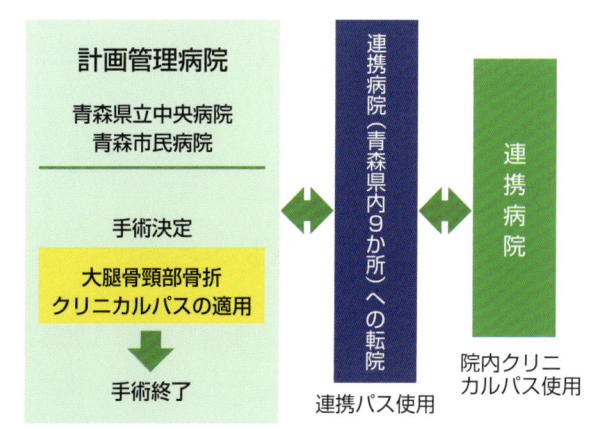

連携パス使用の流れ

「追い出しパス」にならない、医療の保証を

当初は、「創（きず）が治癒している」「本人・家族が連携パスでの転院に同意している」の2項目だけが条件だったが、連携パスを使って連携病院に転院し、本来の治療を継続するには、それなりのハードルをクリアしなければ、連携病院も責任を持って回復期としての治療を行えない。このため①退院直近のX線で異常がない②退院直近の採血検査が術前より悪化していない③リハビリテーションが継続できる状態にある——の3項目を付け加えた。クリニカルパスの脱落率は大幅に改善され、連携病院での治療の継続につながった。

手術までの待機期間が4.6日、手術後の入院が13.3日で合計は17.9日。全国平均の26日に比べるとかなり短い。さらに、回復期も連携病院が67.8日で、合計85.7日だ。

連携パスの責任者である整形外科の伊藤淳二部長は「質の保証のある連携パスが大切。院内からの『追い出しのためのパス』になってはいけない。医療の質の保証が大前提」と語る。重要なことは、患者も計画管理病院も連携病院も「ウィン、ウィン、ウィン」の関係になることだ。「いいパスを出すこと。さらに、何か問題が起きたら、また当院でみることの保証も忘れてはならない」と話す。

クローズアップ 8 中央診療部門

「縁の下の力持ち」的な存在
診療を支えるプロフェッショナル集団

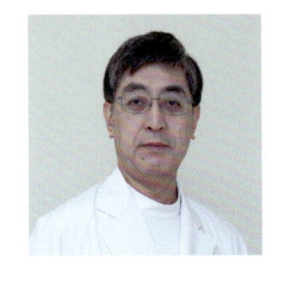

中央診療部門長
立花 直樹
（たちばな なおき）

高度な技術や知識をもつ10部門

　各科の診療を陰で支えるプロフェッショナル集団だ。高度な技術や知識をもち、業務を行っている。医療の進歩に合わせて研さんを積み、それぞれの部門が緊密に連携を取りながら、より良い医療の提供に努めている。

　具体的には、放射線部、病理部、臨床検査・輸血部、手術部、臨床工学部、栄養管理部、中央材料部、薬剤部に、2014（平成26）年度から、内視鏡部と神経血管内治療部が加わり10部門になった。

　「病院で働いているのは、直接患者さんに接する人ばかりではない。直接会わないけれど、専門家として医療の後押しをする、縁の下の力持ち的な存在だ」。こう指摘するのは中央診療部門の立花直樹部門長だ。立花部門長は小児科が専門だったが、輸血部の独立を機会に、責任者となり、現在の役職に就いている。

安心、安全な医療を支える

　直接、患者と触れ合うことの少ない部門を紹介すると——。

　採血室で採血された血液（検体）は臨床検査部

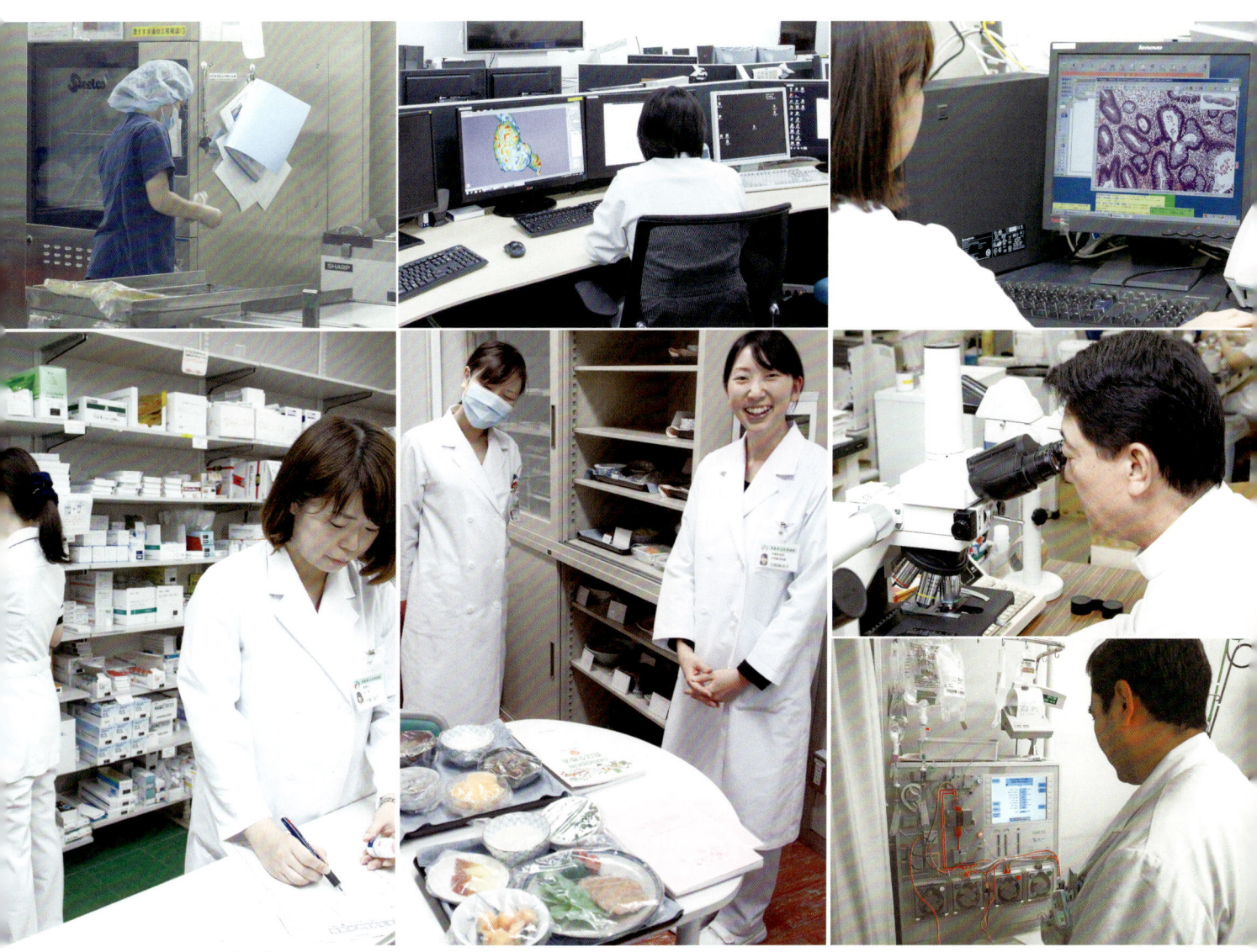

中央診療部門の医療業務活動

　に運ばれ、検査担当の技師が正確な検査を行う。その結果を見ながら、各診療科の担当医が患者に説明をする。輸血を受ける患者のために、輸血部では血液型検査のほか、使用する血液製剤が患者に合うかどうかの検査を行っている。

　例えばポリープやリンパ節、腫瘍組織など、手術の際に診断をつけるために病理検査を行う場合がある。採取した組織は、病理部に送り、担当の技師が組織標本を作り、病理医が良性か、悪性かを正確に判断する。「医師と比べてもそん色のない、医療に詳しい技師もいる。技師の技術は、医療に大きな力となっている」と立花部門長は強調する。

　このほか、栄養管理部は院内で出される食事に関して、栄養士が必要な栄養をおいしく食べられるように努力している。薬剤部では医師の発行した処方せんに従って薬剤を調合するだけでなく、病棟に出向いて、正しい薬の飲み方や副作用について服薬指導も行っている。抗がん剤の注射薬も、薬剤部内で準備し、外来治療センターや病棟に届けている。中央材料部では、手術に必要な器具を、滅菌や消毒をして現場に届け、安全な手術を支えている。

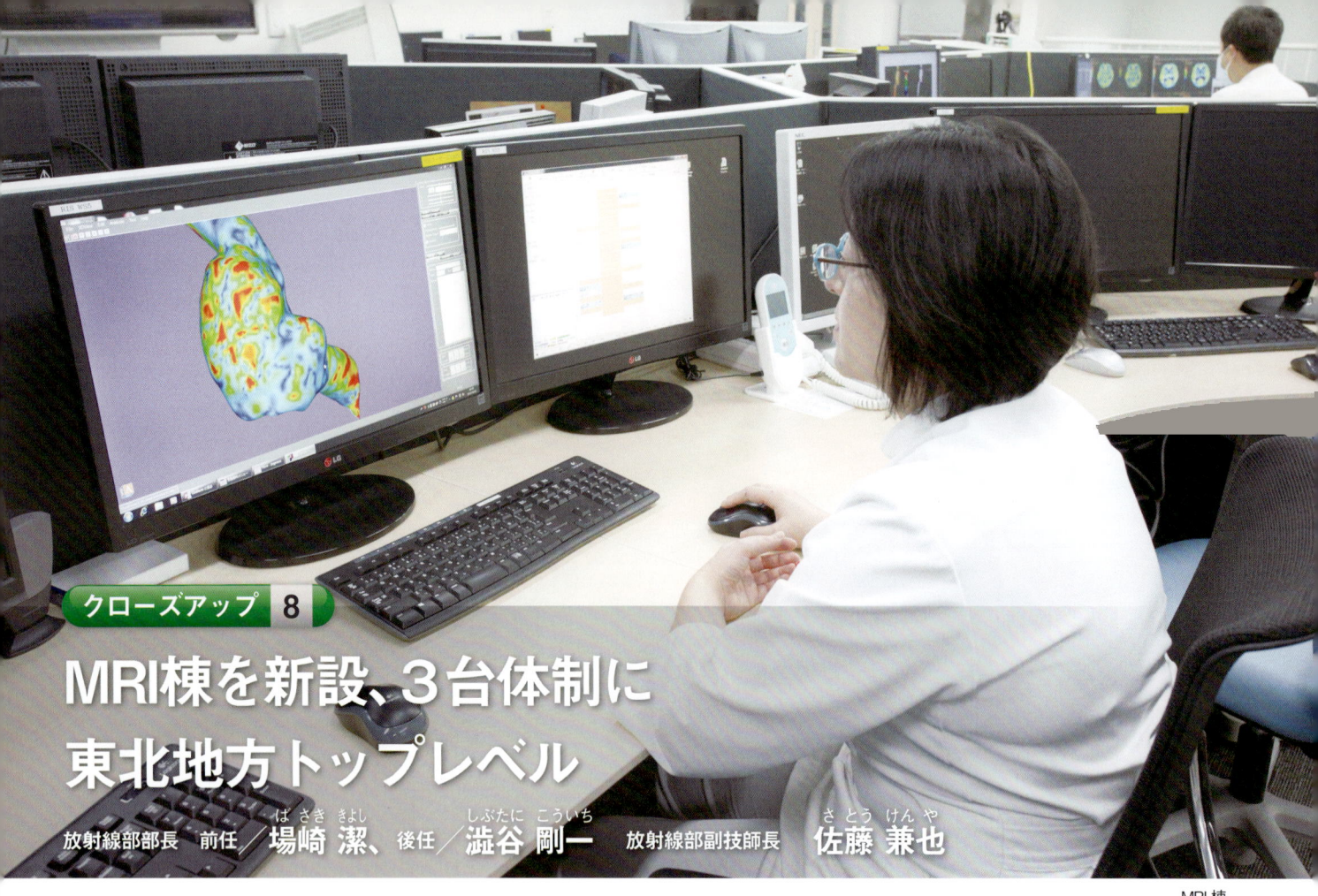

クローズアップ 8
MRI棟を新設、3台体制に 東北地方トップレベル

放射線部部長　前任／**場崎 潔**、後任／**澁谷 剛一**　　放射線部副技師長　**佐藤 兼也**

MRI棟

■ 3テスラ2台と1.5テスラ1台

2014年（平成26）年1月、青森県立中央病院のMRI棟が運用を開始した。MRIとは磁気共鳴画像のことで、磁気と電波を利用して、あらゆる断面の画像を得ることができる撮影方法だ。撮影は、狭い筒状の中に入って大きな音のなかで検査するのが特徴だが、ヘッドホンなどを使って、音を軽減することができる。X線を使わないので、いわゆる放射線被曝はない。

建物自体は外来棟の東側に、前年から完成していたが、磁場強度3テスラの装置が2台と、1.5テスラ装置1台を設置し、東北地方有数のMRI装置を持った設備が完成した。

それまでは、磁場強度が1.5テスラと1テスラが1台ずつで、設置場所も地下と1階に分かれていた。検査まで2か月待ちの状態だった。このため1台増やし、待ち時間も2週間程度に短縮。1日約30人を、最新の技術で検査できるようになった。

MRI棟には、画像診断支援室も作った。効率よく処理するためのワークスペースも設けた。新しい建物は救急棟にもつながっており、救急時にすぐに対応できる。

「検査には、当院の全診療科から多くの依頼がくる」と放射線部の佐藤兼也副技師長。同主幹を含めて、担当部署である放射線部は、技師4人、看護師3人の体制で検査していたが、今は専門医2人が画像診断を行っている。

■ 造影剤なしに脳の血流動態を調べるASL法等

ほかの施設のMRI検査と比べても、優れている部分が数多くある。

その一つが、高次脳機能障害の検査だ。体の内部の情報を画像化する方法によって、脳損傷がどこにあり、どの程度の損傷かが明らかになった。また、肝臓の硬さを計測し、色分け表示できるエラストグラフィーも行っている。

画像のコントラストを強調する撮影手法がある。その方法を少しずつ変えることで、水分や脂肪について、白く見せたり、暗く見せたりすることができる。

クローズアップ 8 中央診療部門

造影剤を使わず、血流だけを映し出すものもある。造影剤を使わないで脳の血流動態を評価する方法をASL法と言う。その非侵襲性から、フォローアップなど繰り返し検査ができる利点があり、現在、最も注目されている検査法だ。

ASL法は脳血管障害の血流動態の評価に有用とされている。脳腫瘍検査にも行われており、腫瘍の分類、腫瘍と炎症性疾患の鑑別に加えて、血管塞栓術、放射線治療前後の効果判定にも使われる。

腹部画像に関しても、従来MRIは動きに弱いとされていたが、動きのある患者でもOKになった。特殊なデータの収集方法によって、動きを補正する。大きな音がする従来の検査に対して、電流の切り替えによる音のしない検査方法もある。音に極度に反応する新生児たちを対象に使用している。

日本磁気共鳴専門技術者の認定者も

乳腺MRIとは、強い磁力を発生するMRI装置を用いて、乳房の病巣を画像化し、診断する検査だ。乳房にできた腫瘍と正常な乳腺組織との鑑別もできる。撮影条件を変えて画像のコントラストを調節ができ、縦、横、斜めなど、任意方向からの断層画像を得られる。従来は、片側ずつの画像しかできなかった。このため造影剤を2回使用していたが、両方同時にできるようになり、造影剤による侵襲（体への負担）も低くなった。

ハイビジョン撮影で短時間によるデータ収集も可能になった。脊椎や首、頸椎、腰椎などの検査も、分割せずに検査できる。CTとMRIを3次元で重ねる方法で、ビジュアル的に分かりやすい画像も生まれた。

MRIのトンネルの直径も、60cmから70cmに広がった。MRIによる検査は日進月歩である。こうした中、佐藤副技師長は、日本磁気共鳴専門技術者

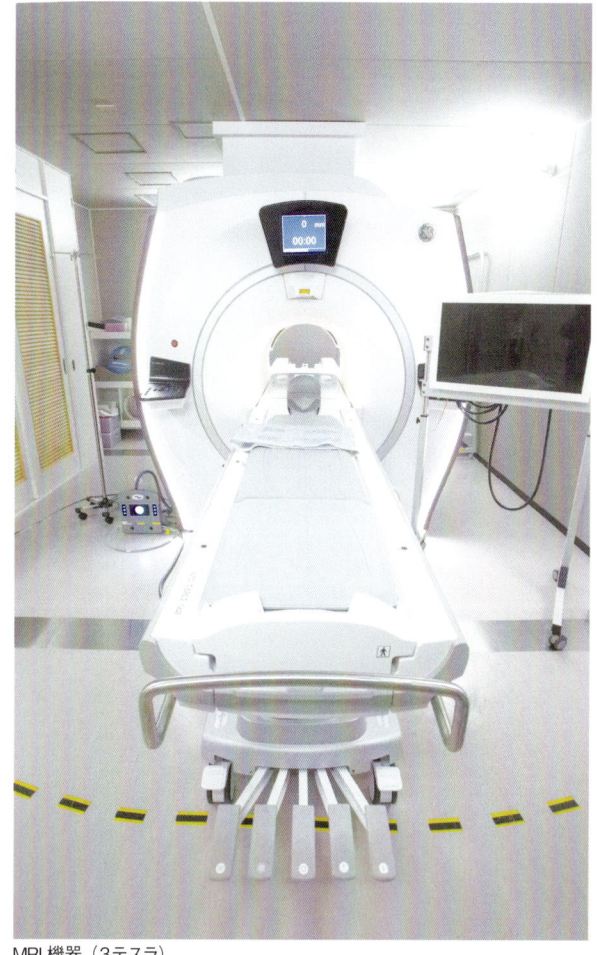

MRI機器（3テスラ）

の認定も取得し、技術革新に対応している。青森県内での取得は佐藤副技師長を含めわずか3人である。

放射線部の場崎潔部長は「今後は地域医療に生かしたい。そのためにはマンパワーと、インフラ整備が欠かせない。他施設からの依頼を受け、当院で検査を行うようなかたちで、医療資源の有効活用を図りたい」と話している。

クローズアップ 8

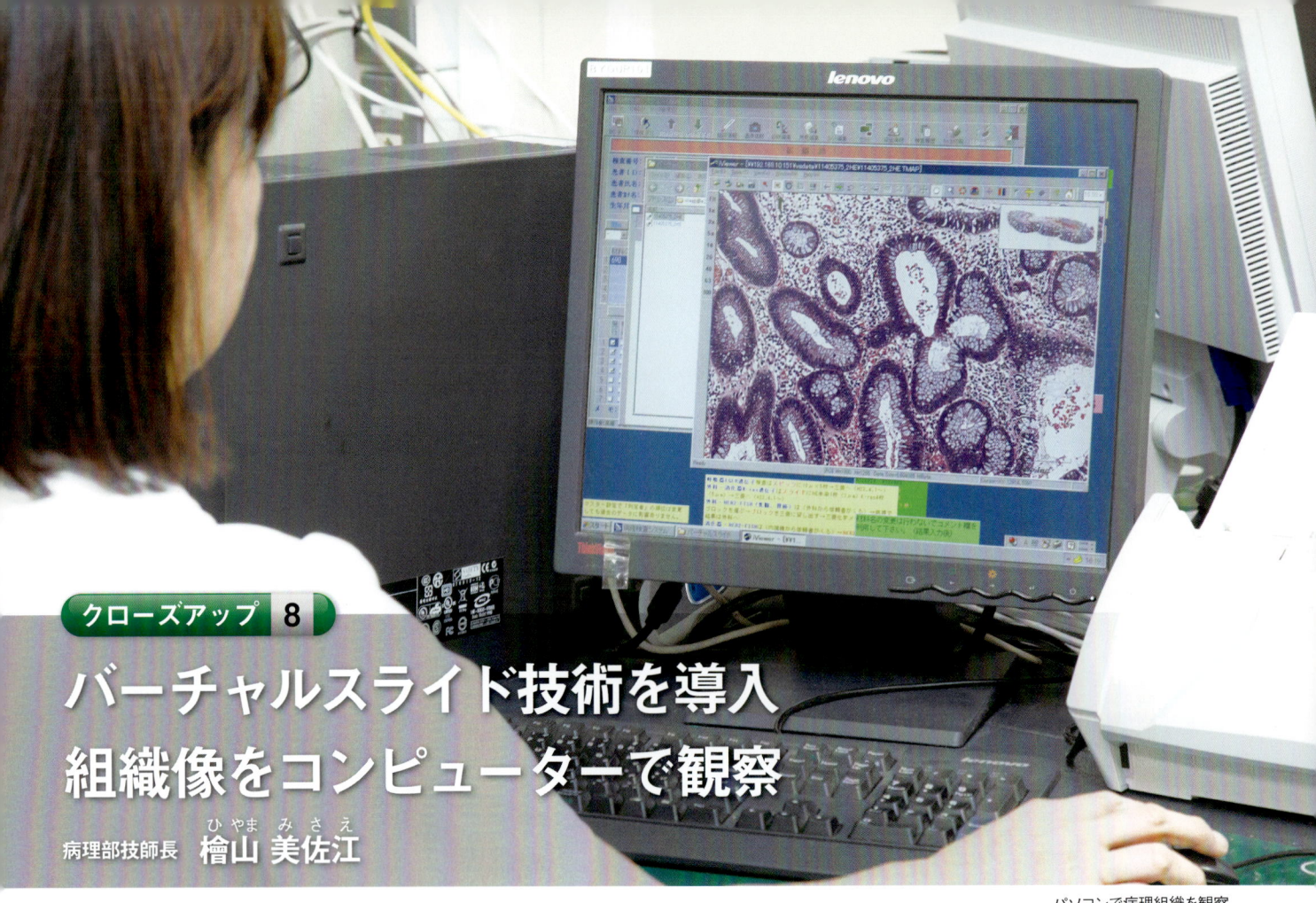

バーチャルスライド技術を導入
組織像をコンピューターで観察

病理部技師長　檜山 美佐江
(ひやま　みさえ)

パソコンで病理組織を観察

必要な部位をベストな倍率に拡大

　バーチャルスライドとは、高倍率・高解像度の顕微鏡画像をコンピューターに取り込み、デジタルデータとして手軽な閲覧を可能にするシステムである。

　このバーチャルスライドシステムを開発したのは、弘前市内の企業である。光学技術、ロボット技術、画像処理技術で、青森県産ロボットを世界に発信している。

　病理標本の観察は、検体であるスライドガラスを1枚ずつ設置して、顕微鏡検査を行っていたが、バーチャルスライドシステムでは複数のスライドをスキャンすることにより、デジタル化された画像をモニター上で観察することができるようになった。

　青森県立中央病院では、20倍の対物レンズを介してカメラでデジタル記録するが、タイル状に隙間なく連続して撮影した後、得られた個々の組織画像を自動的に張り合わせて、1枚の大きな画像に再構築するのだ。

　例えば、1cm×1cmの標本があったとして、200倍で観察すると、2m×2mの巨大な組織像となる。

　その巨大な画像を観察すると、モニター画面上にあたかもそこに顕微鏡があるかのように、組織像が展開される。欲しい部位をベストな倍率に拡大して確認することができる。

データの長期保存にも有用

　バーチャルスライドシステム導入によるメリットとして、病理部の檜山美佐江技師長は次のように指摘する。

　第一にデータの長期間にわたる保持が挙げられる。貴重な症例を5年、10年と保管しても、ガラス標本のように色あせることはなく、撮影時の鮮明な画像で観察することができる。

　ガラス標本は25年間ストックしているが、膨大な量になる。しかしデータであればデジタル保存が可能なため、多数のガラス標本をCD、DVD、HDDなどの記憶媒体に保存でき、標本ラックが不

要となり物理的スペースを削減できる。

バーチャルスライドシステムを使えば、標本の複製も簡単に行える。PCディスプレイやプロジェクター上にデータを出力することで、1枚の標本を一度に大勢で閲覧・観察することが可能で、カンファレンス（検討会）の効率化を図ることもできる。顕微鏡が手元になくても、パソコンがあれば、モニター上で症例の観察が可能だ。

電子カルテとの連動が今後の課題

だが、乗り越えなければならない技術的な課題もある。一つは画像作成に要する時間である。通常は夕方にセットして、翌朝まで時間がかかる。「もっと倍率の高い画像が欲しいときもあるが、現時点では20倍が限度」と檜山技師長。組織診の対物20倍に対して、細胞診は対物40倍が適当とされ、まだ細胞診に関してはバーチャル化していない。

同院での一番の課題は、バーチャルスライド画像のデータベース化が進んでいないことだ。データベース化が完了すると、受診科や患者IDを基に、容易に任意の1枚を検索することができ、院内全体の診療に有効活用が可能になる。

バーチャルスライド技術のメリット
データを長期間にわたり保持できる
物理的スペースを削減できる
標本の複製が簡単にできる
カンファレンスの効率化を図ることができる

先進地の病院では「患者さんへの説明がしやすくなった」「所見を確認するのに非常に便利」「標本観察の機会が増えた」などの声も聞かれるという。患者に対する医療サービスも、より充実したものになるであろう。セカンドオピニオンにも活用しやすくなる。

現在は、病理部内だけのローカル使用にとどまっているが、2015（平成27）年度予算として認められ、同年10月頃には電子カルテへの接続が完了する。

「病理組織標本のデジタル画像化、データベース化で、複数の遠隔地からインターネットを通じて、同時に標本の観察も可能になる」と檜山技師長。病理医の不足に悩む青森県にとっても、地域診断格差の是正と、それに伴う医療の均一化につながるであろう。

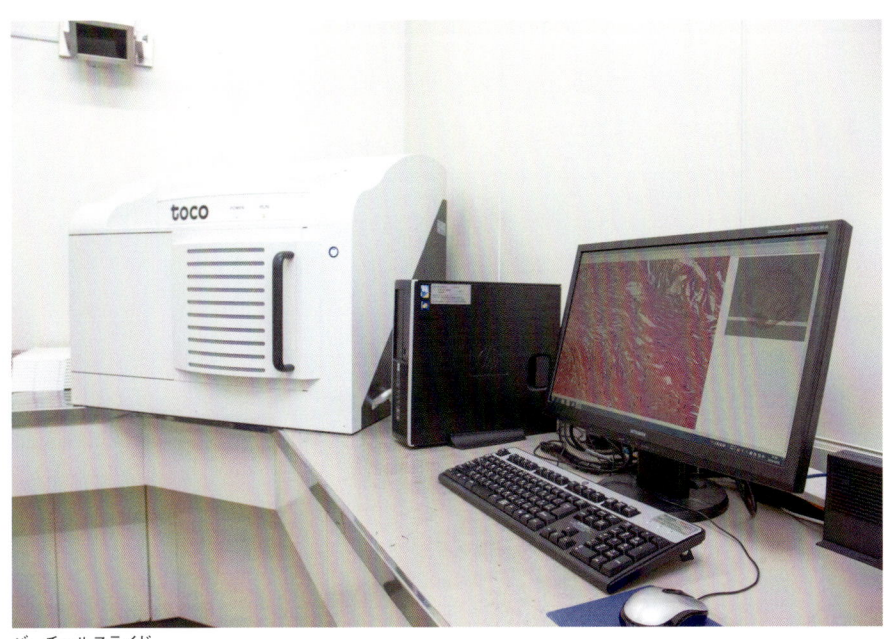

バーチャルスライド

クローズアップ 8

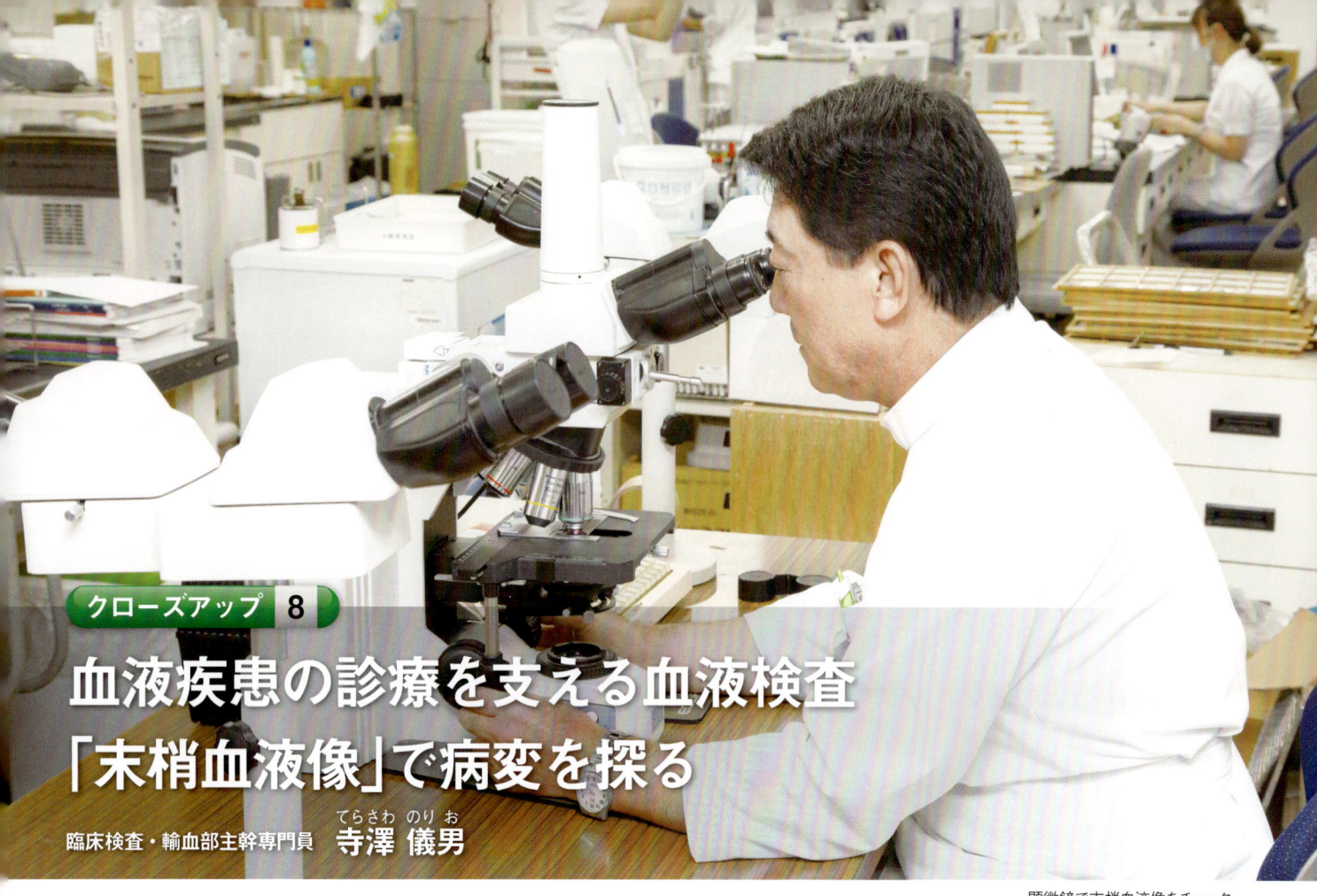

血液疾患の診療を支える血液検査
「末梢血液像」で病変を探る

臨床検査・輸血部主幹専門員　寺澤 儀男（てらさわ のりお）

顕微鏡で末梢血液像をチェック

■ 骨髄検査は年間800例を超える

「当院では、県内各地から血液疾患の患者さんが多く集まる。白血病と診断され、移植に至るケースも多い。そのため骨髄検査（こつずいけんさ）の件数も多くなる」と、指摘するのは臨床検査・輸血部の寺澤儀男主幹専門員だ。その数は年間800例を超える。もちろん県内ではトップの症例数を誇る。

血液疾患の患者が外来を訪れた場合、まずは末梢血（まっしょうけつ）を採血し、そのデータを集める。末梢血とは血管を流れている通常の血液のことだが、骨髄や肝臓などにプールされている血液やリンパ、組織液、臍帯血（さいたいけつ）などと区別するために末梢血と一般的に呼ばれている。

末梢血のデータは主治医に報告され、数値を見ながら診断がくだされる。一方、検査技師は「末梢血液像」で細胞のチェックを行う。末梢血液像検査は、形態学的検査とも言われ、白血球の種類や赤血球の形、血小板の形などについて、染色した血液標本を顕微鏡で調べる方法だ。

■ 白血球細胞のバランスを調べる

白血球細胞には好中球（含有割合は45〜65％）、好酸球（同3〜5％）、好塩基球（同0〜2％）、単球（同3〜8％）、リンパ球（同30〜40％）の5種類があり、それぞれが独自の働きをしている。この5種類の細胞のバランスが崩れていないかを調べるのが主な検査だが、そのほかの血球についても異常のある細胞がないかチェックする。若い細胞が増えている、形に異常があるな

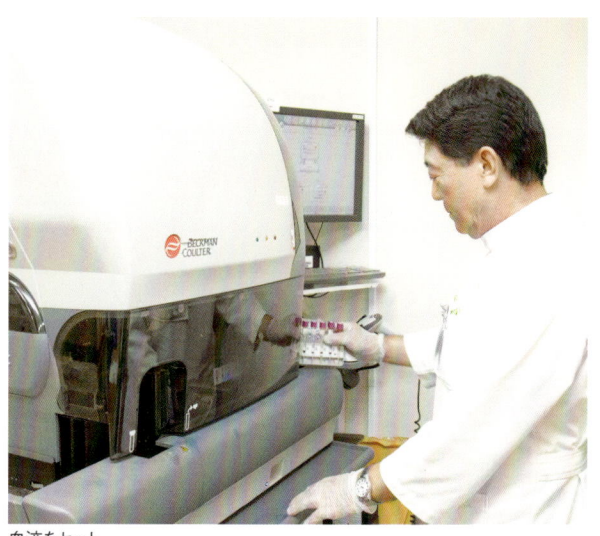

血液をセット

白血球細胞の種類
- 好中球
- 好酸球
- 好塩基球
- 単球
- リンパ球

3つの細胞化学染色
- ペルオキシダーゼ染色（顆粒球系細胞に対して）
- PAS染色（主にリンパ球に対して）
- エステラーゼ（ブチレート）染色（単球に対して）

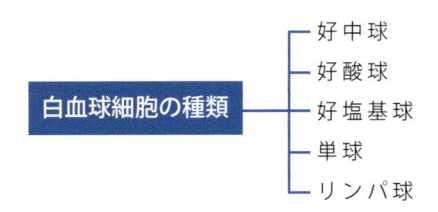

どの場合も、この検査で調べることができる。

5種類のうち、特に好中球の割合が極端に減った場合は、抵抗力の低下を示し重症の感染症にかかる危険性がある。また形に異常のある細胞は白血病などの疑いが大きくなる。この「末梢血液像」の検査を、簡単な所見をつけて主治医に報告するのが、検査技師の仕事でもある。

白血病には骨髄性、リンパ性、単球性などがある。急性、慢性の分け方もある。白血病の疑いがあると、骨髄検査をすることになる。骨の中から骨髄液を採取して、スライドガラスに伸ばして染色し、顕微鏡で細胞を見る。

骨髄液は、腸骨から採取することが多い。取りにくい場合や高齢者の場合は、胸骨から採取する。医師が骨髄穿刺針で刺す場所を消毒後、皮膚や皮下組織、骨膜を局部麻酔し、針を垂直に立てて回転させながら進める。採取後は、採取箇所に十分な圧迫をかけて止血する。採取にかかる時間は5分足らずだが、採取後30分程度は安静にする必要がある。

細胞化学染色に力を入れる

染色には普通染色と細胞化学染色がある。細胞化学染色は、普通染色では判別が難しい若い細胞や異常細胞を見つけ出す役目がある。細胞内に含まれる酵素、多糖類、脂質、金属イオンなどを化学反応によって染色する。

この細胞化学染色は、青森県立中央病院で特に力を入れている検査方法である。骨髄性白血病に対しては、ペルオキシダーゼ染色、リンパ球にはPAS染色、単球にはエステラーゼ（ブチレート）染色と、それぞれ異なる細胞化学染色がある。この3つの細胞化学染色を実施している施設は、県内では少ない。

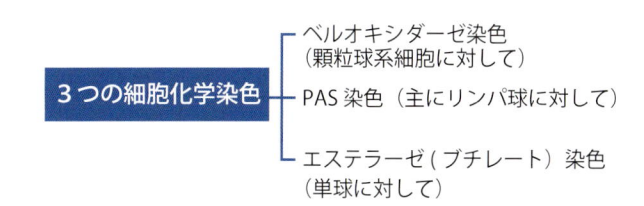

「急性白血病になってもすぐに死亡することはないが、骨髄性白血病の中の前骨髄球性白血病の場合は、過凝固が起こりやすく、検査技師が見逃してしまうと死に直結してしまう。それだけに責任は重い」と寺澤主幹専門員は語る。格闘家のアンディ・フグさんが、急死したのもこの急性前骨髄球性白血病である。ただ、この急性前骨髄球性白血病には特効薬があるため、いかに早く発見するかが勝負になる。

白血病にかかった場合、60歳以下の患者は移植を選択するケースが多い。移植の後、どの程度白血病に効果があったかを、骨髄検査と末梢血液像検査を組み合わせながら調べる。状況に応じて骨髄検査をし、その間に日々、末梢血液像検査を行う。

臨床検査部での血液検査は、疾患を発見するための検査に加えて、治療の進捗状況をチェックするための検査だ。さまざまな検査技術を使って疾患の判断根拠となる的確なデータと情報を主治医に返し、病態や病因の判断や治療方針の決定、さらには治療の経過観察に寄与する重要な一分野でもある。

クローズアップ 8

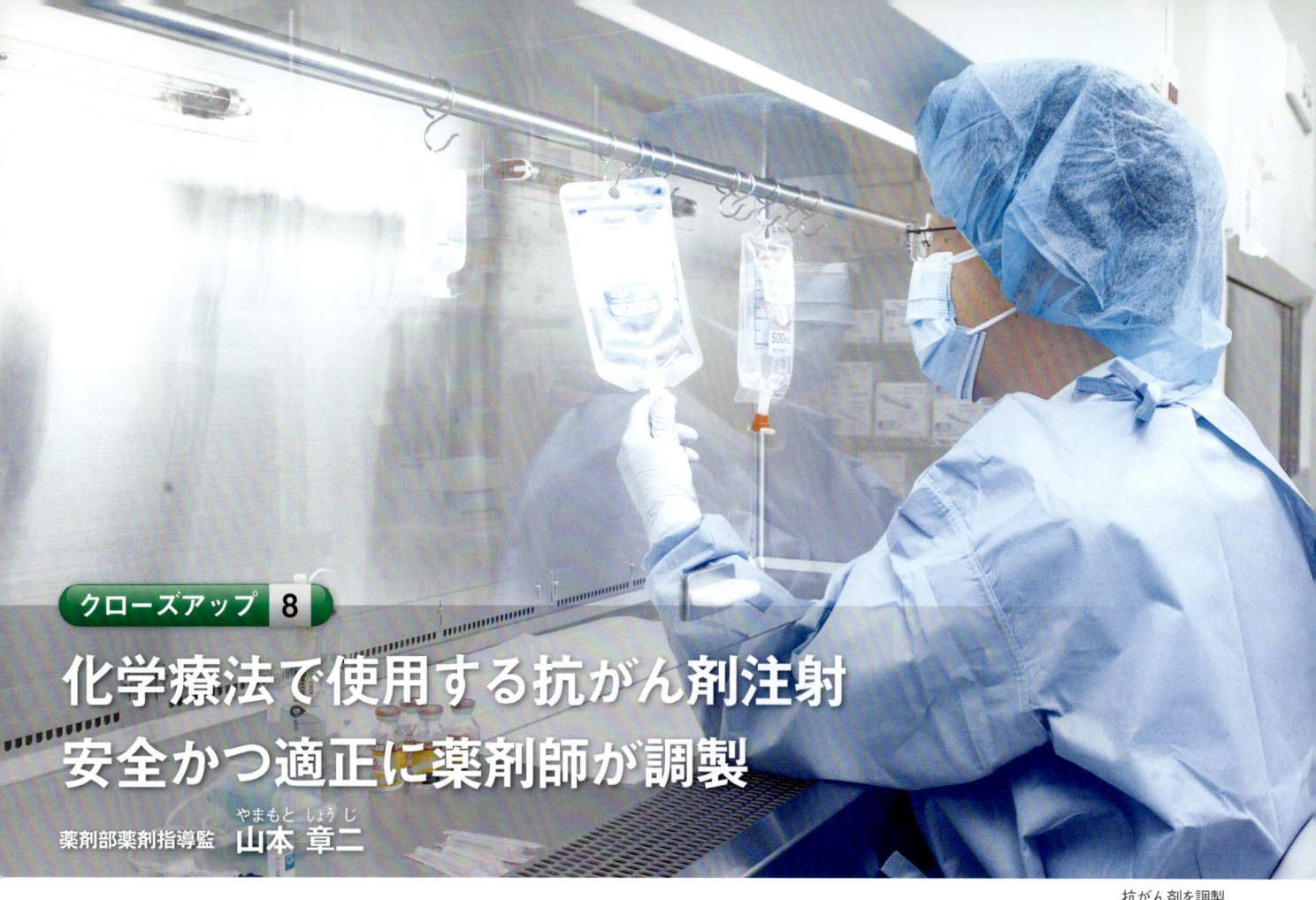

化学療法で使用する抗がん剤注射
安全かつ適正に薬剤師が調製

薬剤部薬剤指導監　山本 章二（やまもと しょうじ）

抗がん剤を調製

前日に準備、当日に調製実施

　これまで看護師に任されていた抗がん剤の調製（ミキシング）を、薬剤部が担当し始めて10年余りが経つ。2003（平成15）年7月から、一部の病棟で抗がん剤の調製業務が始まった。そして翌年2月からは、外来治療センターで、さらに2008年4月からは、全病棟分を実施している。

　2004年に青森県立中央病院は、都道府県がん診療連携拠点病院の指定を受けた。その際、8床の外来治療センターを開設し、外来化学療法に積極的に取り組んでいる。

　外来化学療法の実施に伴って、抗がん剤の調製件数も増えている。2003年の1か月の平均97件が、2009年に874件、2013年に1033件にまで増えた。入院と通院患者を合わせた数字である。

　薬剤部の山本章二薬剤指導監は「当日に準備し、当日に調製をするのは時間的に余裕がなく、リスクが増大する恐れがある。このため、原則的に前日に準備した上で、当日に実施することにした」と説明する。

　投与の量は、患者の体重や身長によっても異なる。当日は、検査をして副作用がみられない場合、病棟分から調製を行い、外来分は投薬の確定決定を知らせるファクスが届いてから順次、調製、搬送を行っている。

調製時は「コアリング」などに細心の注意

　調製時、そして調製後の安全管理には、細心の注意を払っている。

　薬剤部のクリーンルーム内に安全キャビネットを設置して、薬剤師20人のローテーションにより、3人で調製を行っている。手洗い、消毒はもちろん、マスクや防護用ガウン、ヘアキャップ、二重手袋の義務付けなどを徹底している。

　ひとりの薬剤師が、薬剤や溶解液、輸液などを準備したのち、別の薬剤師がこれらを再確認をしたうえで、調製作業を行っている。輸液のゴム栓は密封性を高めるために、容器口の周縁部から圧縮される力を受けるように設定されており、そのため注射針をゴム栓に刺すとき、注射針からゴム

栓が削り取られる「コアリング」が起きることがある。複数回数にわたって輸液に注入する場合は、このコアリングや、液漏れ防止のために、ゴム栓に刺す位置を変えるなど配慮している。

また、ゴム栓部の消毒は、混合前にはアルコールで、混合後は消毒効果が長く、刺す位置が確認しやすいポピドンヨードを用いている。

調製後は、輸液やラベル、色調、異物の混入、無菌シールの有無などを確認した上でパッキングし、冷蔵パスボックスから搬出したら、さらに別の薬剤師が最終的な監査を行っている。

それから、「抗がん剤無菌調製処理済み」の印を押して、調製済みの薬剤とともに、専用のコンテナで投与開始時間までに搬送する。

薬剤部

「レジメン」ごとのセットオーダー計画

化学療法に関しては、がん化学療法推進委員会を月1回開催し、各診療科医師、病棟看護師、外来看護師、薬剤師などが参加し、がん治療で、投与する薬剤の種類や量、期間、手順などを時系列で示した計画書（レジメン）登録に関することや、化学療法に関する情報共有を行っている。

調製前日までに、医師が化学療法の指示書を作成し、薬剤部では注射オーダーと照合し、承認済みの「レジメン」に基づいて監査を行う。

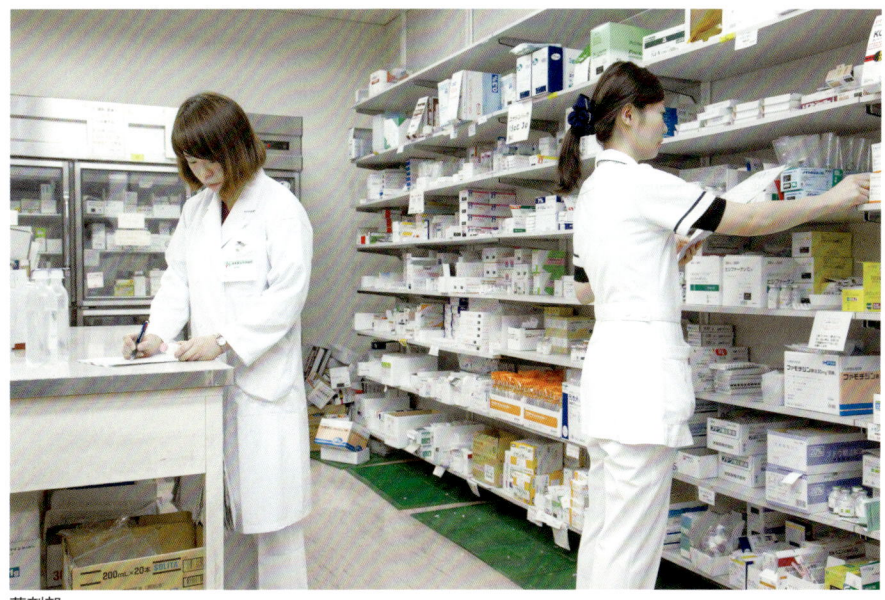

「抗がん剤の調製を薬剤部で行うことで、無菌的な調製による安全性の向上、看護師業務の軽減、曝露の回避、調製ミスの防止に役立っている」と効果について、山本薬剤指導監は力説する。

今後に向けた抗がん剤調製について、山本薬剤指導監は次のように話す。「『レジメン』ごとのセットオーダーや、複雑な化学療法の実施計画書（プロトコール）の把握、予想される副作用とその対策の考慮、さらに質の向上を図るとともに、専門性を生かし医療事故の防止に心掛けたい。その上で、より有効で安全な患者中心の医療を目指すチームの一員として業務に取り組んでいきたい」

さらに「薬剤師としての外来指導に力を注ぎ、個別パンフレットの作成、それらを使った服薬指導、院外薬局との連携も図りたい」としている。

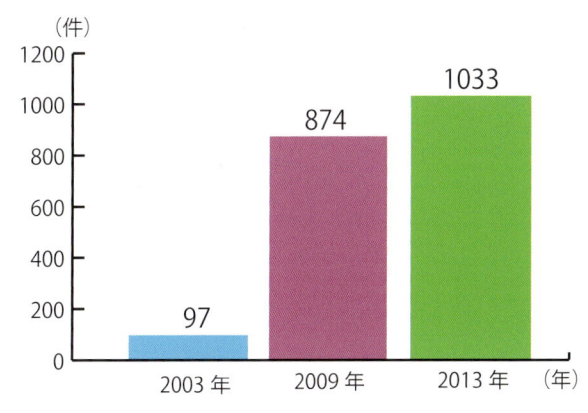

抗がん剤の調製件数（月平均）
- 2003年：97件
- 2009年：874件
- 2013年：1033件

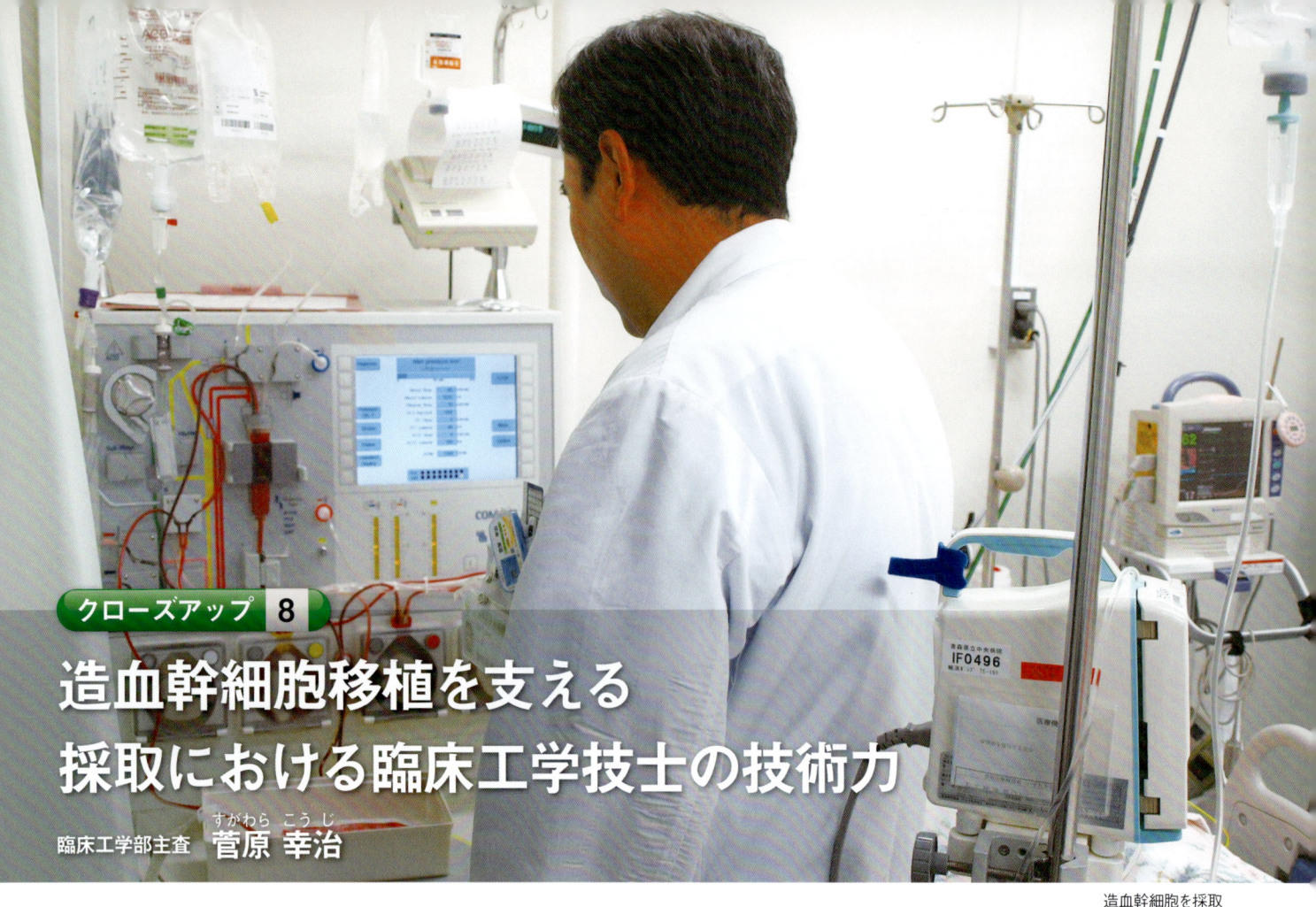

造血幹細胞を採取

クローズアップ 8
造血幹細胞移植を支える採取における臨床工学技士の技術力

臨床工学部主査　菅原 幸治(すがわら こうじ)

化学療法後、白血球の回復期に採取

　悪性リンパ腫や急性白血病、多発性骨髄腫など悪性腫瘍の治療として、造血幹細胞移植がある。造血幹細胞とは、骨髄に存在し、赤血球、白血球、血小板を作り出すもとになっている細胞のことを言う。正常な造血幹細胞を輸血と同じように静脈内に投与し、骨髄の再構築を図り、血液を造れるようにする治療法である。

　その造血幹細胞を採取する方法には、骨髄採取と末梢血幹細胞採取、さらには臍帯血採取がある。青森県立中央病院では、患者本人と血縁者からの末梢血幹細胞採取を主に行っている。その役割を担っているのが、臨床工学技士で通称ME（メディカル・エンジニア）と呼ばれる人たちだ。同院には、臨床工学部の菅原幸治主査など12人のMEがいる。このうち経験豊富な5人が、この作業にあたっている。

　骨髄と異なり、通常の末梢血の中には造血幹細胞はほとんどない。しかし、化学療法後の白血球が回復する時期やG－CSF（白血球を増やす薬）を投与したときには、末梢血の中にも造血幹細胞が現れる。これを狙って採取するのが末梢血幹細胞採取だ。

330ccの造血幹細胞採取に5時間

　末梢血幹細胞を採取する場合は——。

　患者本人から採取する場合と血縁者から採取する場合があるが、末梢血幹細胞採取はどちらも同じ方法で採取を行う。

　採取時には通常、両腕の血管に1か所ずつ針を刺すが、時には鼠径部（そけいぶ）（太ももの付け根の部分）にカテーテルという専用の管を挿入する。そして血液回路をつなぎ血液成分連続分離装置を用いて

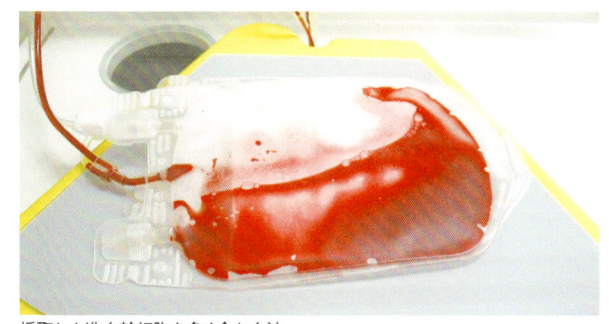

採取した造血幹細胞を多く含む血液

クローズアップ 8 中央診療部門

処理をする。これは血液中の必要な幹細胞を含んでいる部分だけを集め、そのほかの不必要な成分はそのまま体に戻すことができる機械だ。

体重によって少し異なるが、平均9900mlの血液を体外に循環させて造血幹細胞を採取する。幾つかの処理を経て造血幹細胞が含まれている血液を採取するが、その量は1工程あたり10mlと少量である。1工程あたり10分程度かかるこの工程を33回ほど繰り返して採取を続ける必要があり、採取には約5時間かかってしまう。

また、血液を固まりにくくする薬を投与しながら採取しなければならないため、一時的に指先のしびれや唇の違和感を生じる場合もある。中和剤の点滴でなるべく症状を抑え、安全に採血ができるように配慮しながら採取を進める。このように採取した造血幹細胞は、その後、幾つかの処理を施し移植時まで凍結保存する。

血液成分分離装置は血液を遠心分離して、造血幹細胞が含まれている血液の層を採取している。「採取中は、どの程度、幹細胞が採取できているかは具体的な数値としてはなかなか分からない。回路を流れる血液の色を見て判断している。そのためMEの経験値に頼らざるを得ない」と菅原主査。

血液を遠心分離すると血液成分の比重の違いで、黄色い血漿成分の層と赤色の血球成分の層に分離される。この血漿成分の層と血球成分の層の間にはごく薄い白い層（白血球の層）がある。この白血球の層と赤血球の層の境目付近に造血幹細胞が多く存在しており、機械を操作してこの部分を採取することとなる。この部分は少しずつしか採取できないことから、どうしても時間がかかってしまう。

骨髄バンクからの骨髄液濃縮も行う

血液成分分離装置による骨髄液の濃縮も行っている。骨髄バンクのドナーから提供される骨髄液は通常1000～1500mlの量がある。不純物も多く含まれており量も多いため、そのままでは移植に適さない。そこで同院は、血液成分分離装置を使い骨髄液の濃縮も行っている。遠方から持ち込まれる場合も多く、その濃縮作業は深夜に実施されることもある。

同院には末梢血幹細胞などを採取する機械が2台置かれている。末梢血幹細胞採取の症例は年間20人程度だが、県内の医療機関で実施している施設はほかにない。万が一、機械が故障しても対処できるようにしている。

「採取に関しては今のところ、センサーに頼った採取よりもMEの手技と判断による採取の方がよく採取できているようだ。メーカーもセンサーの研究開発を進めているが、まだ人の目での判断にはかなわない状況である」と菅原主査。日頃、患者と接する機会が少ない臨床工学技士の人たちだが、彼らMEの技術力が同院の造血幹細胞移植を支えている。

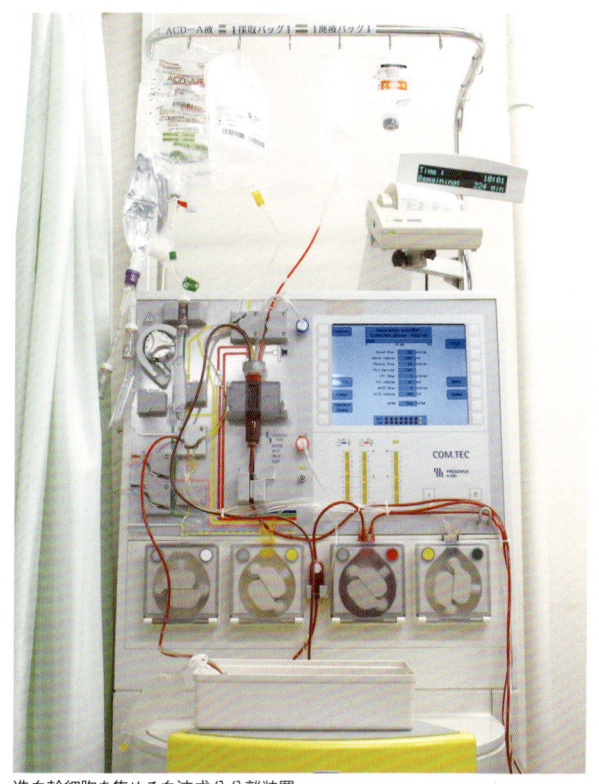

造血幹細胞を集める血液成分分離装置

125

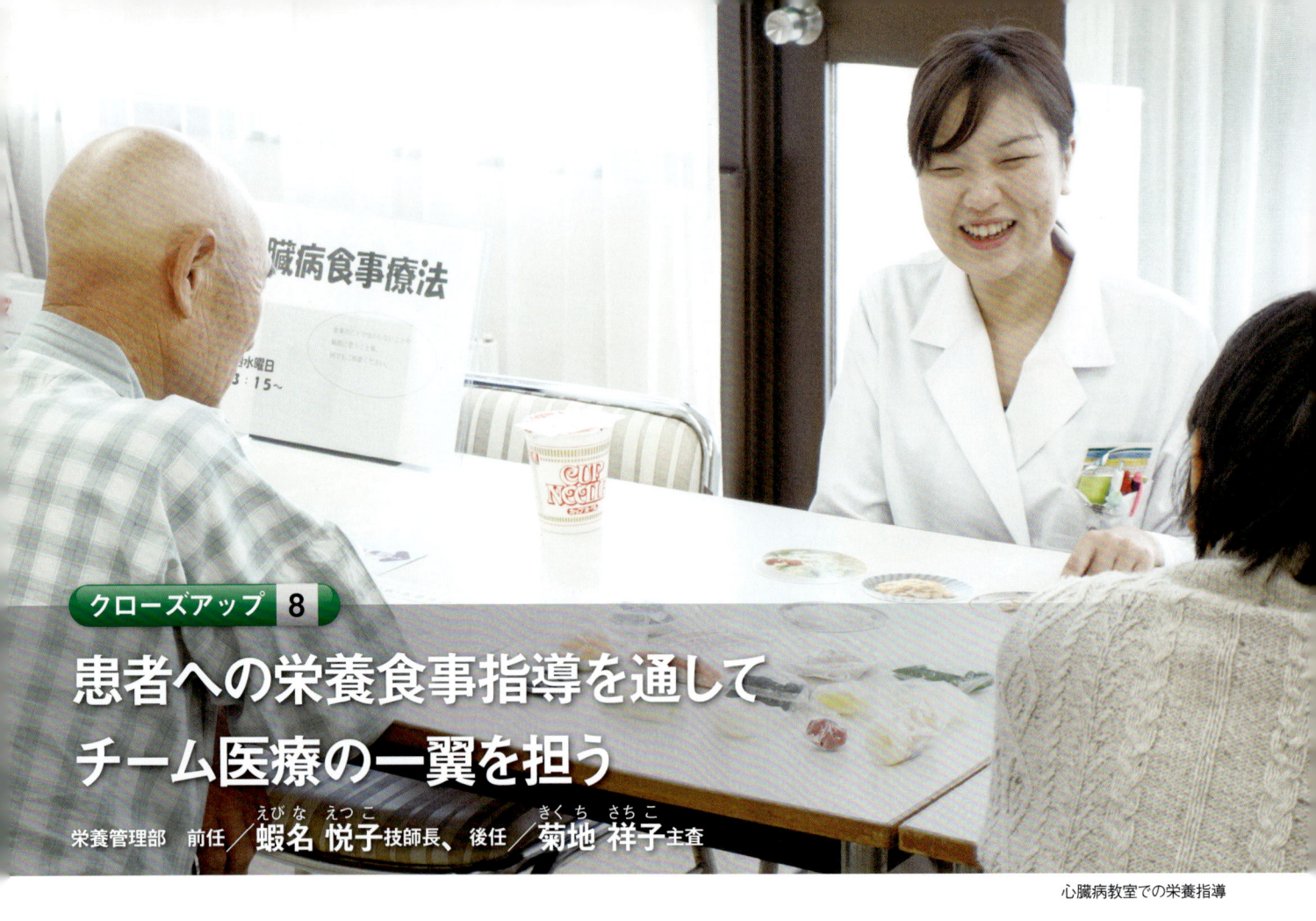

クローズアップ 8
患者への栄養食事指導を通して
チーム医療の一翼を担う

栄養管理部　前任／蝦名　悦子技師長、後任／菊地　祥子主査

心臓病教室での栄養指導

糖尿病教室や心臓病教室などさまざま

　栄養管理部の業務は、大きく分けて3つある。患者への栄養指導、入院患者への食事の提供と栄養管理である。このほか、青森県立中央病院内で組織している栄養サポートチーム（NST）にも、管理栄養士1人を専従で配置している。

　栄養指導には、集団栄養指導と個人栄養指導がある。集団指導には入院患者を対象に、糖尿病教室、心臓病教室があり、また外来患者を対象に母親学級、夜間糖尿病教室、肝臓病教室、メディコトリム栄養指導などがある。2013（平成25）年度1年間の参加人数は、入院が807人、外来が745人だった。

　心臓病教室は、毎週水曜の午後に行う。心筋梗塞や狭心症を予防するための食生活について、フードモデルやパンフレットを使って、必要なエネルギー量のほか、塩分について説明する。「とりわけ減塩の大切さを強調している」と管理栄養士で栄養管理部の蝦名悦子技師長。調味料や加工品の塩分についても具体的な数字を示しながら「自宅に帰ってからの食生活が大切。入院期間中に薄味に慣れてほしい」と説明する。

　月1回、母親学級で妊娠中の食生活について担当している。テキストやフードモデルを使用し、例えば、妊娠初期は、つわりの症状で体調が安定しないが、栄養不足や偏食を防ぐために、いろいろな種類の食品をバランスよく食べるように喚起。中期は安定期に入るが、太りすぎを意識しながら、タンパク質やビタミン、鉄分を多く摂るように指導する。また、妊娠糖尿病の人には、炭水化物を1日6回に分けて摂り、血糖の安定化を図る分割食という食事療法についても指導している。

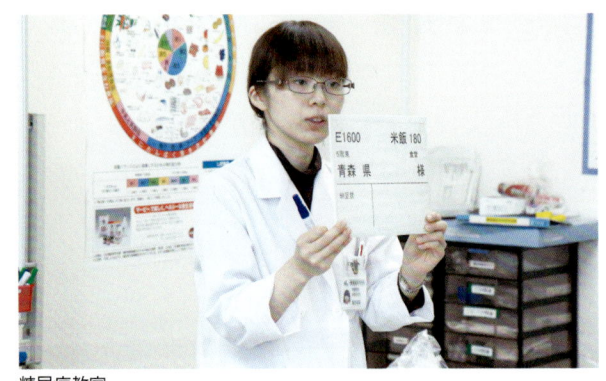

糖尿病教室

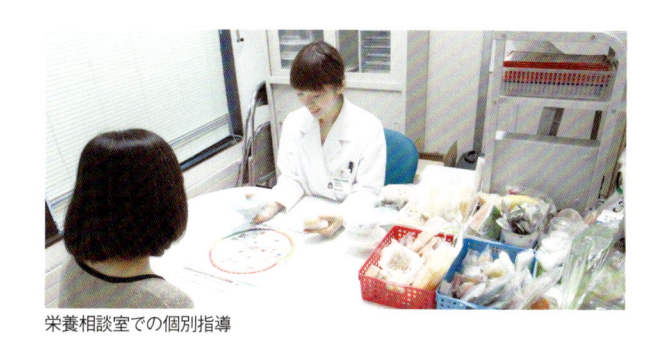

栄養相談室での個別指導

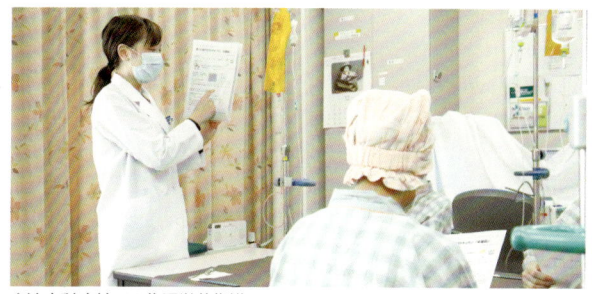

血液内科病棟での集団栄養指導

個人指導は年間900人以上

　高い飲酒率、多い食塩摂取量、少ない野菜摂取量と言う青森県の特徴を踏まえ、肝臓病教室にも力を入れている。患者本人だけでなく、家族も一緒に参加してもらい、摂取目標量もできるだけ分かりやすい表現を使いながら、周知徹底を図っている。

　個人指導は予約が必要だ。2013年は、入院患者が730人、外来患者が191人の合計921人だった。2012年に栄養相談室が2室に増えたこともあり、相談件数は増加している。午前9時から午後4時まで、6枠ほど設けている。2室なので、1日12人の指導が可能だ。

　入院、外来とも一番多いのは糖尿病患者で、入院は504人、外来は132人に上る。糖尿病性腎症の患者には、外来で医師、看護師とともにチームで「糖尿病透析予防指導」を行っている。

　食事療法が必要な患者には、主治医の指示のもとで実施する。食事記録を記入してもらうこともある。それをもとに実行可能なアドバイスを行う。あくまでも、患者自身のセルフコントロールへのサポートが目的だ。

入院患者の「栄養管理計画書」作成

　入院中の患者の栄養管理も重要な仕事だ。約500人の入院患者の「栄養管理計画書」を作成する。まず、入院時に新規作成し、患者に変化がある度に「再評価」する。「どの程度動けるか」「どうい

う入院状態か」など詳しくチェックし、摂取すべき目標量を決める。

　もちろん、入院患者への食事提供も担当している。給食業務のほとんどを委託しているが、食事オーダーの責任部署でもある。

　日々、入院患者に約450食を提供している。一般食が7割、糖尿病や心臓病、腎臓病、腸疾患などの患者用の特別食が3割である。両方合わせて80種類もあり、その中から病状に合せた食事を選択している。

　ほかにも、食事の形態（硬い、軟かい、液体）、温度、栄養素の強化など、さまざまな種類から食事プランを作成し、医師に提案している。管理栄養士が直接、患者に会って、補食の工夫をしたりする。

　栄養管理部は、正職員の管理栄養士4人のほか、臨時、非常勤も含め計7人で臨床栄養管理を担当している。このほか、調理師や給食業務の委託先職員が、患者の食事を管理している。医師を中心としたチーム医療の一翼を担う部門として、患者一人ひとりの症状に応じた治療食の提供と、栄養食事指導を通して、病気の治療に貢献している。

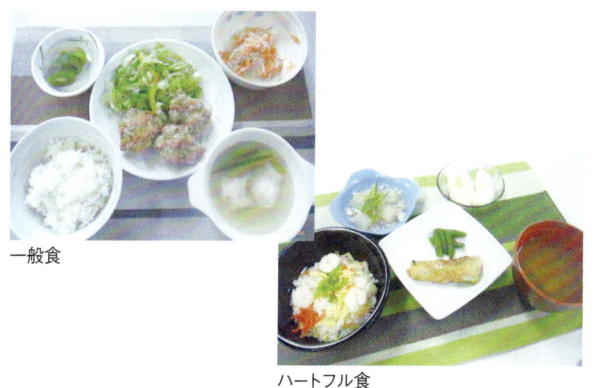

一般食

ハートフル食

クローズアップ 9　看護部

6つの看護班に看護要員853人
24時間365日体制で看護

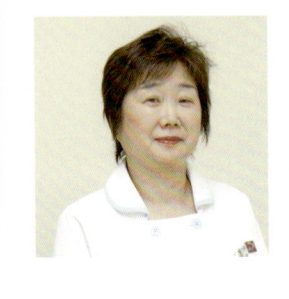

看護部部長
みかみ のりこ
三上 紀子

質の高い、心あたたかな看護目指す

　青森県立中央病院の看護要員は看護助手を含めて、2015（平成27）年5月現在、総勢853人がいる。このうち、看護助手は83人、非常勤や期限付きも含めて看護師は770人に上る。男性スタッフは約6％で、圧倒的に女性が多い職場である。

　看護部は、看護企画班、外来看護班、救命救急センター看護班、集中治療看護班、手術看護班、病棟看護班の6つの班から成る。「県民から信頼され、患者さん中心の質の高い看護、心あたたかな看護」を目指している。患者に良い看護を提供す

るためには人材育成が最も重要だ。「どの看護業務も水準以上にこなすジェネラリスト看護師教育と、専門的な看護師を目指すスペシャリスト看護師の両方の育成を目指している」と看護部の三上紀子部長は力説する。

　スペシャリストはいわゆる専門・認定看護師のことで、ジェネラリスト教育としては、採用1年目からベテラン看護師まで、段階的な教育体制を組んでいる。

高度で専門的な治療、看護行う

　外来には1日平均1251人（平成26年度）の患

看護部の医療活動

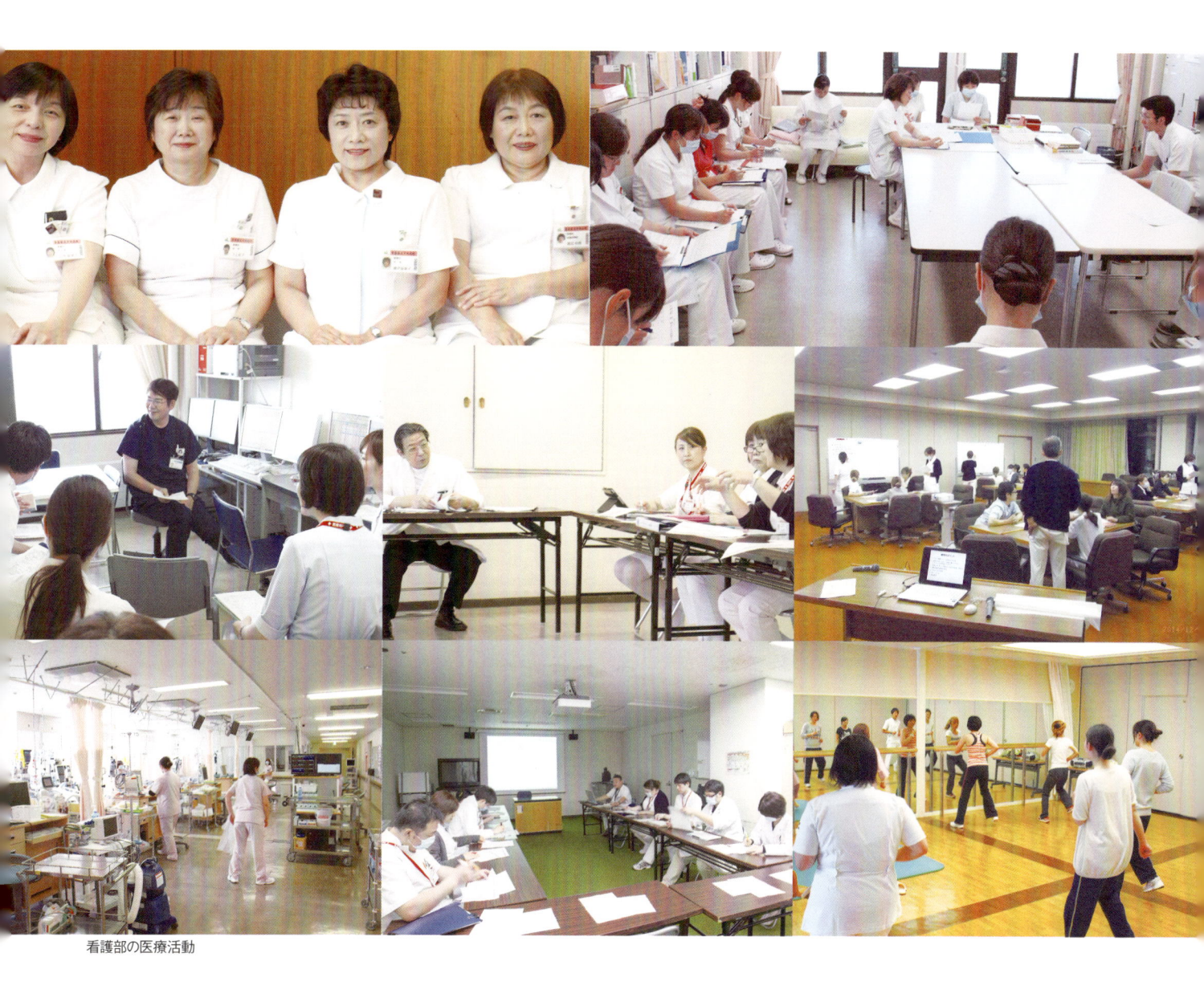

者が受診する。看護師のほか、看護助手、受付業務クラーク、ドクターズクラークが役割分担している。看護師は、患者の処置や診察介助、療養指導などを受け持つ。看護師が主体となって、看護師の専門性を発揮する「がんの痛み」に看護相談なども開設している。

病棟看護班は、専門性の高い医療の提供に努めている。看護体制は三交代制で、24時間365日、患者を支援している。手術看護班も三交代制で、緊急手術に対しても迅速な対応をしている。

救命救急センター看護班は、救急外来と入院部門のEICUがあり、県内各地域から緊急および重症患者を受け入れている。また、フライトナースは、ドクターヘリの要請があれば、医師と一緒に同行して、診療介助にあたっている。集中治療看護班は、一般病棟に比べて人員を手厚くし、高度で専門的な治療、看護を行っている。

看護師は同院のほとんどすべてに配属されている。「患者さんが安心し、安全で安楽な療養ができるような環境づくりに取り組んでいる。これからも研さんに励みたい」と三上部長は話している。

129

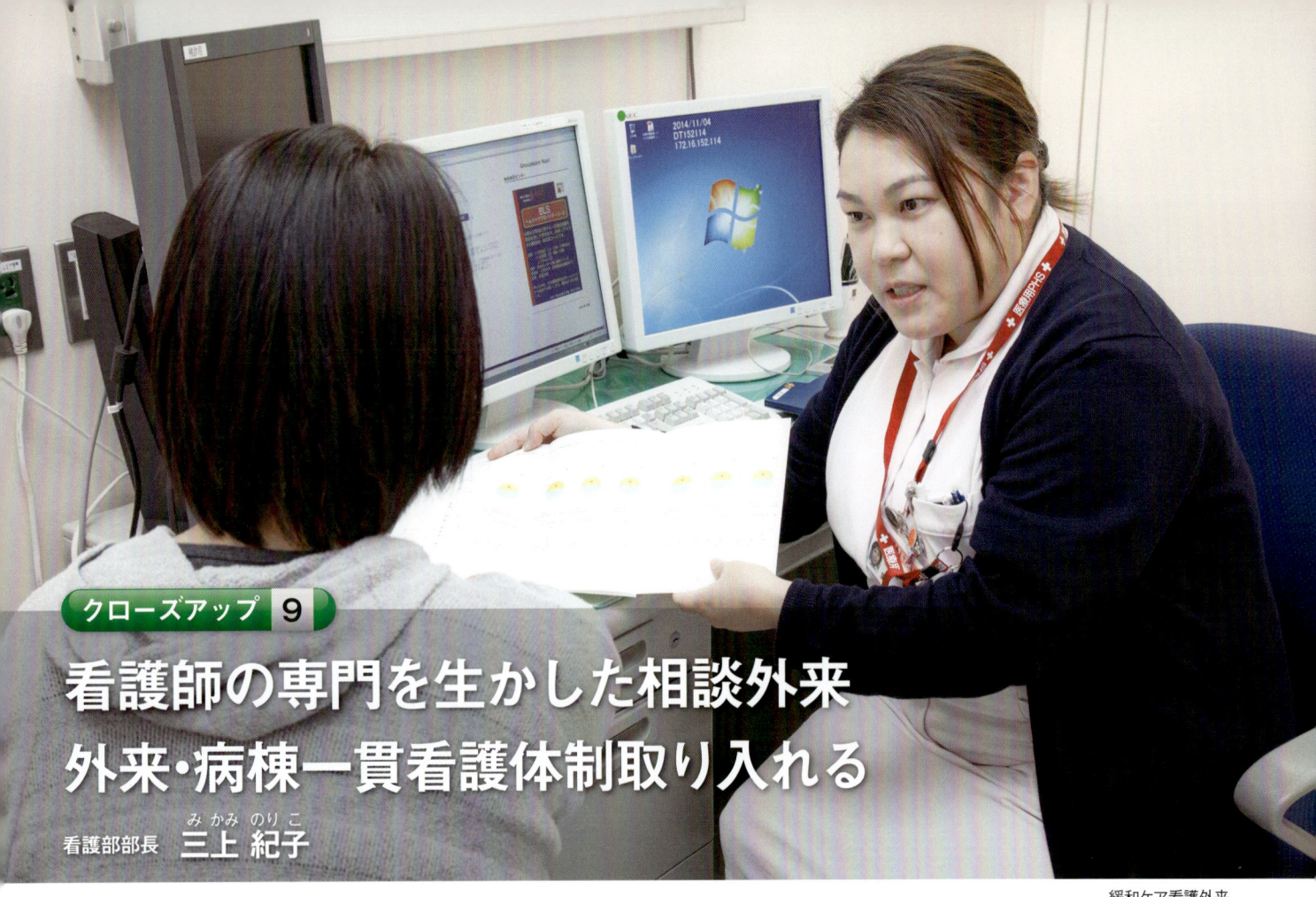

クローズアップ 9
看護師の専門を生かした相談外来
外来・病棟一貫看護体制取り入れる
看護部部長 三上 紀子(みかみ のりこ)

緩和ケア看護外来

「緩和ケア看護外来」の開設

「痛みでできないことや、困っていることはありませんか？ 私たちに伝えて下さい！」──。このようなキャッチフレーズを掲げたポスターが、青森県立中央病院内に貼られている。

これまで院内では、痛みとつらさのスクリーニング調査を行ってきたが、外来患者への「介入」まではつながらなかった。そこで通院する患者の苦痛やつらさに対する支援を、もっと積極的に行うこととし、2014（平成26）年1月に「がんの痛みの看護相談外来」が始まった。場所は外来棟2階、呼吸器外来のすぐ横である。

看護師が主体となって、看護師の専門性を活用した相談外来と位置付けられている。緩和ケア認定看護師が担当し、痛み止めの内服がうまくできない患者へ服薬方法や副作用について説明などを行う。

相談を受けていく中で、痛みだけではなく、治療に対する不安なども見受けられた。このため、10月から「緩和ケア看護外来」と改称し、がんに

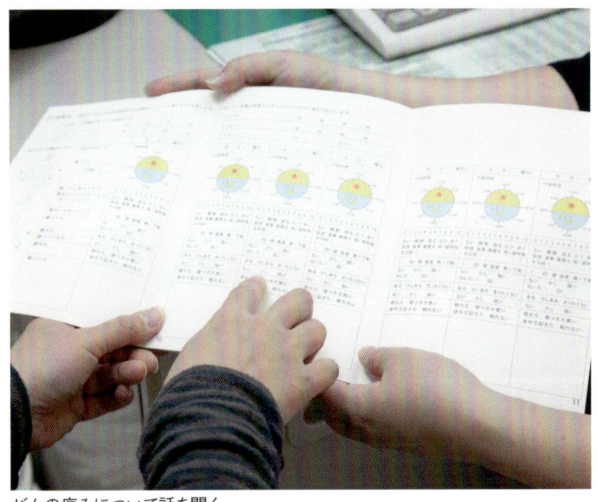

がんの痛みについて話を聞く

伴う痛みなどの症状で日常生活に困っている患者、闘病に伴う気持ちを聞いてほしい患者たちに対して、患者やその家族と面談して丁寧に話を聞く相談業務を積極的に行っている。

リンパ浮腫外来にフットケア外来も

リンパ浮腫(ふしゅ)外来もある。リンパ浮腫とは、何らかの原因でリンパの流れが阻害され、皮下組織に水分が過剰に溜(た)まった状態を言う。乳がんや婦人

科・泌尿器科系のがんに対する手術、放射線治療後に発症することが多い。

リンパ管の圧迫や狭窄、閉塞のためリンパ液の流れが悪くなると、タンパク質を多く含んだ体液が細胞の隙間に過剰に溜まるため、むくみが現れる。この体液が長期間貯留すると、組織の線維化が起こり、その部分の皮膚が次第に硬くなっていく。

リンパ浮腫は予防や早期治療で、重症化を防ぐことができる。リンパ浮腫外来では、皮膚を動かすマッサージや包帯を使った圧迫療法など複合的理学療法を行っている。完全予約制で、火曜と木曜に週10人をめどに対応している。新患が多いのも最近の特徴だ。自宅でのマッサージも欠かせないため、家族と一緒のセルフケア指導に力を入れている。

フットケア外来は、糖尿病の合併症予防の一環として2012年4月に開設した。火・水・木曜の週3回で、予約制。医師の診断をもとに、糖尿病センターの看護師が、足病変を予防するためにケアを行っている。

糖尿病が進行すると、痛みや温度を感じにくくなり、外傷や火傷をしても気がつかないで重症化することがある。自分の足に関心を持ってもらうことが大切で、足浴や爪切りなどのフットケアを行いながら、患者の足の状態と結びつけ、理解を得ながら指導を行っている。

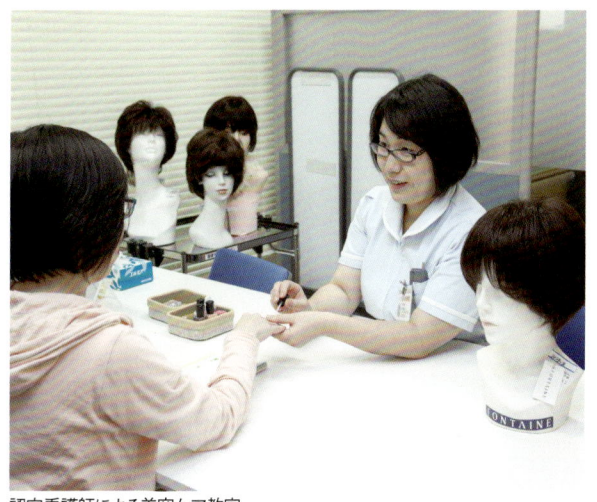

認定看護師による美容ケア教室

美容ケア教室もある。抗がん剤治療の副作用で起きる脱毛、皮膚障害、爪の障害のセルフケア指導に加え、美容ケアに関する基礎的情報を教えている。

具体的には、化学療法中の脱毛や発毛のメカニズム、脱毛したときのヘアケア、ウィッグや帽子について、治療中のスキンケアと爪のケアや皮膚に障害がみられるときのメイク法のコツも伝授する。

患者第一に外来と病棟の垣根低く

これらの外来は、病棟との連携が欠かせない。外来と病棟との一貫看護体制の充実とも言える。患者が退院後に、通院する外来で、継続した看護や相談、療養指導が大切だからだ。

看護部の三上紀子部長は「一貫看護体制のため業務の見直しに着手している」と言う。業務の効率化も進めている。例えば、5階東病棟の糖尿病センター（内分泌内科）の看護師が、内分泌内科外来のフットケア外来でも看護を行うなど、外来と病棟の垣根を低くしている。患者を第一に考えた体制づくりが、順調に進んでいる。

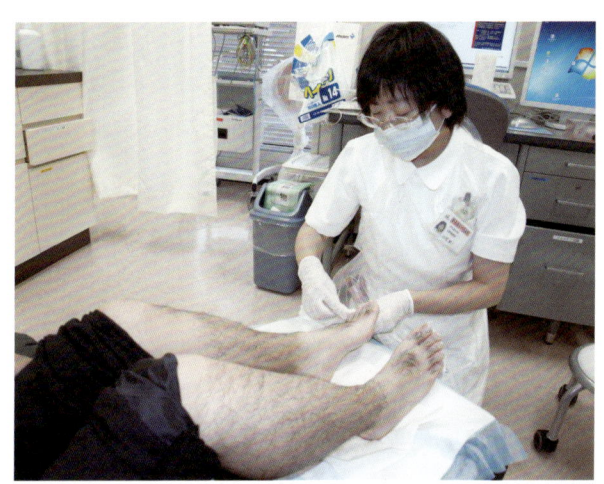

糖尿病療養指導士によるフットケア

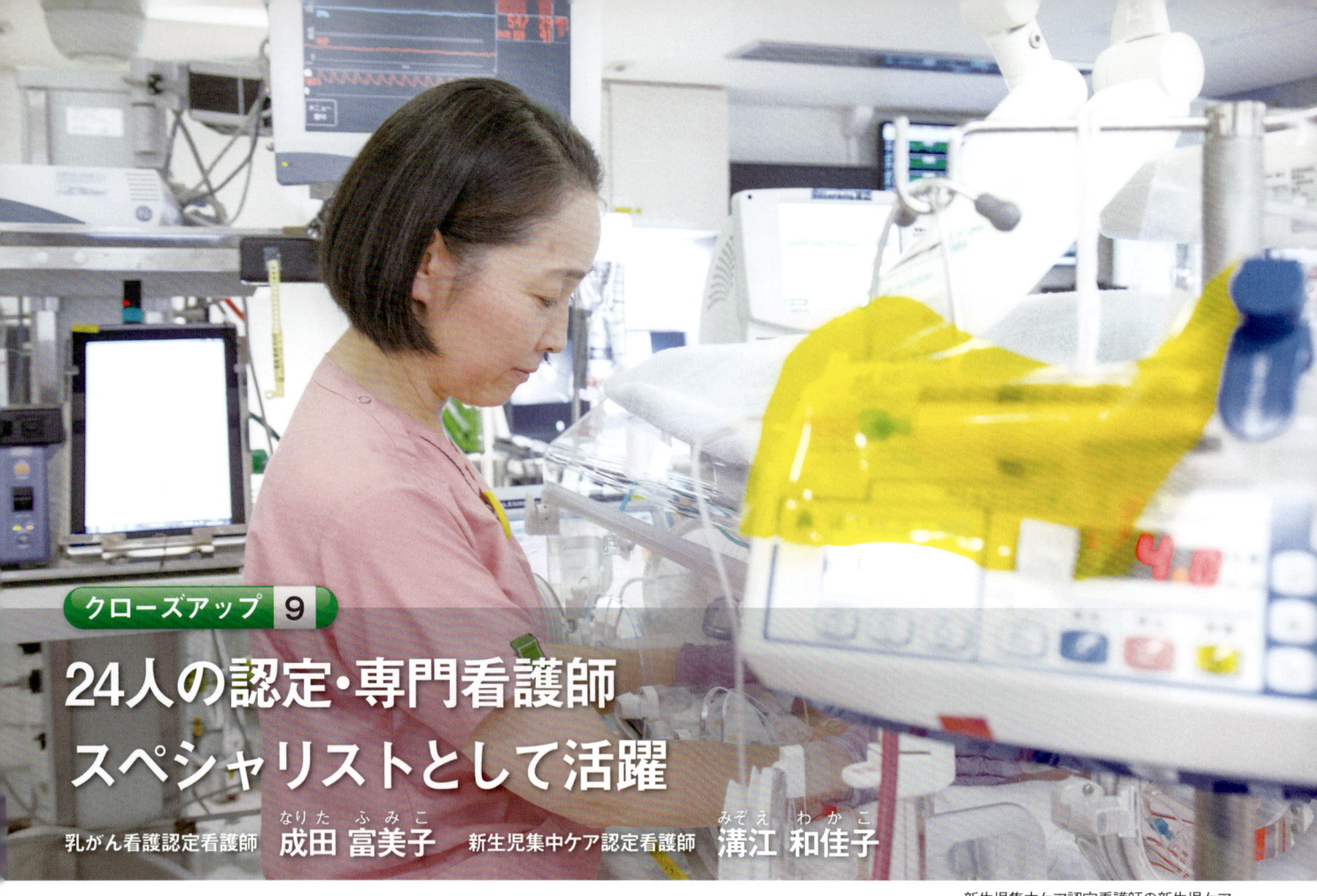

クローズアップ 9
24人の認定・専門看護師 スペシャリストとして活躍

乳がん看護認定看護師 成田 富美子（なりた ふみこ）　　新生児集中ケア認定看護師 溝江 和佳子（みぞえ わかこ）

新生児集中ケア認定看護師の新生児ケア

県内で唯一の「新生児集中ケア認定」看護師

　看護師の溝江和佳子さんは、青森県内で唯一の新生児集中ケア認定看護師である。

　NICU（新生児集中治療室）に入院する新生児のケアが主な業務だ。最近は、低出生体重児の出生が増加傾向にある上、集約化によって、県内で出生する1000g未満の超低出生体重児のほぼすべてが入院し、急性期の治療を行っている。そのため、新生児ケアに対する最新の幅広い知識を持った認定看護師の役割はより重要になっている。ハイリスクで生まれてきた新生児に予防的観点から働きかけ、命を守る専門の認定看護師と言える。

　急性かつ重篤な状態にある新生児の身体的なケアはもちろん、新生児と母親の良好な親子関係をつくるための支援も大切な仕事だ。赤ちゃんが教えてくれるサインを的確に読み取り、家族の思いに耳を傾け、生理学的・神経行動学的に安定させるためのケアを担う。

　医師や産科、他職種のスタッフとの連携を図ることも重要だ。チーム医療を底上げするために、

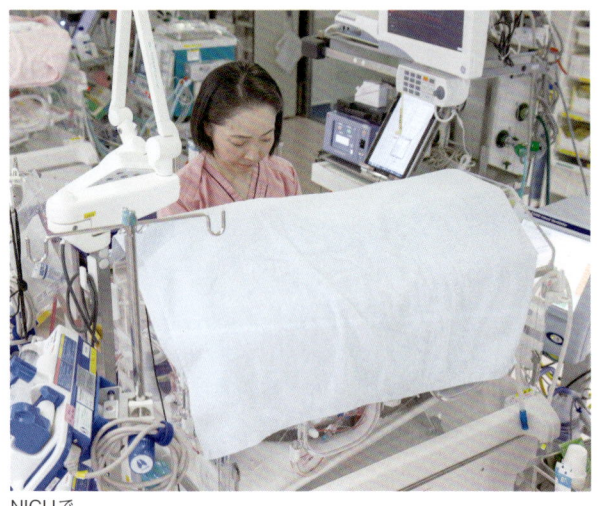

NICUで

スタッフ全員が呼吸管理をはじめ、栄養、保温、環境整備などができるように、看護実践を通して指導・相談業務を行う。

　溝江さんは新任のときに、小児科に配属され「子どもの力に魅せられた」と言う。さまざまな診療科を経験した後に新生児医療の現場に戻り、2010（平成22）年に、専門性を高めるため約半年間、研修を受け日本看護協会の認定審査に合格した。

　認定看護師になった後も、最新の知識・技術獲得のため、積極的に研修や学会に参加している。

更新審査のための準備に加えて、県内全体の周産期医療のレベルアップのため、周産期ネットワークの構築に力を注いでいる。

乳がん看護の中心的な存在

乳がん看護の認定看護師である成田富美子さんも、県内でただ一人の存在だ。「乳がんはほかのがんと比べても、罹患時期が早い、治療方法が複雑で理解しにくい、患者本人が治療方法の選択をしなければならない、などの特徴がある」と説明する。

2008年に認定看護師資格を取得。チーム医療の中心として、治療を開始する前の患者への心理的なサポートに始まり、治療方法の意思決定、治療後のセルフケアの指導まで行う。時には、個別面接を行いながら、患者のサポートにもあたっている。

また、青森県の乳がん看護の質を高めるため、院内外の看護師たちと乳がん看護の事例検討会を実践している。

精神科やがん疼痛、摂食・嚥下でも養成

溝江さんや成田さんのような認定看護師が、青森県立中央病院には22人いる。その内訳は、がん化学療法看護と緩和ケア、救急看護が4人、感染管理が2人、皮膚・排泄ケアが2人、新生児集中

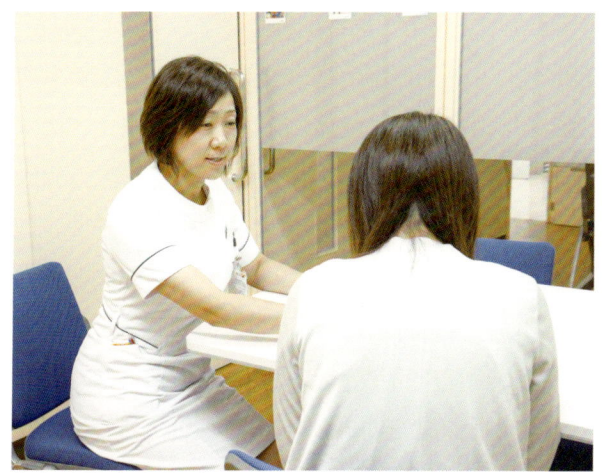

乳がん看護認定看護師の個別面談

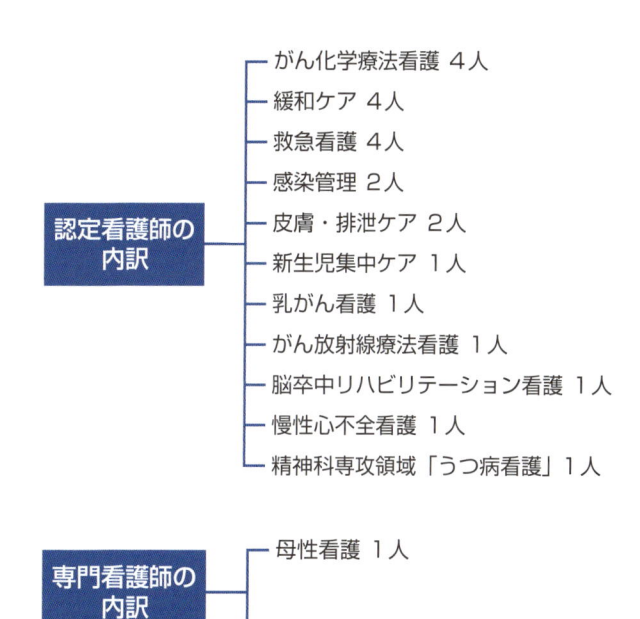

認定看護師の内訳
- がん化学療法看護 4人
- 緩和ケア 4人
- 救急看護 4人
- 感染管理 2人
- 皮膚・排泄ケア 2人
- 新生児集中ケア 1人
- 乳がん看護 1人
- がん放射線療法看護 1人
- 脳卒中リハビリテーション看護 1人
- 慢性心不全看護 1人
- 精神科専攻領域「うつ病看護」1人

専門看護師の内訳
- 母性看護 1人
- 急性・重症患者看護 1人

ケア、乳がん看護、がん放射線療法看護、脳卒中リハビリテーション看護、慢性心不全看護、精神科看護が、各1人となっている。

このほか、妊娠・出産・育児を体験する女性と家族が、安全で満足できるような看護ケアを提供する母性看護と、緊急度や重症度の高い患者に対して集中的な看護を提供する急性・重症患者看護の専門看護師が1人ずついる。

同院では、さらに多くのスペシャリストの育成にも積極的に取り組んでいる。看護師のキャリアアップの動機づけを図り、専門性の高い医療・看護の提供を目指しているからだ。基本方針としては、同院の各センターの各領域に、認定看護師を配置したいと言う。まだ認定看護師がいないがん性疼痛看護、小児救急看護、摂食・嚥下障害看護についても、認定看護師の養成を重点目標にしている。

さらに、患者数が増えている乳がん看護の認定看護師も、もう1人増やし2人体制を目指している。

ヒヤリ・ハット分析部会

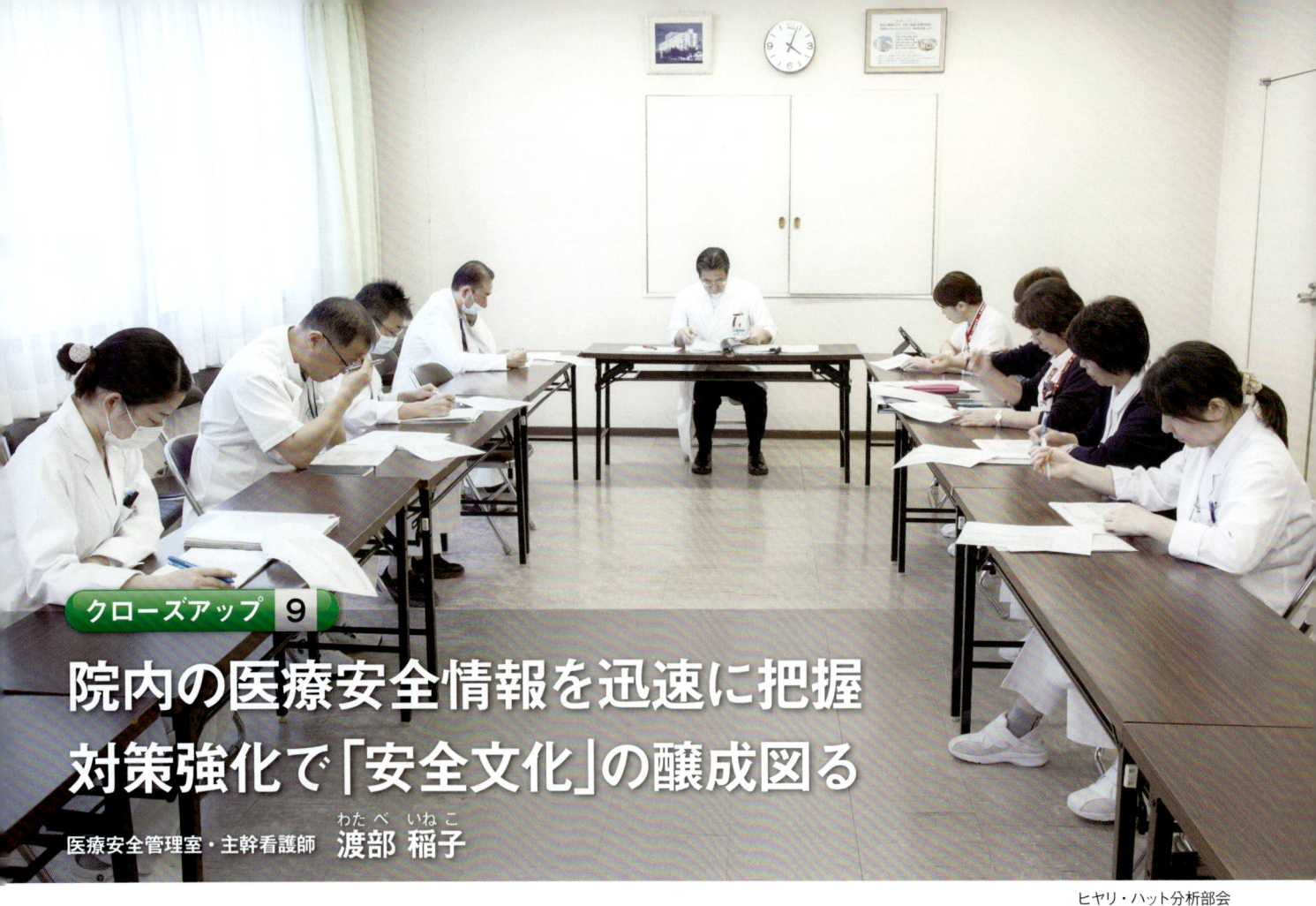

クローズアップ 9

院内の医療安全情報を迅速に把握
対策強化で「安全文化」の醸成図る

医療安全管理室・主幹看護師　渡部 稲子(わたべ いねこ)

■GRMとして院内の安全管理を担う

「冬はおっける　のめくる　とっけらがるのでご注意ください」——。こんなポスターが青森県立中央病院のロビーなどに写真入りで貼ってある。これらの言葉は津軽弁・南部弁・下北弁で「転ぶ」「つまずく」と言う意味である。

さらに「床が滑りやすくなっています。来院の際は、服や靴についた雪を払いましょう。入口の玄関マットやほうきをご利用ください」などと書いてある。これは同院の医療安全管理室が作成したものだ。冬場になると、院内に入るときに転倒事故が起きる確率が高く、注意喚起を目的にこのような掲示を行った。

同院は、県立病院として唯一の総合病院で、常に質の高い医療が求められている。質の高い医療とは、高度医療技術の提供はもちろん、安全な医療を提供することである。そのために設置された医療安全管理室は、病院内での医療安全に関するあらゆる情報を詳細に把握し、迅速に対応策を決定し、その対策を院内に周知、実行する要となる部署である。

中心となるのが医療安全管理者で、同院は「ゼネラルリスクマネージャー」(GRM)と呼んでいる。そのGRMが主幹看護師の渡部稲子さんだ。

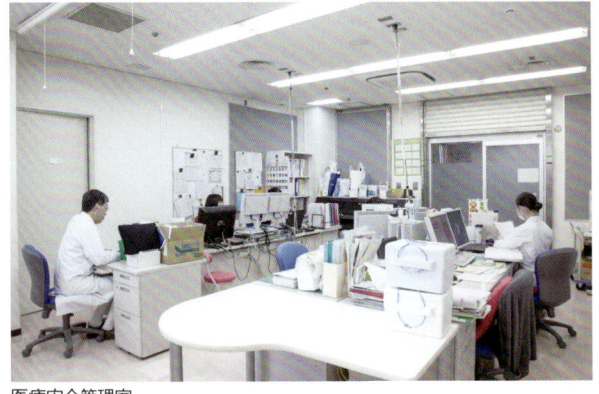

GRMは、安全管理者である副院長の下、安全管理に関する院内の体制の構築に参画し、委員会など各種活動の円滑な運営を支援する。また、医療安全に関する職員の教育・研修、情報収集と分析、対策の立案、事故発生時の初動対応、再発防止策の立案などを行うとともに、発生予防および発生した事故の影響拡大の防止などに努める。これらの活動を通して、安全管理体制を組織内に根づかせ機能させることで、医療機関における安全文化の醸成を促進する役割がある。

医療安全管理室

レベル分けにより「ヒヤリ・ハット」などの届け出件数を増やす

　また患者や医療者から「医療上の問題」「苦情やクレーム」などの直接相談を受け、解決できるように関係部署と調整し対応することもある。同院は、患者の支援をより充実させるため、2014（平成26）年に患者支援委員会を設置、GRMもその一員として活動している。院内の「何でも屋さん」だ。

　ある数字を紹介する。医療安全管理室ができるまでは、具体的に患者に影響のあった「ヒヤリ・ハット」などの事案だけが関係部署に報告されていた。現在はこれらの事案をレベル別に分けて報告し医療安全管理室が収集・分析・評価している。その結果、7、8年前は年間700件だったものが、2013年度は1400件に増えた。

　このレベル、例えば、「レベル0」はエラーや医薬品、医療用具の不具合が見られたが、患者には障害の有無診断が実施されなかったもの、「レベル1」は患者への実害がなかったもの、「レベル2」は軽度の障害があっても処置や治療は行われなかったもの、「レベル3」から「レベル5」は、何らかの処置や治療を行い障害が出たものだ。この「レベル0」や「レベル1」の報告がなされるようになり、医療安全の管理が徹底しつつある。

患者参加の「医療安全」を目指す

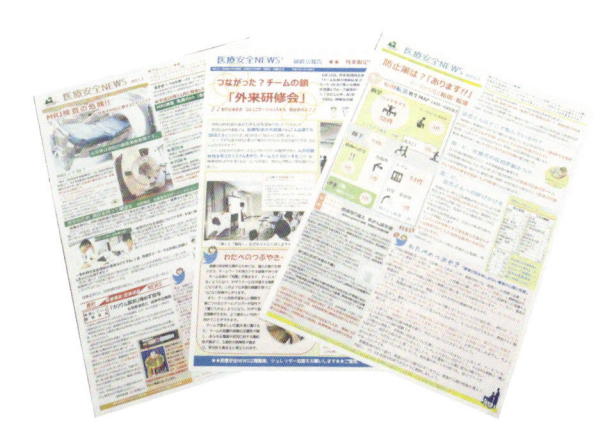

医療安全ニュース

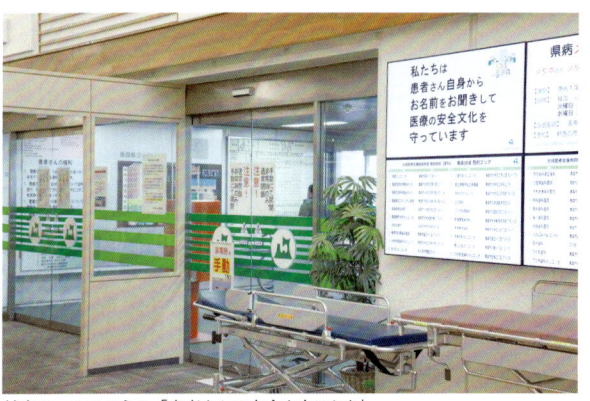

外来ホールのパネル「患者さんの安全を守ります」

　GRMは、医療事故の発生または起こりうる事象に対しての危機管理能力や問題解決能力、院内すべてのスタッフに、組織横断的に活動するための交渉やコミュニケーション能力、そして統括するマネジメント能力が必要とされ、その重責も大きい。しかし最も重要なことは、組織を知り、組織の役割を知り、組織を構成する人を知り、かかわり合いを大切にするスキルである。

　渡部さんは「最も心掛けていることは、安全のためにルールや規則ですべてを縛ることではなく、必ずそこには患者さんやその家族がいるので、『倫理感』を持って考えること。安全を優先に物事を決定する際、判断に迷うときには『患者さんにとって安全か』『患者さんにとって何が大切か』を考える。そうすることで、おのずと答えが出てくる。患者さんの一番近くにいて、一番多く接している看護師だからこそ、その経験が生かされる」と強調する。

　医療は不確実なもので、医療事故や医療過誤ではなく、避けることのできない合併症や副作用が生じることもある。情が厚く誠実、無口で照れ屋な青森県民だが、「『言えない、聞けない、任せる』のではなく、患者さんとしてしっかりした姿勢で医療を受けてほしい」と渡部さん。医療者も難解な医学用語を使用せず、誰もが分かる言葉で説明する姿勢がいっそう求められている。これからも安全な医療の提供のために、医療者だけでなく、患者参加型の医療安全を目指す考えである。

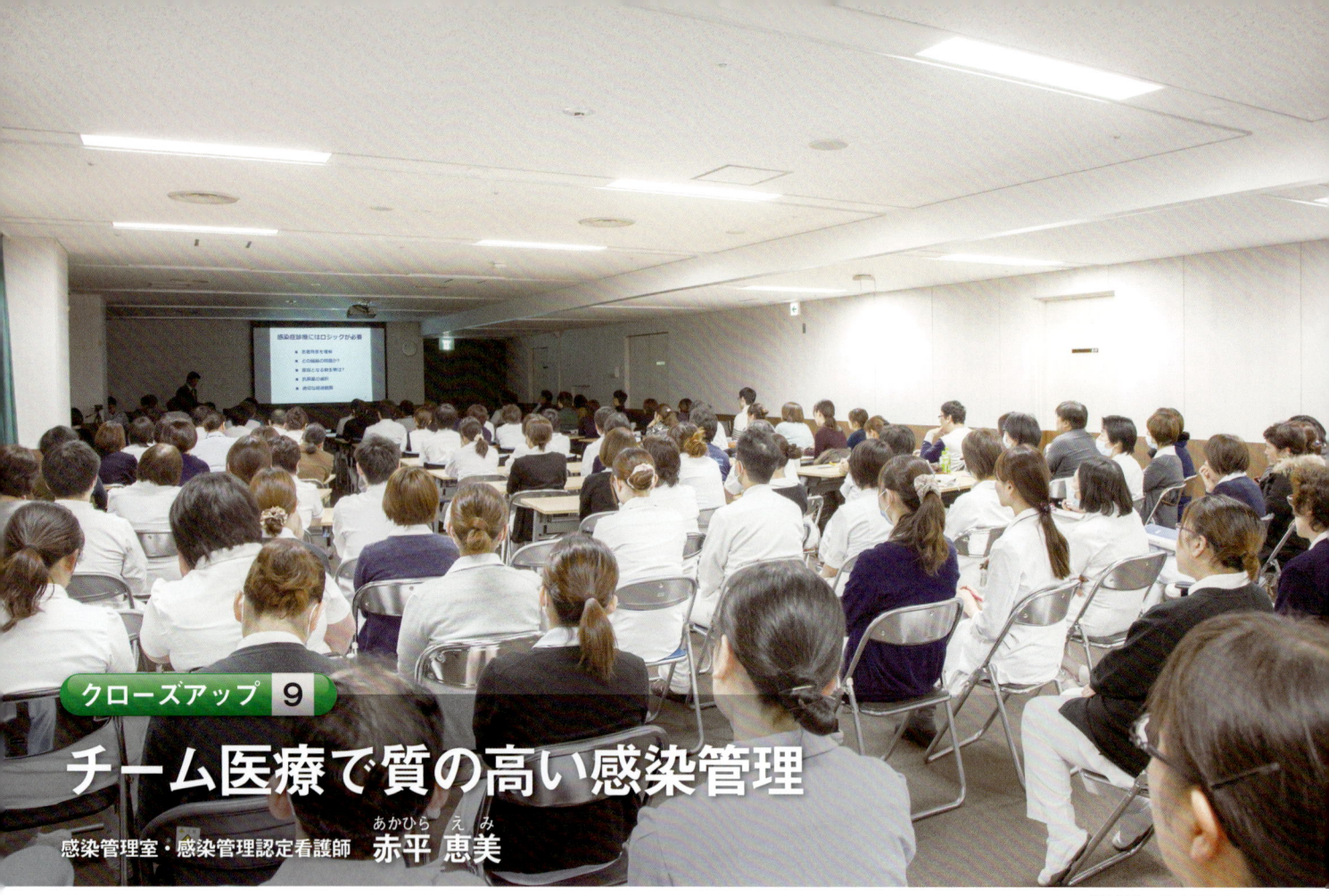

感染対策の院内研修会

クローズアップ 9
チーム医療で質の高い感染管理

感染管理室・感染管理認定看護師 赤平 恵美（あかひら えみ）

「病院」における「感染管理」とは？

　患者に安全な療養環境を提供し、良質な医療・看護を提供するために、病院における「感染管理」が重要性を増している。「感染管理」とは、具体的な例として「入院中に新たに感染症にかかること（院内感染）を予防する」「抗菌薬が効きにくい菌（耐性菌）を蔓延（まんえん）させない」「特定の伝染病への対応（エボラ出血熱やMERSなど）」がある。また同時に「病院で働く職員を感染症から守ること（安全な職場環境の提供）」も大切だ。

　「これらの目標を達成するために、病院には感染管理を専門に担当する部門があります。それが『感染管理室』です」と感染管理室の感染管理認定看護師である赤平恵美さんは言う。これまでも感染対策委員会や感染対策チームとしての活動はあったが、唯一の県立総合病院であり基幹病院でもある青森県立中央病院の役割強化に伴い、感染管理部門を強化する目的で2012（平成24）年に「感染管理室」が設置された。

　感染管理室には、医師・看護師・薬剤師・臨床検査技師の4職種の職員が配属されている。この4職種はそれぞれの専門的な視点から、感染症診療支援や感染制御に関する知識と経験を持ち、それらを結集して、個から組織への介入を進めている。特に看護師は「感染管理認定看護師」という特別な教育を受けた資格を持っており、感染制御を進めるにあたって中心的な役割を担っている。

感染が起こると、どうなる

　近年、「■病院で院内インフルエンザ感染により■人死亡！」「●●菌の院内感染で▲病院が閉鎖」「エボラ出血熱疑い患者が国内で発生」など、感染に関する報道を目にすることが多くなってきた。

　病院には、感染症の治療を目的に入院する患者もいるが、多くの患者は感染症ではなく、ほかの病気の治療を目的として入院してくる。「感染症が一般的な疾患と根本的に異なる点は『ヒトに感染させる可能性』があるということです」と赤平さんは強調する。命を守るための治療によって抵抗力が落ちることがあるため、患者は病気のない

健康な者よりも「感染症にかかるリスク」が高いからだ。また病気が重症であればあるほど、感染症にかかるリスクが高くなる傾向にある。一方で、院内感染する機会を「ゼロ」にすることは、現状ではとても難しい問題となっている。

院内で感染症に罹患して患者が不幸な顛末をたどらないためにも、入院中に院内感染するリスクを下げることに最善を尽くさなければならない。そのためには、病院で働くすべての職員が、感染症を伝播しないために正しい手順で医療・看護ケアを実践する必要がある。これが「感染対策」である。

この感染対策は一朝一夕にできる訳ではない。常日頃から、最善の感染対策（病院職員が感染管理に関わる基本知識や基本技術を習慣化する）を徹底するためには、継続した教育・指導・管理が大切であり、これが赤平さんたち感染管理に携わる者の役割となる。さらに同院は、地域医療支援病院として多くの医療・福祉機関へ、退院後の患者の診療や療養を依頼しており、その観点からも地域全体に向けた感染対策に関する勉強を一緒に進めている。

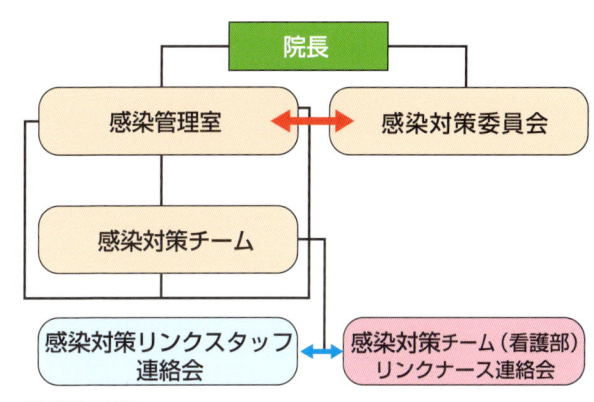

総合的な視点が重要

感染管理の分野では、患者に何が起こっているのか、また目に見える部分だけではなくその裏に何があるのか、この問題を解決するためにはどんな資源や情報が必要なのかを常に念頭に置き、総合的な視点で介入することが必要となる。

「患者さんの安全を守るために、私たち感染管理に携わるチームが一丸となって、感染管理文化の醸成と計画的な改善を積み重ね、安全な療養環境・職場環境を構築し、『質の高い病院』を目指し、青森県の医療・看護の向上に貢献すべく日々努力しています」と赤平さんは語る。

感染管理の組織

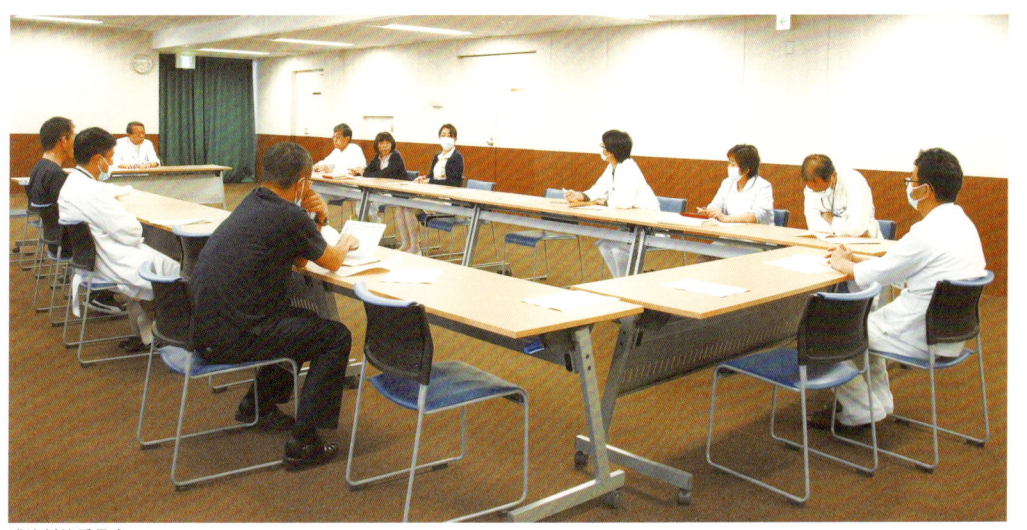

感染対策委員会

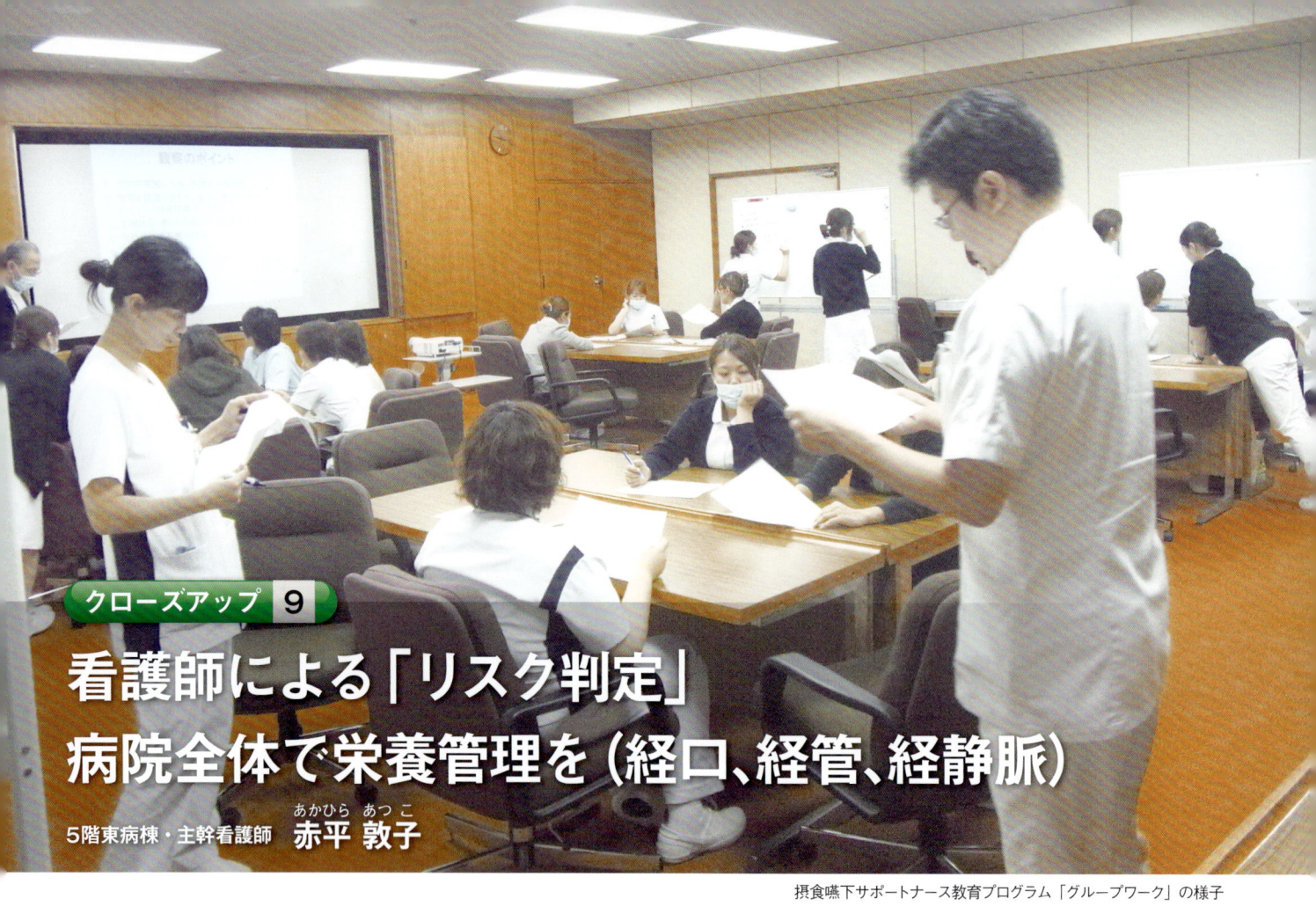

クローズアップ 9
看護師による「リスク判定」
病院全体で栄養管理を（経口、経管、経静脈）

5階東病棟・主幹看護師 赤平 敦子（あかひら あつこ）

摂食嚥下サポートナース教育プログラム「グループワーク」の様子

栄養サポートチームが週1回ラウンド

　青森県立中央病院の栄養サポートチーム（NST）は、医師、歯科医師、栄養士、薬剤師、言語聴覚士、歯科衛生士、検査技師、看護師で編成している。栄養療法グループと嚥下療法グループに分かれ、栄養障害とそのリスクがある患者を対象に、週1回のカンファレンス（検討会）とラウンド（巡回）を行い、栄養療法、摂食機能療法に関しての情報提供を行っている。

　2014（平成26）年度は、11月に「誤嚥性肺炎と嚥下障害」をテーマに県民公開講座を行い、230人が参加した。また、年3回、院内職員を対象に研修会を開催している。

　チーム医療での看護師の役割は①患者、家族に関する情報提供②チームメンバーとの連絡調整③患者ケアの実施④ケアの評価――である。NST専門療法士の赤平敦子さんは、この役割を病棟看護師が果たせるよう調整している。また、リスクの評価も重要であり、この状態をどこの部門に相談し、どういう方法をとればいいのか判断することも必要となる。患者の気持ちや状態を一番理解できるのは看護師であるため、チーム医療にはなくてはならない存在だ。推奨した栄養療法を病棟で実施するために、病棟看護師に調整役も依頼、患者ケアの実施や評価ができるよう指導している。

適正な栄養管理をし、最良の状態へ

　NST介入の2つの症例を紹介する。

　1例目は、腸に直接栄養を注入する栄養補給法の「経腸栄養」。患者は、るい痩（やせ症）がひどい状態で、手術後に経管栄養を実施していたが、頻回の下痢、嘔吐があり、介入依頼があった。栄養剤を半消化態から消化態へ変更し、併せて水溶

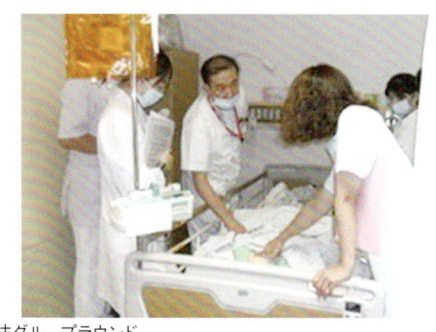

栄養療法グループラウンド

138

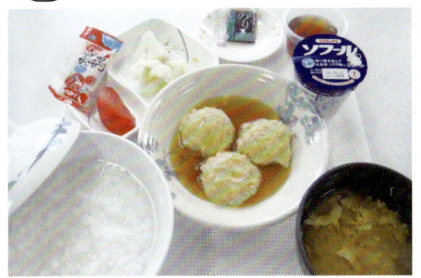

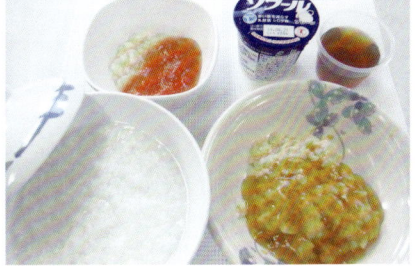

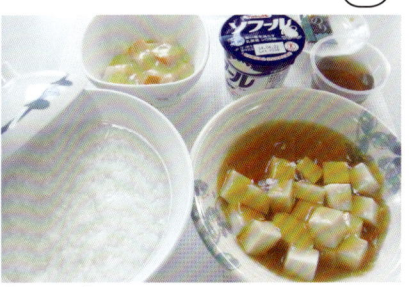

嚥下困難度　難 ← → 易

軟菜食　　嚥下移行食　　嚥下ソフト食

性食物繊維の添加を行ったところ、下痢、嘔吐が改善し、意識状態も良くなって、嚥下訓練後、経口摂取へと移行できた。経口摂取への移行の時期に、回復期病院へ転院となり患者の現状を伝えた。

2例目は「短腸症候群」。患者は、クローン病（難病）で入院前から栄養障害があった。腸切除を繰り返し、残存小腸が少なくなった状態。栄養障害の改善と今後の栄養状態を維持するため介入した。エレンタール（栄養剤）の投与方法を、経管栄養から経口摂取へと移行するための計画を立案して（具体的には「ゼリー化する、レシピを提案する」）患者の理解を得ながら行い、必要カロリーを摂取することができた。栄養状態は改善傾向となった。

NSTがスタートしたのは2008年4月で、嚥下チームが発足したのは翌年8月のことだ。「SOIN」（ソイン）と呼ばれるソフトを使って行う「リスク判定項目」は、総合リスク項目11、摂食・嚥下項目16。主な質問項目は「体重減少の有無」「最近1週間の摂食状況」「検査データ（血清アルブミン値、プレアルブミン値、CRP）」などだ。

2013年度の栄養障害のリスクのある患者は31.2％、軽度栄養障害の患者13.2％、中等度栄養障害の患者5.1％、高度栄養障害の患者1.1％で、リスクのある患者と栄養障害の患者数を合わせると入院患者の5割を占める。

嚥下チームでの2013年度の介入件数は167件であった。

誤嚥性肺炎のリスク判定は、同じくSOINで行っており、それを基準に訓練をするかどうか判断している。

誤嚥性肺炎を予防するための看護師教育

NSTメンバーである主幹看護師の赤平敦子さんは、2004年に青森糖尿病療養指導士の資格を取得、2011年、NST専門療法士の資格を取得した。2009年から糖尿病センターに勤務している。

2014年度からは、誤嚥性肺炎を予防するため、看護師に対する教育（摂食嚥下サポートナースの育成）に取り組んだ。院内の看護師26人と院外の看護師14人が参加。誤嚥のリスクがある患者に対し、看護師が早期に嚥下評価を行い、主治医に報告、確認ができ、適切な食事援助ができることを目的に、実技を含む7回の研修を行っている。研修の修了時には、確認テストを行った。この取り組みは、今後も継続していく。

NSTのチームメンバーは、通常の勤務と兼務のため活動時間が限られ、介入する件数が増やせない現状がある。だが「将来は誤嚥性肺炎のリスクのある患者さん、例えば消化器外科手術を控えている患者さんや化学療法予定の患者さんに対し、栄養部門やリハビリ部門などと連携して、予防的に介入したい」と赤平さんは抱負を述べる。

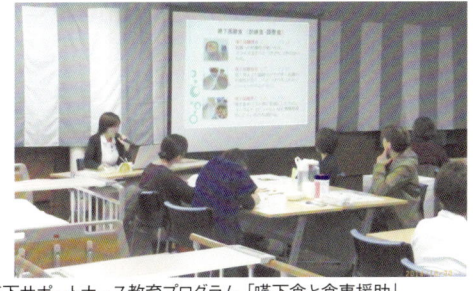

摂食嚥下サポートナース教育プログラム「嚥下食と食事援助」
講師／NSTコアスタッフ柳谷智美（脳卒中リハビリテーション認定看護師）

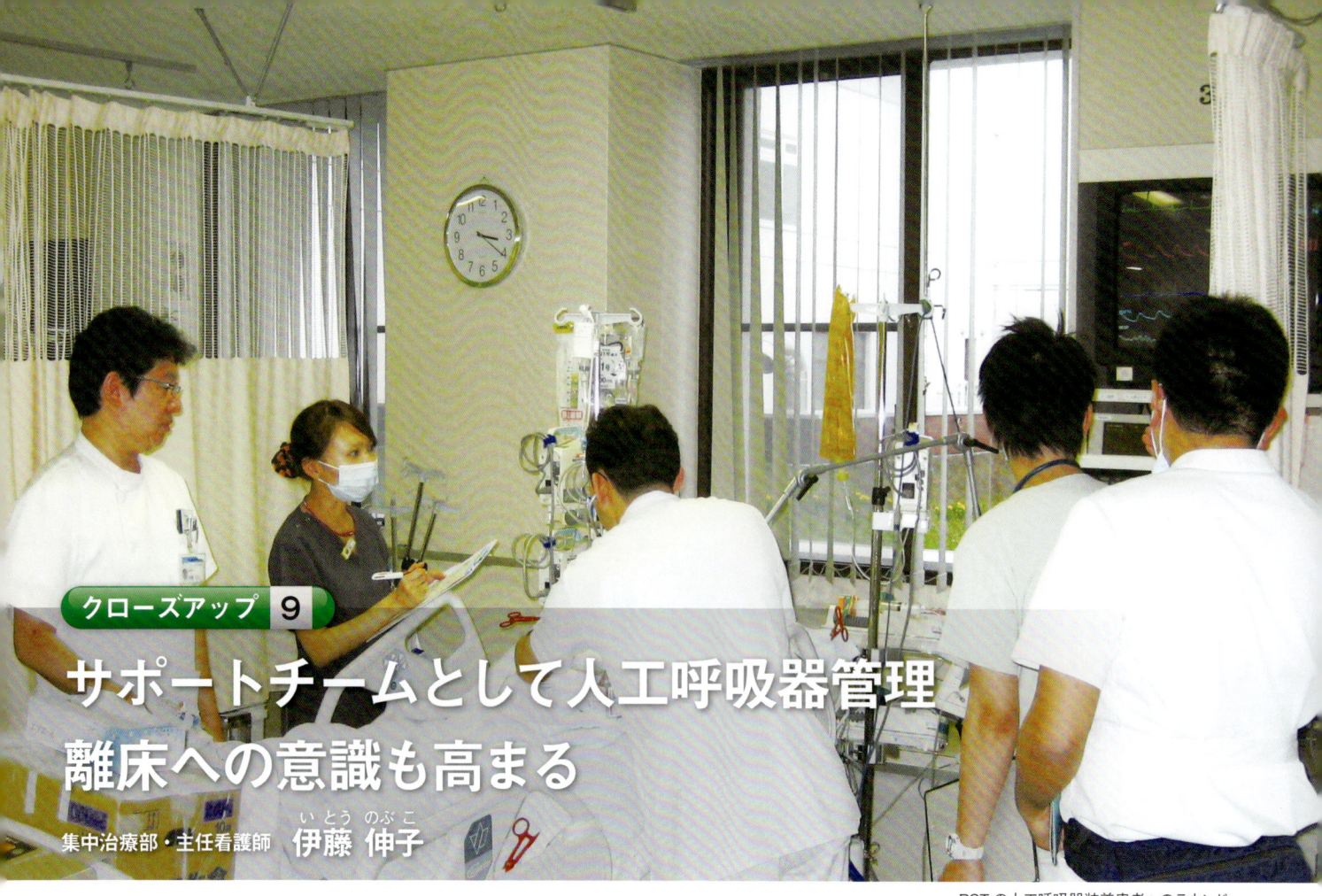

クローズアップ 9

サポートチームとして人工呼吸器管理
離床への意識も高まる

集中治療部・主任看護師　伊藤 伸子（いとう のぶこ）

RSTの人工呼吸器装着患者へのラウンド

毎週火曜に病床をラウンド

　医療の高度化により、人工呼吸器管理は一般病棟でも日常的な医療行為になっている。日本呼吸療法医学会は、人工呼吸器管理を集中治療施設で管理することを提言しているが、青森県立中央病院では、すべての人工呼吸器管理患者を重症部門で管理できないのが現状だ。さらに、人工呼吸器装着患者については、安全管理はもちろんのこと、人工呼吸器の合併症予防を目的として、呼吸理学療法や栄養療法、鎮静・鎮痛、口腔（こうくう）ケアなど多くのニーズが高まっている。

　そこで、2011（平成23）年に呼吸サポートチーム（RST）を立ち上げ、呼吸ケアチーム加算の算定が開始となった。RSTは、医師、看護師、理学療法士、臨床工学技士の専任メンバーと呼吸療法認定士、そして同院の特徴として歯科衛生士を加え組織している。人工呼吸器管理の環境を安全に整え、その管理を標準化することを目的にしている。人工呼吸器装着患者への巡回（ラウンド）や酸素療法、人工呼吸器管理に関する相談、物品の整備など呼吸全般について医療安全や感染、栄養サポートチームなどとコラボレーションしながら活動を行っている。

　ラウンドについては、毎週火曜の午後に人工呼吸器をつけた患者を診て回り、治療が適切かどうか、合併症の予防対策はできているかどうか、リハビリテーションはきちんと行われているかなどチェックしている。

　RSTの発足前後で比較すると、人工呼吸装着患者のリハビリテーション導入件数は増加し、訪室

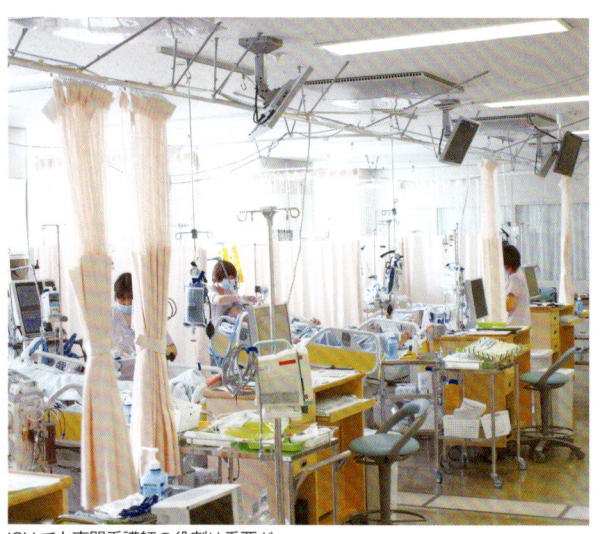

ICUでも専門看護師の役割は重要だ

した際にベッドを上げる「頭位挙上」の様子が、数多くみられるようになった。「少しずつですが、離床への意識が高まっている」と言うのは、RSTの専任メンバーで主任看護師の伊藤伸子さんだ。伊藤さんは「閉鎖式吸引システムの導入や気管チューブ固定方法の標準化で、感染予防や安全な管理につながっている」と付け加える。

東北・北海道で初の急性・重症患者看護専門看護師

伊藤さんは、2009年に急性・重症患者看護専門看護師の資格を取得した。東北・北海道地区では初めてだった。急性・重症患者看護専門看護師は、専門看護師（CNS）の役割である「実践」「相談」「調整」「倫理調整」「教育」「研究」の能力を駆使しながら「緊急度や重症度の高い患者に対して集中的な看護を提供し、患者本人とその家族の支援、医療スタッフ間の調整などを行い、最善の医療が提供されるよう支援する」という特徴がある。

伊藤さんはICU（集中治療室）のスタッフとして勤務するほか、週に1日、専門看護師の活動を行っている。ICUでは、日々の実践や教育はもちろん、患者や家族、そして医療者側についても困難と思う事例の相談・介入を行うなど、専門看護師としての役割を発揮している。また、新採用者研修では、救急看護認定看護師と協働して、より実践的な研修の企画・運営、指導者の育成を行うとともに、RST専任メンバーとして、また救急災害看護委員会の委員としての活動も実施している。

院内救急対応システムの必要性も

伊藤さんは「これまでの活動や専門看護師を取得するまでの過程で、多職種が目標を共有化し、連携・協働することでプラスの相乗効果が得られ、患者・家族だけでなく、医療者側もより充実し満足したケアを提供できることを実感した」と強調する。さらに「専門看護師の役割である『調整』や倫理的な問題も含む『倫理調整』が必要であり、そこに専門看護師がRST専任メンバーをすることの意義がある」とも言う。RSTのメンバー同士のコミュニケーションを図ること、ラウンドに行き現場の声を聞くこと、他分野との連携を強めることを心掛けている。

RSTのラウンドの対象である人工呼吸器を装着した患者の経過をたどると、必ずポイントになる瞬間や出来事がある。その瞬間を逃さず対応できれば、「急変」は未然に防ぐことができる。

今後は、人工呼吸器管理を支援するRSTとともに、その兆候に早期に対応できる「Rapid Response System」（院内救急対応システム）の必要性が高まり、そのシステムの構築を見すえて活動することが重要である。「『何かおかしい…』と気付いたら、遠慮なく呼吸サポートチームに相談してください」と伊藤さんは呼び掛けている。

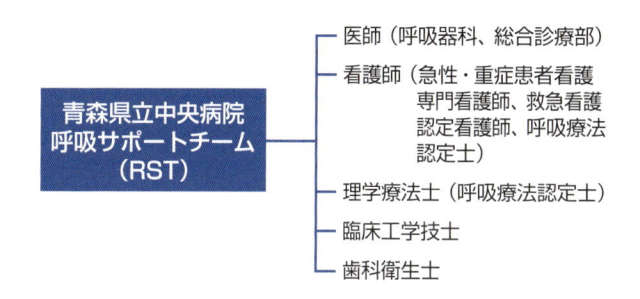

青森県立中央病院 呼吸サポートチーム（RST）
- 医師（呼吸器科、総合診療部）
- 看護師（急性・重症患者看護専門看護師、救急看護認定看護師、呼吸療法認定士）
- 理学療法士（呼吸療法認定士）
- 臨床工学技士
- 歯科衛生士

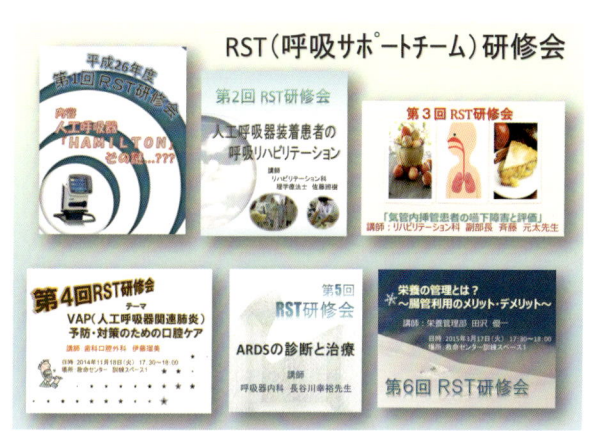

年6回 RST研修会を企画、開催している

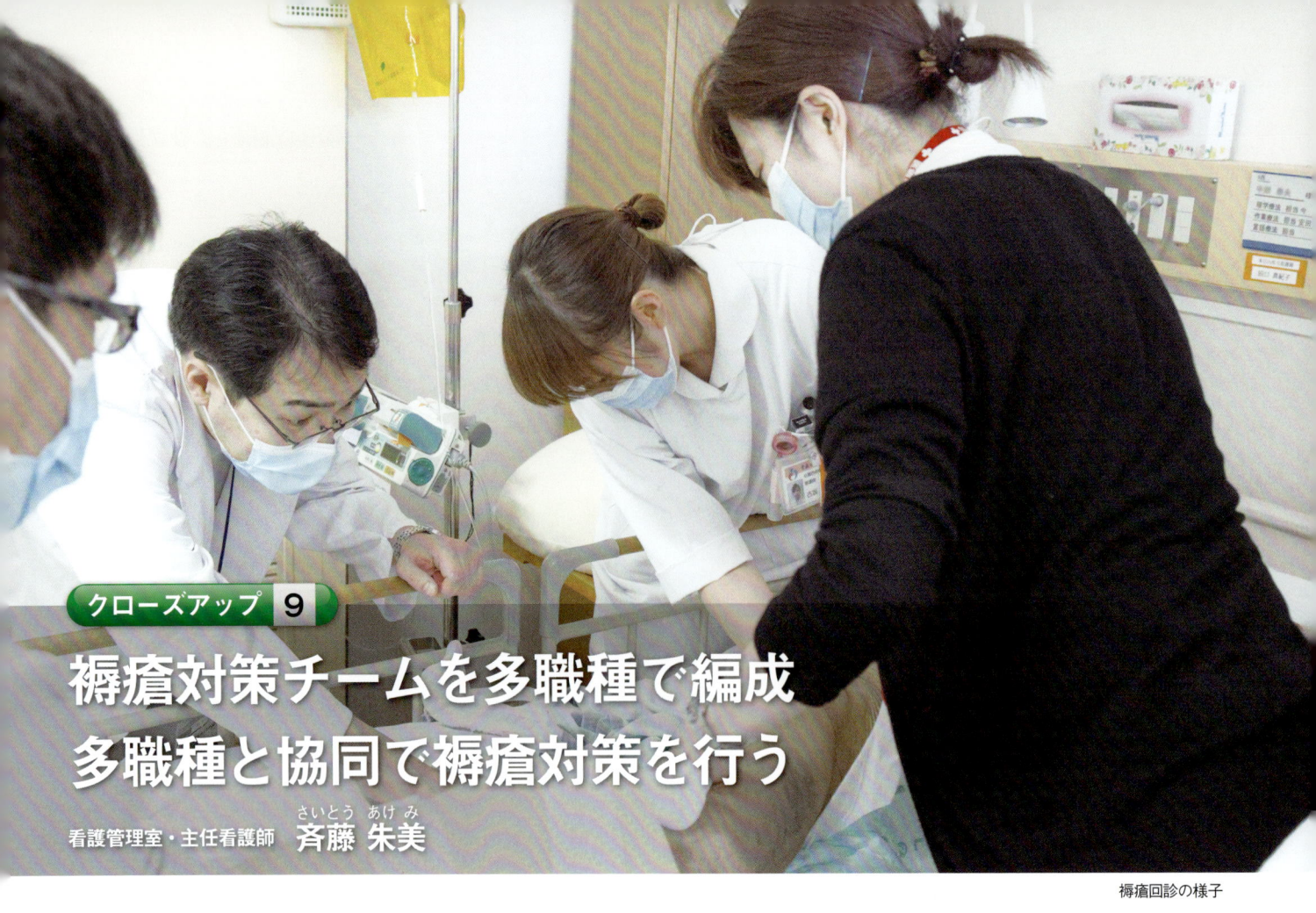

クローズアップ 9
褥瘡対策チームを多職種で編成
多職種と協同で褥瘡対策を行う

看護管理室・主任看護師　斉藤 朱美(さいとう あけみ)

褥瘡回診の様子

褥瘡対策を多方面からアプローチ

「皮膚・排泄(はいせつ)ケア認定看護師」とは、スキンケアを基盤に、創傷(そうしょう)(褥瘡(じょくそう)・胃瘻(いろう)・手術創(そう)など)、ストーマ(人工肛門(じんこうこうもん)・人工膀胱(じんこうぼうこう))、失禁(便や尿の漏れ)などの患者を対象に専門的なケアを提供する看護師のことだ。その認定看護師の資格を持つのが、看護管理室の主任看護師である斉藤朱美さんだ。

青森県立中央病院では、入院中の患者の褥瘡発生を予防するために、褥瘡対策チームを編成している。褥瘡とは聞きなれない言葉だが、一般的に言う床ずれの事である。褥瘡は、いったん発生してしまうと、治るまでに大変時間がかかるという。高齢化に伴い、寝たきりの患者は増加しており、褥瘡発生のリスクは年々高まっているそうだ。

褥瘡対策チームは、皮膚科医、看護師、管理栄養士、理学療法士、薬剤師、検査技師などが連携し、褥瘡対策を行っている。このように多職種が協力することで、褥瘡対策を多方面からアプローチしていくことができ、より効率的な予防・治療につながる。

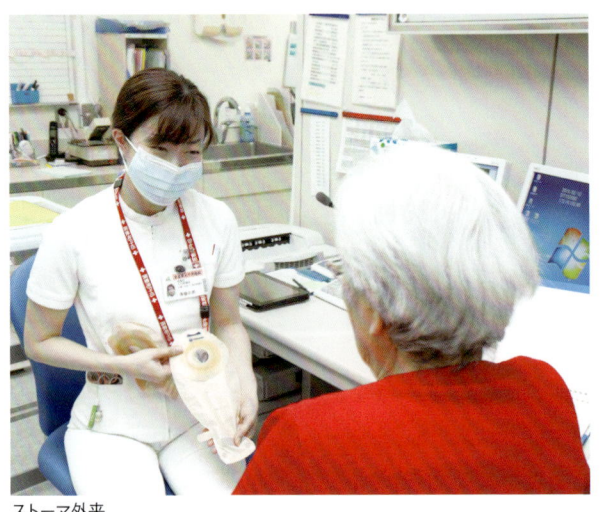

ストーマ外来

毎週金曜は多職種で回診、栄養チェックも

褥瘡対策にとって最も重要なことは予防であり、それぞれの病棟におけるリスク評価、体位変換の実践、適切な体圧分散寝具の選択などが求められる。褥瘡対策チームは、褥瘡回診を行い、病棟スタッフと話し合いながら、より実践的な褥瘡対策を目指している。

褥瘡回診は毎週金曜に行う。患者の褥瘡の状態を評価し、ケア方法や治癒過程にあった軟膏(なんこう)の使

用などを提案している。血液データも見ながら、同時に栄養チェックも行う。必要な栄養素を患者が摂取できるように、栄養補助食品などを食事に付けるアドバイスも看護師に行っている。

褥瘡管理者である斉藤さんは、褥瘡対策チームや各部署と連携し、横断的に各病棟を回り、患者の褥瘡発生のリスクアセスメント（危険性の予測評価）、スキンケアの方法、栄養状態などを的確に判断し、ケアの実践、スタッフへの指導・相談を行っている。患者一人ひとりの褥瘡対策について、家族や病棟スタッフ、多職種と一緒に考え、協同してケアを行うことを心掛けている。

退院後の褥瘡対策
患者・家族の褥瘡に対する意識づけも重要

褥瘡対策チームは、入院したときからすでに褥瘡のある患者、また、入院後に発生してしまった患者のもとに行き、情報収集や診察を通して褥瘡の原因を見極め、予防法や褥瘡の処置方法を検討して褥瘡治癒に努めている。

とりわけ重要になってくるのが、褥瘡が治癒し

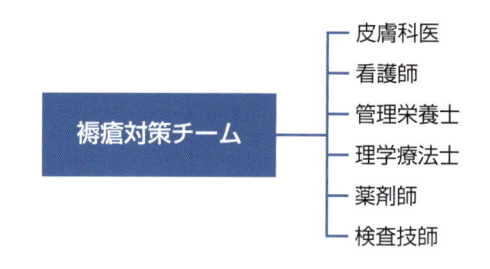

褥瘡対策チーム ─ 皮膚科医
　　　　　　　 ─ 看護師
　　　　　　　 ─ 管理栄養士
　　　　　　　 ─ 理学療法士
　　　　　　　 ─ 薬剤師
　　　　　　　 ─ 検査技師

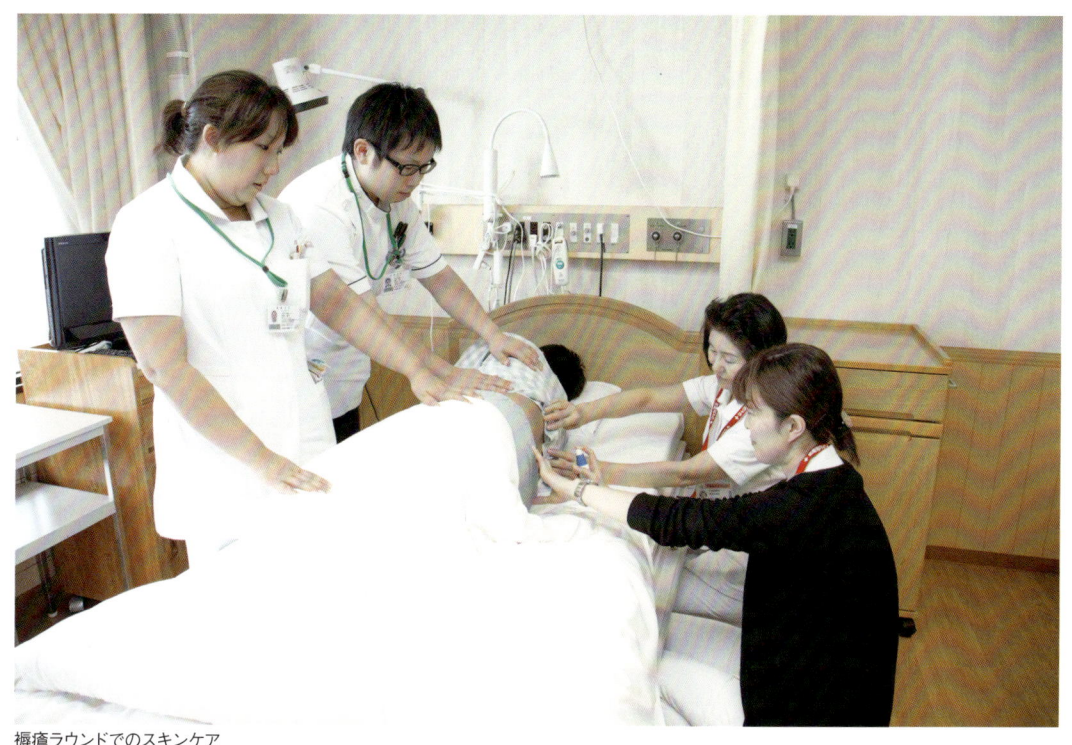

ないまま自宅に帰る患者や、褥瘡発生のリスクが高い患者の、在宅での褥瘡対策である。現在の医療は在宅医療にシフトしつつある。入院中は看護師を中心に、褥瘡対策を行っているが、在宅においても、いかに褥瘡を悪化させないか、予防できるかが大切になってくる。患者や家族には、現在の自分の褥瘡の状態を写真で見せるなど、視覚に訴えながら褥瘡について意識づけを図る。在宅における褥瘡対策では、訪問看護師との連携も欠かせない。

「院内の褥瘡発生事例や病棟ごとの問題点も明らかにしながら、褥瘡発生率の低下を目指したい」と斉藤さんは力説する。現在、同院の褥瘡発生率は入院患者の1％未満となっているが、この数字をさらに減少できることを目標にしている。

褥瘡ラウンドでのスキンケア

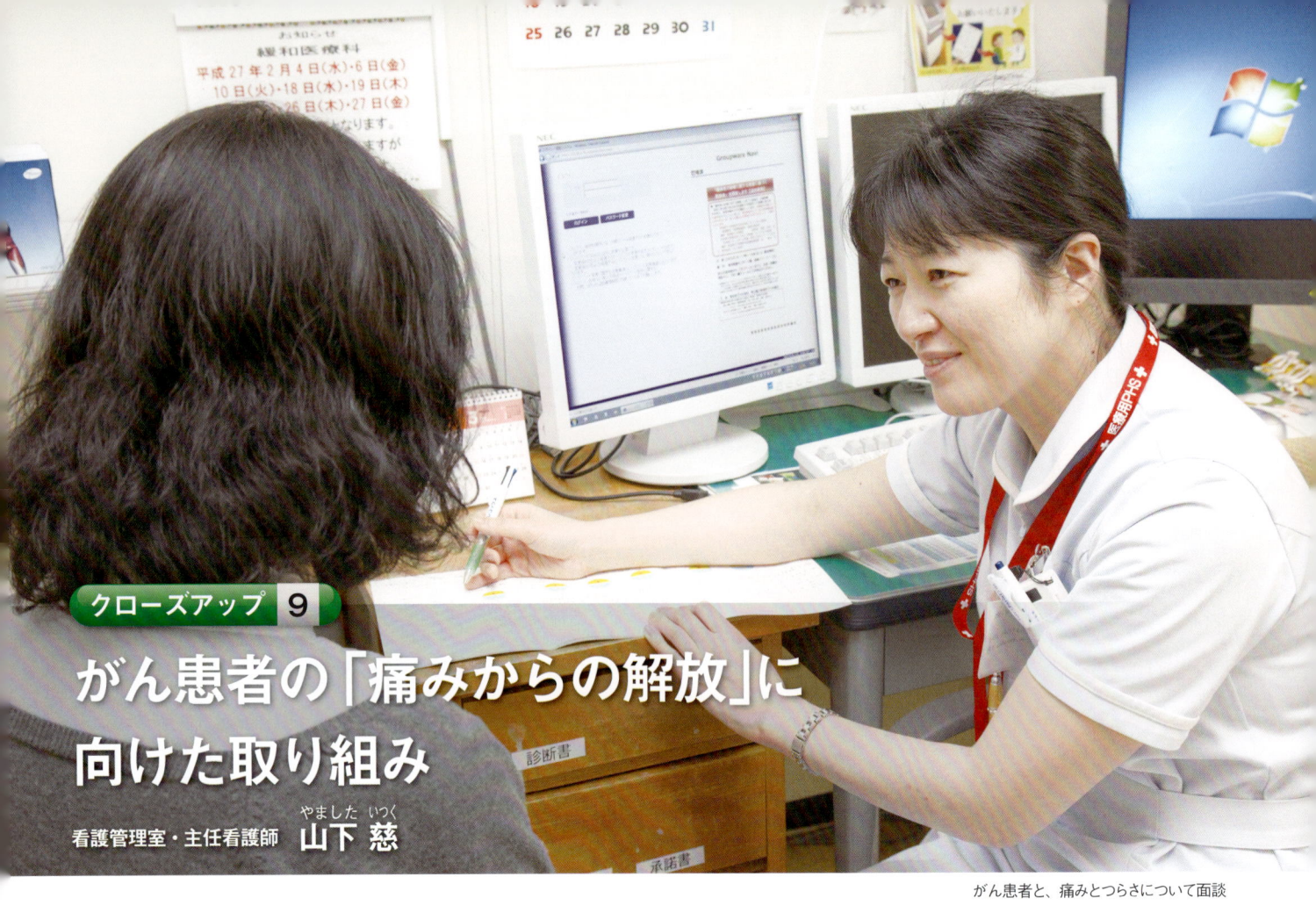

がん患者と、痛みとつらさについて面談

クローズアップ 9

がん患者の「痛みからの解放」に向けた取り組み

看護管理室・主任看護師 山下 慈
やました いつく

■ がん患者の「痛みからの解放」のために

「がん患者の皆さんから痛みを聞き、その痛みを受け止め、痛みの治療に反映させることを、青森県立中央病院の文化にする」――。この「痛みからの解放」こそが、青森県立中央病院吉田茂昭院長が掲げている最大の目標である。

看護管理室・主任看護師の山下慈さんが所属する緩和ケアチームは、この「痛みからの解放」を達成するため、さまざまな部署の専門職が連携し、この課題に取り組んでいる。

しかし、この目標への挑戦は容易ではない。『終末期』『最期』『怖い』など緩和ケアや麻薬の言葉が持つネガティブなイメージ、医療だけでは解決できないつらさに寄り添い、支えることの難しさ。緩和ケアが普及していかない院内で、山下さんが仲間と取り組んだこととは――。

■ 待ちの姿勢ではなく、院内全体を把握

山下さんが緩和ケアに専門的に携わるようになったのは2009（平成21）年。緩和ケアという言葉は患者や家族だけでなく、医療者にも『最期』というイメージが根強く、「緩和ケアチームは何をしてくれるのか」、緩和ケアチームに相談しようと思う人は少なかった。

そんなとき、緩和ケアに携わっていた先輩看護師らと話し合い、痛みのある患者を対象に、病棟看護師が疼痛初期アセスメント表（痛みの記録用紙）を記入し、山下さんに相談するという体制を整備した。これは、相談者が来てから対応するという今までの発想を転換し、自ら病棟の患者や家族に会いに行き、「つらいこと、困っていることはないか」を尋ね、現場の医師や看護師と話をする、『待ち』から『出向く』という姿勢の変化だった。

この取り組みについて「痛みのある患者さんの痛みのシートを記入することは病棟看護師の力がなければできなかった。忙しい中で大変だったと思う。始めた頃は年間90件程度の相談だったが、それ以降は1年間に400件くらい、痛みのシートを病棟看護師が提出してくれるようになりました。きっかけを作ってくれた病棟看護師、そして一緒

クローズアップ 9 看護部

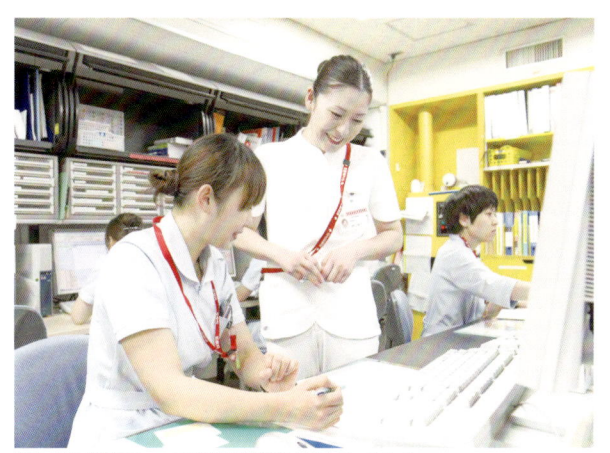

痛みの聞き取りについて病棟看護師らがカンファレンス

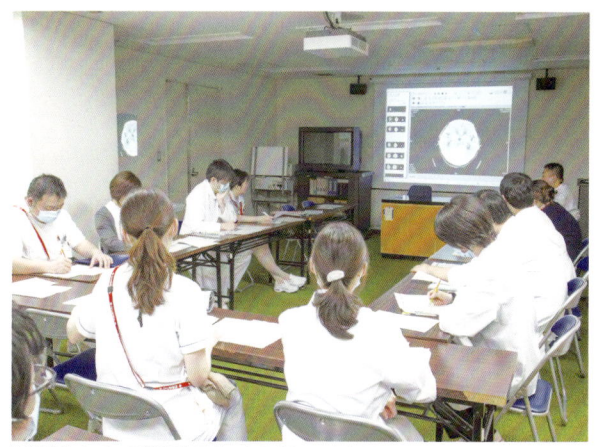

毎週行われている緩和ケアチームのカンファレンス

に活動してくれた廣瀬さん、舘山さん、二人の緩和ケア認定看護師にも感謝したい」と話した。

この取り組みがきっかけとなり、痛み以外にも症状や気持ちのつらさ、患者や家族が最期は家に帰りたいという、生きることを支える幅広い緩和ケアの提供体制につながった。山下さんは、この取り組みを研究という形で評価し、2012年に開催された日本緩和医療学会学術集会で若手奨励賞を受賞している。

緩和医療先進県として

山下さんの2つ目の転機、それは2011年から始まった厚生労働省がん臨床研究の研究協力者として「がん性疼痛（とうつう）治療の施設成績を評価する指標の妥当性を検証する研究」に参加したことだ。がん患者の痛みがどれだけ取り除けているかという、世界で誰も検証してこなかったことに携わることになったのだ。

試行錯誤の結果、病院内での「痛みからの解放」に向けた認識は少しずつ高まっている。病棟看護師による痛みの評価とそれを基にした現場の疼痛治療、テレビ会議システムによる症例検討と現場へのフィードバック、緩和ケアチームの積極的な活動などによって、2012年と2013年の院内の除痛率は20％近く改善した。

山下さんは、2014年度から「緩和ケアセンターを軸としたがん疼痛の評価と治療改善の統合に関する研究」の分担研究者として「がん疼痛など苦痛患者抽出のための緩和ケアチーム看護師等によるスクリーニングと介入プログラムの開発」に全国の仲間と共に取り組んでいる。「本当に大変です。それ以上に現場も大変だと思います。でもこれは研究ではなく、臨床での患者さんや家族へのケア、実践だと思っています。何のためにやるのか、目標を見失わないように現場スタッフと歩むことを考えています」と山下さんは近況を話した。

緩和ケアチームの専従看護師は、対象が患者、家族と医療スタッフ、病院全体、地域医療者へと多岐にわたり、それぞれの立場で捉えている価値観、知識、情報量にギャップもあり、それを調整する難しさがある。その一方で、患者、家族の目標を成し遂げたときの病院・地域の枠を超えた達成感や一体感を経験できることの素晴らしさを山下さんは最後に語った。そして、「常に実践を通して自己研鑽していかないと、すぐに現場から駄目だしされます。現場の看護師はすごいですよ。すぐ分かりますから」と笑って話した。その姿からは、常に前に向かっていく力強さが感じ取れた。

現在「痛みの問診方法」「除痛率評価システム」については、緩和医療先進県として全国に普及することを目指し、青森県の知的財産登録の準備が進められている。

クローズアップ 9

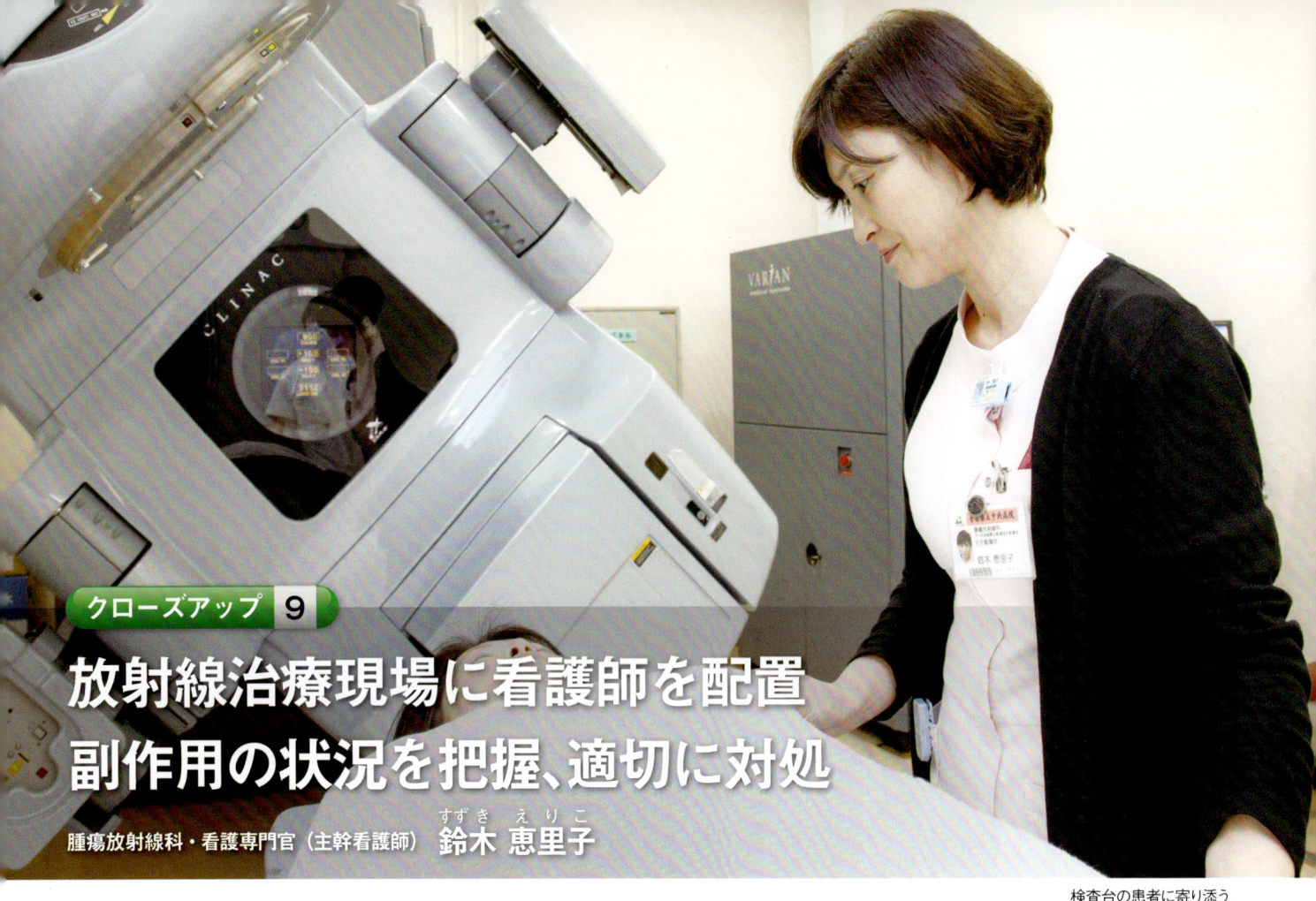

放射線治療現場に看護師を配置
副作用の状況を把握、適切に対処

腫瘍放射線科・看護専門官（主幹看護師）　鈴木　恵里子（すずき　えりこ）

検査台の患者に寄り添う

青森県初のがん放射線療法
看護認定看護師

　2014（平成26）年3月、放射線治療現場に看護師が配置された。青森県内で初の「がん放射線療法看護認定看護師」でもある。この外来に勤務する鈴木恵里子さんは、京都で半年間学び、2011年6月に取得した。

　これまで経験した分野は、小児科、メンタルヘルス科、耳鼻咽喉科・頭頸部外科、内分泌内科、RI病棟、腫瘍放射線科だ。放射線治療は技師が中心に行っており、これまで看護師がいなかった分野である。

　鈴木さんは、放射線治療部門だけでなく緩和ケアチーム、NST（栄養サポートチーム）、院内がん看護教育支援チーム、がん看護専門外来、がん患者サロンワーキンググループ、医科歯科連携推進委員会などにも所属している。いずれも、がんで放射線治療を受ける患者にかかわりのある部門だ。幅広い知識を持って、さらに連携先（相談できるところ）を確保できるよう、積極的に他分野とかかわりを持って活動している。

　認定看護師としての役割は、副作用への対処方法を患者や看護師に具体的に指導したり、放射線療法の知識を看護師に啓発したり、看護のレベルを引き上げていくことだ。要望があれば現場に駆けつけ相談に応じている。

乳房、肺、食道、顔面・頸部など
部位別パンフレットを作成

　外来には1日60人を超える放射線治療患者が訪れる。週5回、約2か月、通う患者のケースが多い。医師の診断は週1日だけで、患者との接点の大部分は看護師が受け持つ。

　しかし外来は看護スタッフの交代が多く、放射線治療の看護を経験したことがない看護師も配属になる。このため患者だけでなく、看護師にも分かりやすい治療部位別のパンフレットを作成したり、勉強会を開いたりしながら、放射線療法の知識を得られるよう「縁の下の力持ち」的な活動も行っている。

　パンフレットは「放射線治療を受ける方へ」と題し、乳房、肺、食道、顔面や頸部など、それぞ

クローズアップ 9 看護部

れの患者に対して配付している。

例えば「乳房」への放射線治療では、治療の項目は「治療のときは、体を動かさずに同じ姿勢を保つようにしましょう」、副作用の項目は「治療しているところの皮膚が赤くなったり、黒ずんだりしてきます。ほてったり、かゆくなったりすることもあります」と記されている。また、日常生活の注意点も、「皮膚のマークは消えないように注意してください」「できるだけシャワー浴にしましょう」「湿布・テープの使用は控えてください」など詳しく説明している。

「放射線治療を終えた患者さんへ」と題した説明用紙も患者に配布。「照射を受けた皮膚は傷つきやすくなっているので、刺激を避けましょう」とあり、具体的な注意事項も記されている。

衣食住や就労、家族関係、生きがいの相談も

「放射線療法に関する知識だけでは、患者さんの相談に応じるには不十分。患者さんはがんとともに生きている生活者で、病気、治療、副作用への不安だけでなく、衣食住、就労、家族関係、生きがいなど、さまざまな問題に直面していかなければなりません」と鈴木さんは話す。「自分の知識が不十分なところは、いろいろな分野のチームメンバーに相談し、専門的な指導を行ってもらうようにしている。お互いに連携して患者さんをサポートできるように、積極的にチームメンバーと交流を持つように心掛けている」と付け加える。

患者一人ひとりに声をかけ、副作用の状況を把握し、不安がないか、安全に安心して治療を受けることができているか、看護師の視点で患者をサポートしている。「痛みや体のつらさ、不安などを抱えている患者さんは、我慢せず看護師に相談してください。皆さんに寄り添ってお話を聞き、最良の状態で治療を受けられるようお手伝いします」と話す。

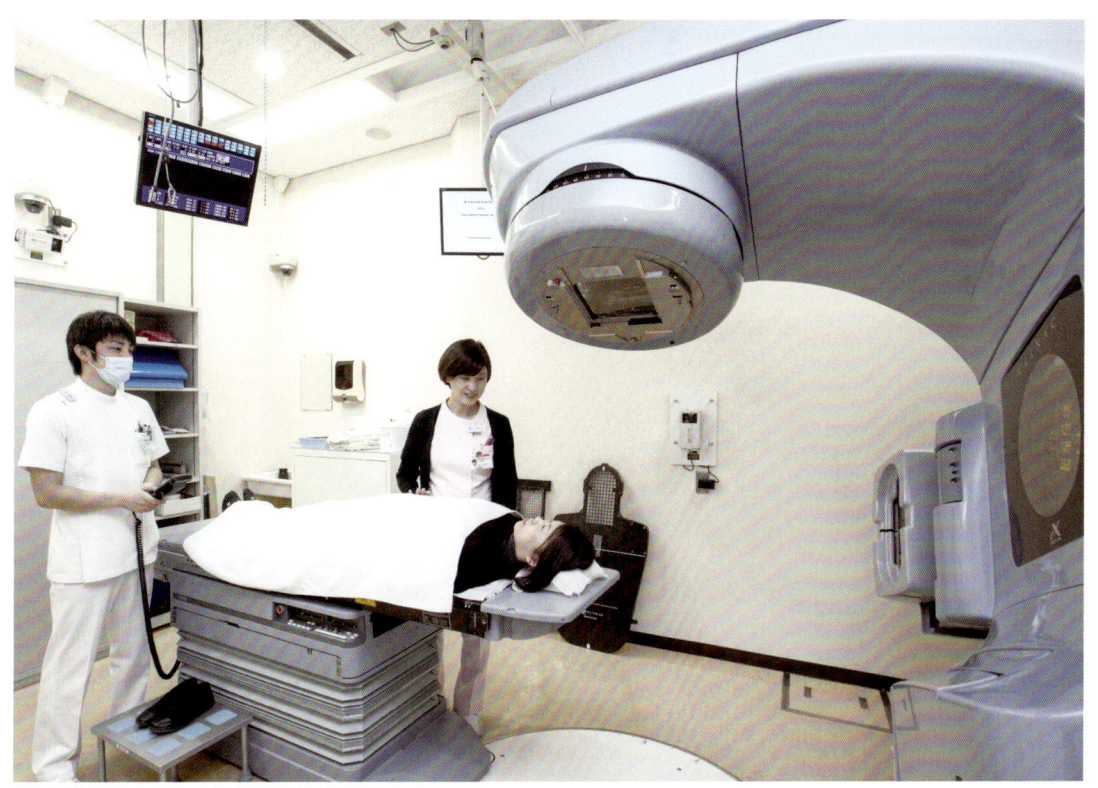

がん放射線療法看護認定看護師の役割は多岐に渡る

クローズアップ 9

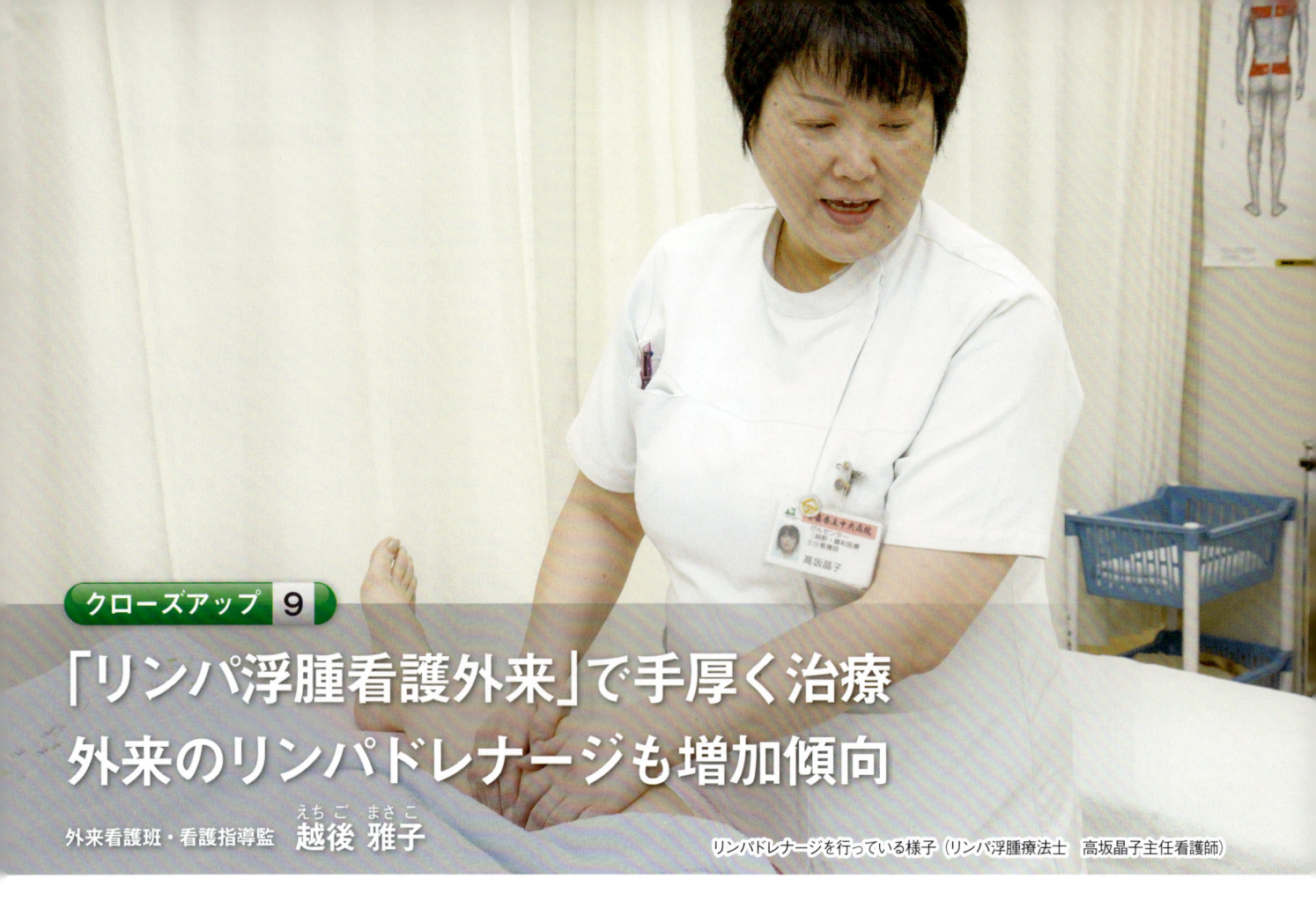

「リンパ浮腫看護外来」で手厚く治療
外来のリンパドレナージも増加傾向

外来看護班・看護指導監　越後 雅子（えちご まさこ）

リンパドレナージを行っている様子（リンパ浮腫療法士　高坂晶子主任看護師）

リンパ浮腫の治療への取り組み

　リンパ液（タンパク質の多い水分）の流れが悪くなり、リンパ液が皮下組織に溜まることによって、腕や脚などがむくんでくる状態を「リンパ浮腫」と言う。

　リンパ浮腫には、生まれつきリンパ管の形成不全などがあるために起こる「原発性リンパ浮腫」と、悪性腫瘍などの手術でリンパ節を郭清した際や放射線治療後、または静脈疾患などによって起こる「続発性リンパ浮腫」がある。

　この治療については、リンパ浮腫の原因となる疾患に関連した診療科で診察を受け、リンパ浮腫と診断された場合に、緩和医療科・麻酔科外来内の処置室で行われる「リンパ浮腫看護外来」へ紹介される。

　浮腫の状況を観察し、スキンケア・医療徒手リンパドレナージ・圧迫療法・圧迫下での運動療法・日常生活の注意点やセルフケアについて個別に指導を行う。患者自身がセルフケアできるようサポートしながら、良好な浮腫の状態を維持できるように取り組んでいる。

　手術や放射線療法を受けると必ず「リンパ浮腫」になるというわけではない。しかし、いったん発症すると完全に治すことは難しいとされている。重症化を防ぐためには、リンパ浮腫の発症予防や早期発見、早期治療が重要である。

　今後は各診療科外来・病棟と連携しながら、むくんだ後ではなく、発症しないための予防的関わりを強化していく必要がある。

もっとも注意を払うべき合併症、蜂窩織炎

　リンパ浮腫で最も注意をするべき合併症は、患肢の赤い斑点や広範囲な発赤・熱感・38℃以上の発熱・疼痛が現れる「蜂窩織炎（ほうかしきえん）」である。

　細菌感染が原因となることが多く、皮膚に傷がつくこと（鍼・灸治療・カミソリでの毛剃りなど）を避けることや、白癬症（水虫）の早期治療が必要となる。温泉やプールに入った後、蚊に刺された後などがきっかけとなる場合もあり、日常生活でのスキンケアや感染予防も欠かせない。

　症状が見られた場合は、マッサージや圧迫療法などは全て中止して医師の診察を受け、適切な薬

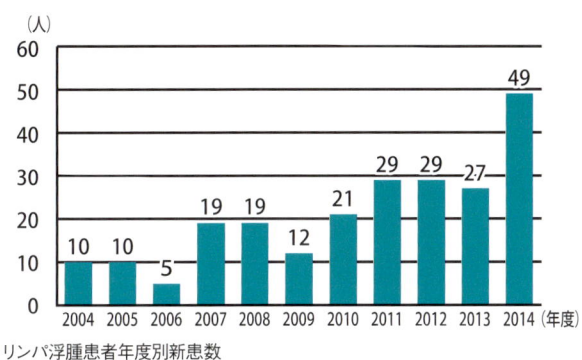

リンパ浮腫患者年度別新患数

年度	人数
2004	10
2005	10
2006	5
2007	19
2008	19
2009	12
2010	21
2011	29
2012	29
2013	27
2014	49

物投与を行う。炎症がきっかけで浮腫が悪化することがあり、繰り返して発症しないように十分な注意が必要である。

医療徒手リンパドレナージの効果

青森県立中央病院でのリンパドレナージ介入件数は、外来・入院合わせて年間500人程度、2014（平成26年）年度は458人であり、入院に比べて外来の患者が多い。

医療徒手リンパドレナージは、過剰に貯留している組織液やリンパ液を柔らかい手技によって適切な方向へ誘導する方法である。それによって、むくみが軽減し皮膚の状態も改善される。

弾性包帯や弾性着衣を使用する圧迫療法と圧迫下での運動療法

圧迫療法とはマッサージによって改善した皮膚の状態を、弾性包帯や弾性着衣（スリーブ、ストッキング）で維持し、リンパ液の再貯留を防ぐ方法だ。

弾性包帯は、患肢の状態に合わせて圧迫力や範囲を変えることができ、食い込みも少ない。しかし日常生活には不便で、巻き方の練習が必要となる。

弾性着衣（スリーブ、ストッキング）は、気軽に着脱でき仕事や家事の合間も着用できる。しかし既製品のためサイズ・圧迫力が限られ、食い込みを生じないよう十分な注意が必要である。

以上の利点、欠点を踏まえて、患者に合わせた

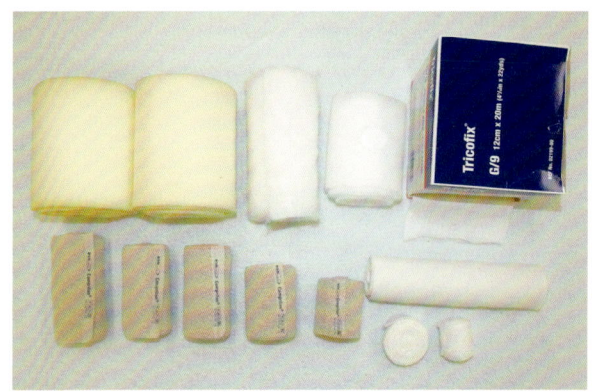

圧迫療法に使う包帯やテープ

方法を選択していく。

そして、リンパ液の再貯留を防いでいる圧迫療法下で運動することによって、筋肉の収縮・弛緩がポンプの働きをしてリンパ管が刺激され、リンパ液の流れが促進される。圧迫下での運動療法では、実行可能な日常生活動作を取り入れていくことが、継続するための鍵である。

自由診療のリンパ浮腫看護外来

リンパ浮腫看護外来は自由診療で、外来日（火曜・木曜の午前）は完全予約制。医療リンパドレナージセラピスト（上級・中級）、リンパ浮腫療法士などの資格を持つスタッフが担当する。

リンパ浮腫看護外来があるのは、県内では同院と十和田市立中央病院。その他の施設でもリンパ浮腫外来への取り組みは広がりつつある。

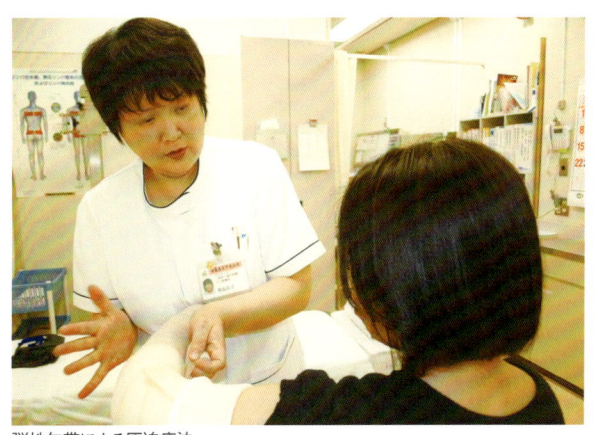

弾性包帯による圧迫療法

クローズアップ 9

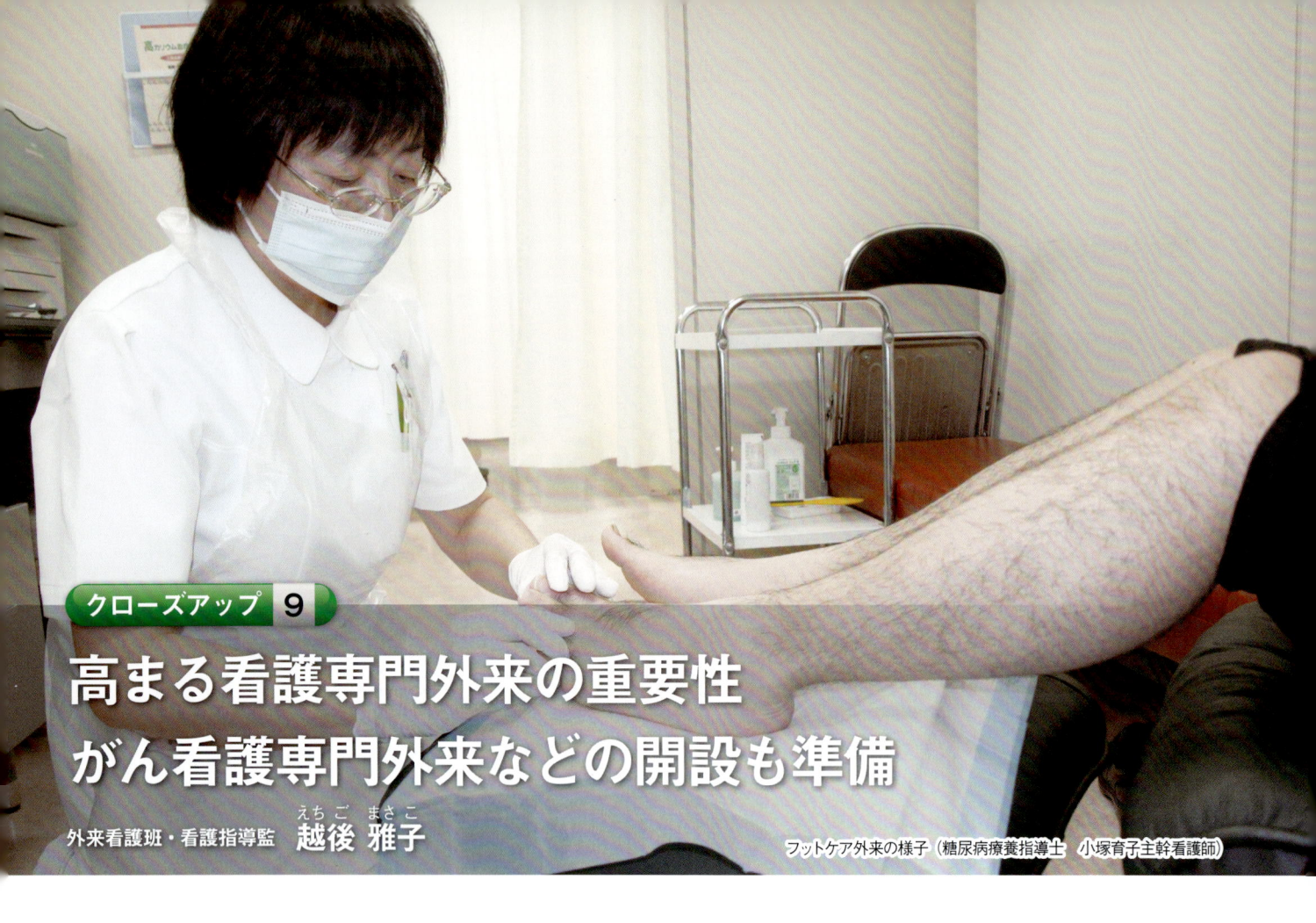

高まる看護専門外来の重要性
がん看護専門外来などの開設も準備

外来看護班・看護指導監　越後　雅子（えちご　まさこ）

フットケア外来の様子（糖尿病療養指導士　小塚育子主幹看護師）

■ 専門的な知識を持った看護師が医師と連携

　近年、入院期間が短縮され、在宅療養している患者が多くなっている。急速な高齢化が進む中で、疾患を複数持つ患者や慢性疾患の患者なども増加傾向にあり、がん患者も多い。それに伴い外来での継続した治療の複雑化、検査や抗がん剤による治療などが増えている。

　このため「治療方針の決定・変更、病状についての説明などの患者さんへのサポートが、一層必要になっている」と、外来看護班の看護指導監である越後雅子さんは説明する。

　さらに、看護専門外来の必要性について、越後さんはこう付け加える。「患者さんが納得して治療を選択し、症状の自己管理ができ、自分らしく生きていくことができるよう、専門的な知識を持った看護師が医師と連携して、きめ細やかな支援や指導を行うことが重要」と指摘する。

　看護専門外来の予約をした患者に対して、必要な情報提供やアドバイスをすることで、患者は安心感を得て、納得して治療に対する意思決定などがスムーズにできるようになる。

■ 看護師長をトップにした外来看護専門外来への取り組み

　2015年（平成27年）6月現在、青森県立中央病院の外来看護師数は、120人、このうち正規職員が59人、期限付職員（臨時）23人、非常勤職員（パート）38人であり、外来看護助手は13人である。

　外来看護師には2人の看護師長が担当チームを分けて、連携しながら業務を行っている。外来看護班、A・BチームとC・Dチームは、朝のミーティング時に合同で情報を共有している。

　各師長は、専門的知識を持ち、自ら専門外来で次のような活動を行っている。1人は「糖尿病療養指導士」の資格を持ち、「糖尿病透析予防指導」を、もう1人は「医療リンパドレナージセラピスト」「リンパ浮腫療法士」の資格を持ち、リンパ浮腫ケアを行っている。

　外来には、25の診療科と外来治療センター、採血室などの部門がある。多い日で1日約1400～

クローズアップ 9 　看護部

1500人の外来患者数があり、医師、看護スタッフ、医事課クラーク、医師事務作業補助者と多職種が連携して、業務に携わっている。

がん看護専門外来や造血幹細胞移植後のフォローアップ外来開設も準備

「看護専門外来」には、内分泌内科で行うフットケア外来、緩和医療科・麻酔科の処置室で行うリンパ浮腫看護外来、産婦人科による母乳外来、母親学級、マタニティビクス、がん患者へのフォローアップなどがある。

がん患者のフォローアップとは、病棟から外来通院となる患者に対して、退院後の状態を聞きながら、身体的、社会的、精神的な問題に対して指導、助言、教育を行い継続した看護をすることである。

近年、力を注いでいるのが、がん看護専門外来の開設準備である。外来での治療が複雑化し、検査や抗がん剤による治療などが増えている中で、患者は意思決定の場面が多くなり、さまざまな不安やつらさを抱えている。

そこで、がん治療や治療の副作用、また身体の症状などへの支援が必要と、専門的知識を持ったがん関連の認定看護師から提案があり、準備が始まった。

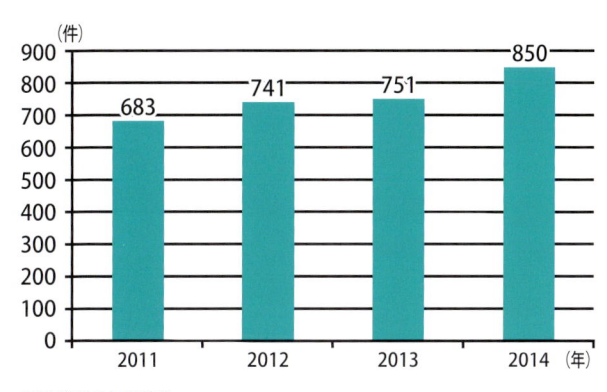

年	件数
2011	683
2012	741
2013	751
2014	850

母親学級の年別件数

がん看護専門外来は、がん化学療法看護外来、乳がん看護外来、緩和ケア看護外来、がん放射線療法看護外来、ストーマ外来、美容（アピアランス）ケア教室とあり、がん関連の認定看護師が担当する。

目的は「専門性を生かした支援を行うことで、がん患者のQOL（生活の質）を高め、患者が主体性を発揮して自分らしく治療が受けられるように支援する」ことだ。

外来日は、がん化学療法看護外来が月・水・金曜の午前、がん放射線療法看護外来が第1・3の水曜午後など、各専門看護外来によって外来日が異なる。

造血幹細胞移植後のフォローアップ外来開設は急務であり、現在、血液内科外来と診療科病棟間で、きめ細かい連携や担当する看護師の人材育成などの準備を進めている。

目的は、移植後の感染症や慢性GVHDなどの合併症を最小限とし、長期予後とQOLの維持・向上、社会生活への復帰促進支援である。2015年度中の開設を視野に入れている。

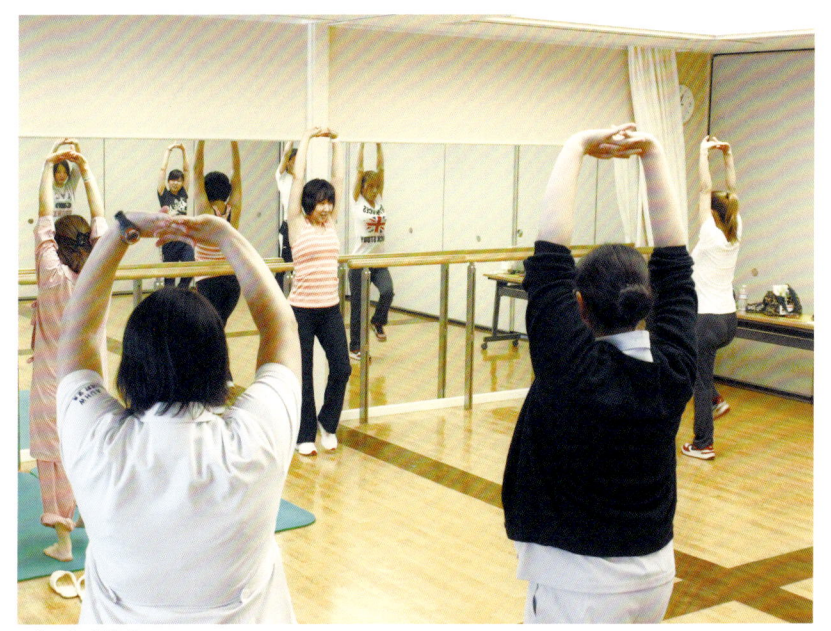

マタニティビクス

クローズアップ ⑨

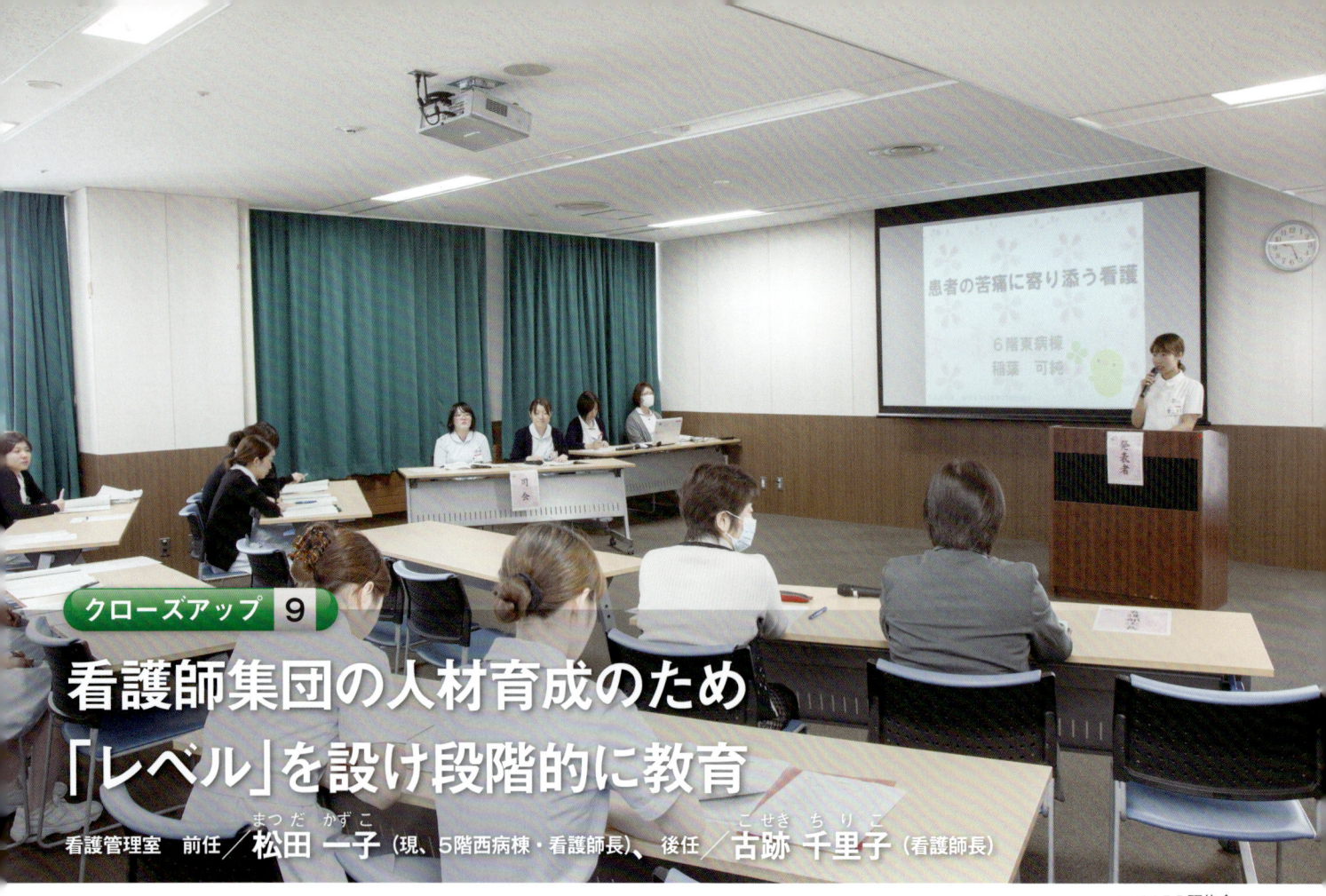

看護師集団の人材育成のため「レベル」を設け段階的に教育

看護管理室　前任／松田 一子（まつだ かずこ）（現、5階西病棟・看護師長）、後任／古跡 千里子（こせき ちりこ）（看護師長）

レベルⅠの研修会

看護企画班の重点テーマは教育

　看護企画班は「中長期的展望にたった人材育成」と「医療行政を見据えた事業の推進」を目的に、2009（平成21）年4月に新設された部署である。教育担当看護部次長を班長として、非常勤事務員1人と主幹看護師1人の計3人が構成メンバーで、看護管理室の一角にある。松田一子さんは、専従の主幹看護師である。

　設置6年目を迎えたが、これまで業務内容や構成メンバーは少しずつ変化してきた。現在の主な業務は①教育に関すること②看護部内の各種データ管理③就業促進・施設見学に関すること④図書に関することだ。その中で、最も多くの割合を占めるのが「教育に関すること」である。

　2011年7月、看護部では教育体制を整備し、新たな教育支援システム「私のあゆみ」の運用を開始した。看護企画班では、2011年度までこの「システムの構築」に携わり、2012年度からは「システムの円滑な運用」と「看護部教育体制の充実」を継続的重点目標に掲げ、活動している。

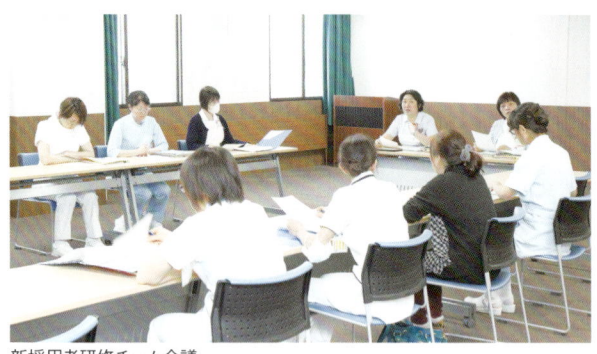

新採用者研修チーム会議

教育支援システム「私のあゆみ」

　この教育支援システム「私のあゆみ」は、青森県立中央病院の理念・方針を受けて設定された「めざす看護師像」の実現に向け、全看護師（正職員・期限付き職員）に対して段階別教育を行い、「レベルⅠ～Ⅳ」の各課程を修了することで、ジェネラリストとしての「県病看護師」にステップアップしていく構造になっている。

　「レベルⅠ」は採用1年目で「指導を受けながら看護が実践できる」、「レベルⅡ」は2、3年目で「自立して看護ができる」を到達目標とし、経年別課程としている。「レベルⅢ」は4年目からで「看護

の役割モデルを果たす」、「レベルⅣ」は「総合的な判断能力を発揮できる」とし、能力別課程になっている。「レベルⅣ」には最速7、8年目で到達が可能だ。

具体的な教育内容としては、「レベルⅠ」の研修は27項目（2014年度）で、看護技術のほか、心構えや人間性に関する内容も含まれる。新人看護師の離職理由の一つに「リアリティ・ショック」が挙げられるため、悩んでいること、困っていることを共有できる場となる研修も設けており、そのためのサポート体制も整備している。「レベルⅢ」では中堅者としての姿勢を学び、「レベルⅣ」では管理的側面の内容が中心となる。

現在、「レベルⅠ」46人、「レベルⅡ」101人、「レベルⅢ」142人、「レベルⅣ」126人となっており、段階別教育を受けている。

キャリア開発を支える環境整備も

システムの運用を開始してから3年たったが、運用後に発生した不具合や明らかになった問題もある。さらに、この3年間には教育体制を取りまく環境のさまざまな変化、例えば電子カルテの更新や電子看護手順「ナーシングスキル」の導入があり、それらに随時対応・調整し、部分改訂を行っている。システムの周知徹底や円滑な運用には、各部署の教育担当者の力量が大きく影響するため、教育担当者のスキルアップを図ることも重要である。

◇ 教育概念図 ◇

看護部のあたたかな太陽にいつも見守られながら、院内外の研修で水と栄養を与え支援します。そして、3つの能力から成る看護実践能力の幹が育ち、1人1人の看護師が笑顔の実を結ぶことを目指しております。

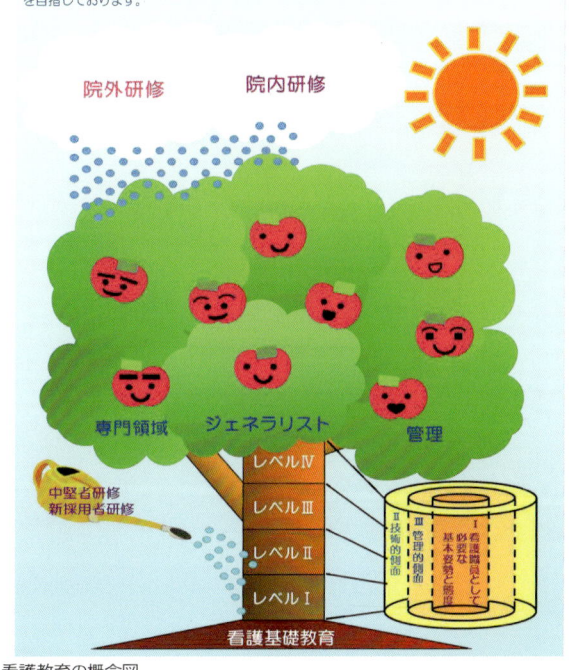

看護教育の概念図

松田さんは、キャリア開発研修の企画や研修会運営支援、研修評価などを通して臨床看護実践能力評価項目の整合性をチェック。看護師だけでなく、看護助手の教育体制構築にもかかわり、業務基準・手順の整備、研修会運営を行ってきた。

看護職員のキャリア開発を支える環境整備も看護企画班の役割である。研修会一覧や研修アンケート結果、貸し出し可能な研修用品の紹介、看護部図書一覧などグループウェアを利用した情報提供も開始した。看護部図書については、定期的な蔵書チェックと所蔵希望図書の選定をしている。

また、「人材育成」につながる就職支援の一環として、施設見学の対応も行っている。その数は21施設150人に上る。見学者は就職活動の看護学生だけではなく、看護師養成校の見学実習や中学生・高校生の職場訪問も対象となる。それぞれの見学の目的や希望場所、質問内容は多種多様で、できる限り見学者の希望をかなえるような見学コースを設定するよう心掛けている。

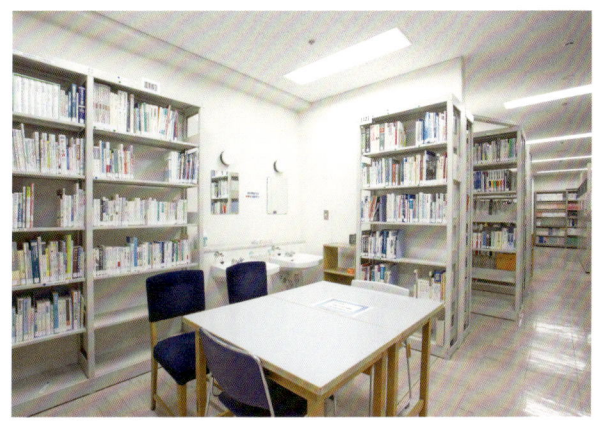

看護部図書コーナー

クローズアップ 10

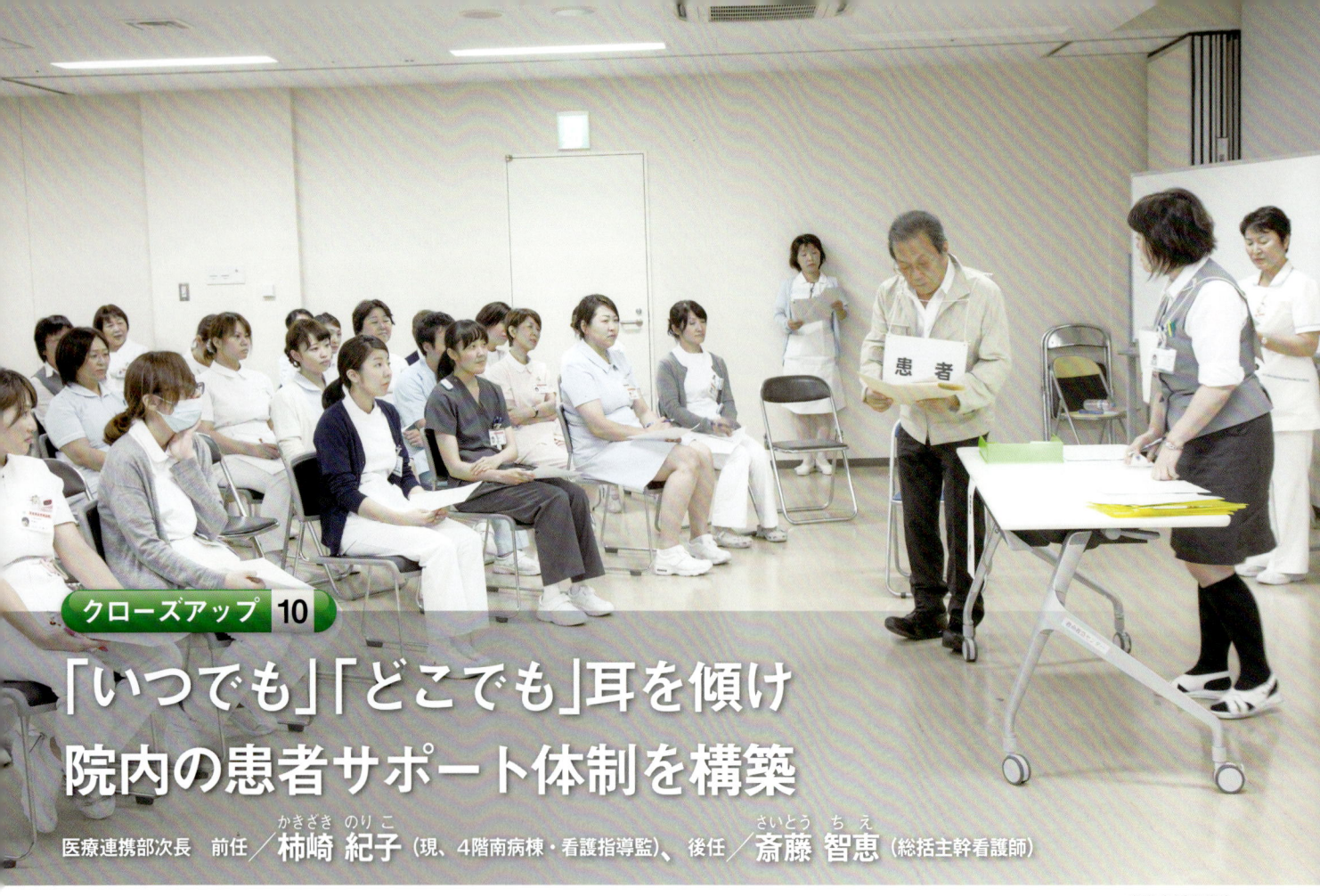

「いつでも」「どこでも」耳を傾け院内の患者サポート体制を構築

医療連携部次長　前任／柿崎 紀子（かきざき のりこ）（現、4階南病棟・看護指導監）、後任／斎藤 智恵（さいとう ちえ）（総括主幹看護師）

患者支援研修会

「患者サポートマニュアル」の作成

患者にとって、医療機関を受診することや手術を受けるということは非日常的な出来事であり、さまざまな不安を抱えている。

青森県立中央病院は、そのような思いに寄り添い、患者と医療従事者との対話を推進する必要性を感じていた中で、2012（平成24）年に患者が入院した初日に70点を診療報酬として加算できるようになった。

その主な施設基準は①各部門に患者支援担当者を配置すること②週1回程度、多職種によるカンファレンス（検討会）を実施すること③患者たちからの相談を受けた場合の対応体制および報告体制を順守させること——となっている。

同院は、患者相談窓口の一つである医療連携部が中心となり「患者サポートマニュアル」を作成し、取り組みを始めた。

「サポートカンファレンス」に医師も加わる

「それでも、決して十分とは言えなかった。指摘を受けた部署で、事実確認を行う体制が整っていないこともしばしばだった。同じような苦情・要望が繰り返されていた。それに、医師への苦情対応にも、どのように進めたらよいか苦慮していた」。こう語るのは、医療連携部次長で、患者支援委員会副委員長の柿崎紀子さんだ。

吉田茂昭病院長の薦めもあって、柿崎さんは、

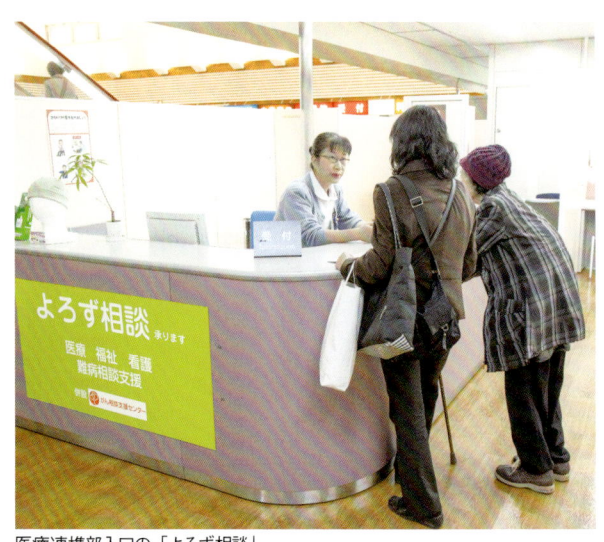

医療連携部入口の「よろず相談」

先行する全国の病院を見学した。東京医療センターや千葉がんセンターなど4つの施設だ。「参考になる部分も多かった。とりわけ、サポートカンファレンスの中に、医師が入ることの重要性を学んだ」

早速、院内での改革をスタートさせた。基本的な対応方針として、「いつでも」「どこでも」「だれでも」「なんでも」「患者が安全な安心・納得した医療を受けるために」「患者の立場に立って、患者・家族の意向を聞いて応対する」を共通認識とした。

2014年、医療連携部内の組織だった「患者サポート体制」を、別組織に衣替えし、責任を明確化した。

合わせて、同院の全職員が、説明と対話の文化を醸成し、組織として患者たちからの相談に対応できるために、患者サポートマニュアルを進化させた「患者支援体制の指針」を作成した。

同院の患者支援体制では、相談事例を検討、分析する「患者サポートカンファレンスチーム」が中心となっている。メンバーは、副院長を含む医師2人、運営部長、看護指導監など12人。その上部組織が「患者支援委員会」で、患者支援体制指針について、院内職員に周知を図る一方、研修の企画、運営も受け持つ。委員長は運営部長が務め、月1回会議を開催する。

氷山の一角、事例を集めて院内改善に努める

ようやく軌道に乗り始めた患者サポート体制だが、週1回のカンファレンスチームの会議で報告・検討された事象を紹介すると――。

NICU（新生児集中治療室）に入室している患児を撮影するために家族が持ち込んだビデオカメラを、看護師が破損してしまった。患児をベッドに戻そうとした際に、その場所に置いていたカメラを落としたケースだ。過失があったのかどうか、検討を行い、このケースは賠償することにした。「これは氷山の一角。事例を集めて、病院の改善に努めて

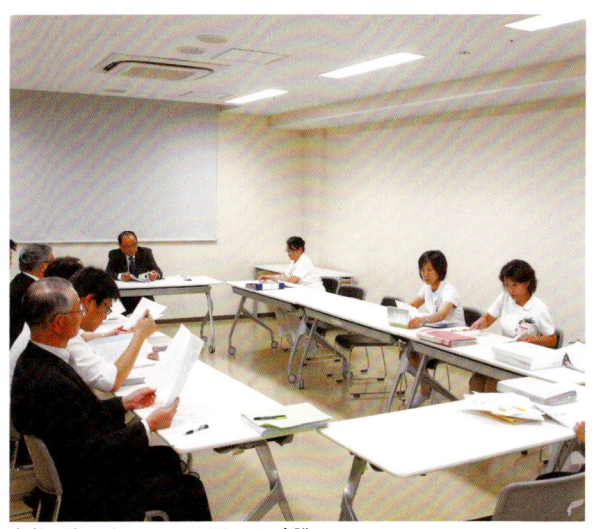

患者サポートカンファレンスチームの会議

いきたい」と柿崎さんは述懐する。

「名前で呼ばれることに抵抗があります」とがん患者から申し出があった。院内では原則、名前で呼んでいるが、希望者には番号も認めていた。その患者が通院する診療科では、その告知文を貼り出してなかったため、これを機会に、全科で掲示し直すことを決めた。

医師に対する苦情、要望もある。その場合、担当医には、それぞれの部長から、苦情内容を伝える仕組みにした。患者に対して、重要な説明をする際には、看護師も同席するように努めている。「きょうの先生の説明は分かりましたか」と受付で、聞くこともあると言う。

2014年7月、患者支援委員会の呼びかけで研修会が開かれた。院内の参加者は163人にも上り、関心の高さを示した。参加者へのアンケートでも、「患者支援について自己の意識に変化あり」と答えた割合が、9割近くもあった。患者に対する支援体制は、少しずつだが、確実に進んでいる。

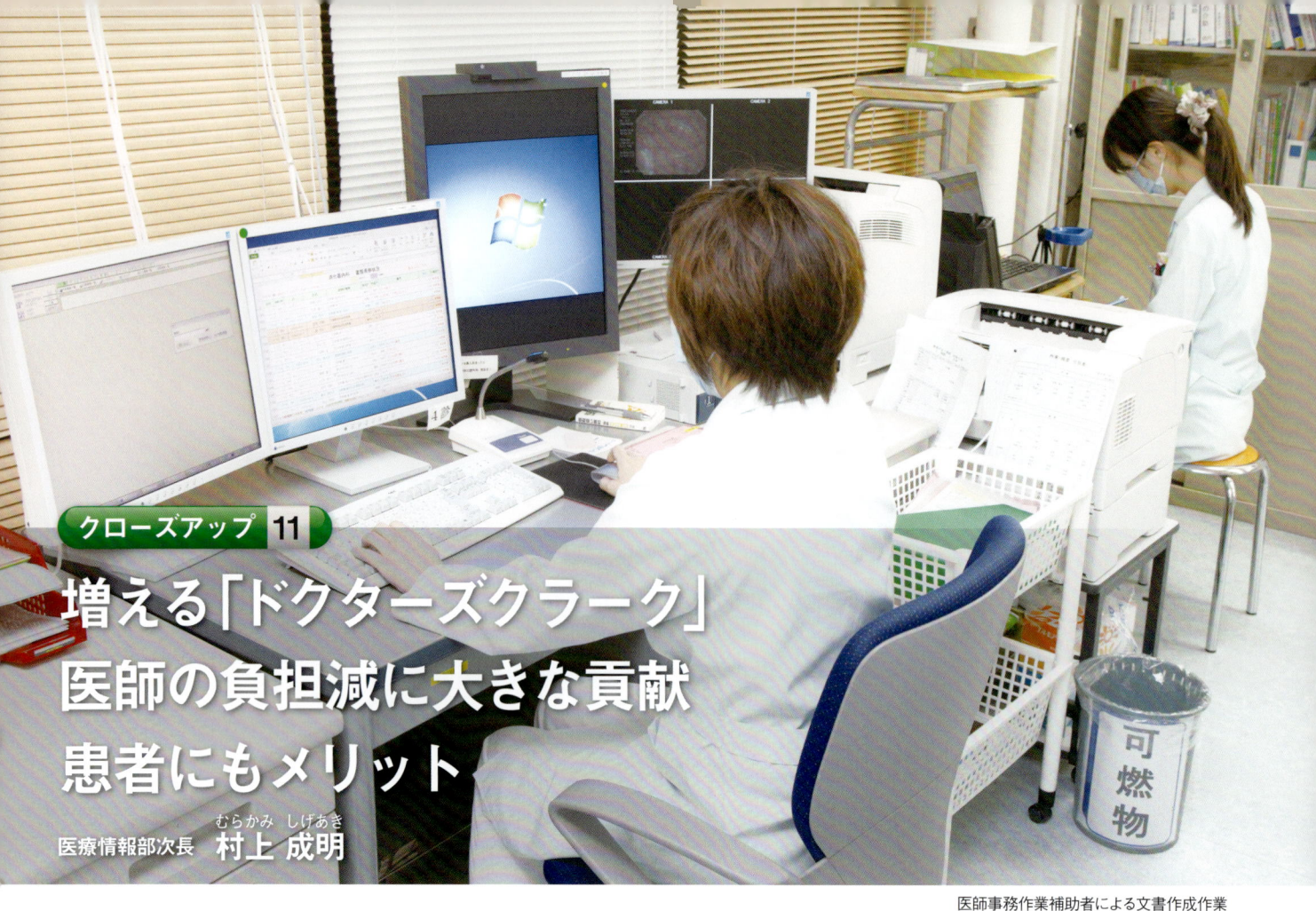

クローズアップ 11

増える「ドクターズクラーク」
医師の負担減に大きな貢献
患者にもメリット

医療情報部次長 村上 成明(むらかみ しげあき)

医師事務作業補助者による文書作成作業

ミントグリーンのユニフォームを着た専門家集団

　院内でひときわ目立つのが、ミントグリーンのユニフォームを着た人たちだ。医師でもないし、看護師でも、薬剤師でもない。院内では「ドクターズクラーク」と呼ばれている。正式名称は「医師事務作業補助者」になる。医師の事務作業を補助・代行する人たちのことだ。

　この「ドクターズクラーク」が誕生するまでにも「ニチイクラーク」と呼ばれる人たちがいたが、どちらかというと限られた業務をこなす存在だった。2008（平成20）年から、「ドクターズクラーク」の仕事が、診療報酬の加算対象になったのをきっかけに、スタートさせることにした。

　初年度の2008年に8人を採用したものの、運用面で、その活用には試行錯誤していた。2011年から、「ドクターズクラーク」を医療情報部の前身である診療情報管理室の管轄にして、従事者の教育の充実を図った。

　特に求められるのが、プロフェッショナルとしての働きだった。導入された当時、医師たちに「どのような人材を求めていますか」と聞いたところ、「中途半端な手伝いならいらない。きちんと理解して行動できる人材が欲しい」との意見が多かったからだ。

　しかしながら、新しい職種で、もともとプロはいないので、病院で自ら教育、育成する必要性を認識した。そこで、医師による50時間以上の講義を含む学習カリキュラムを作り、意欲と向上心に溢れる人材を集め、プロの育成に努めた。6か月間で32時間の講習を義務付けられているが、それを大幅に上回る充実した体制にした。

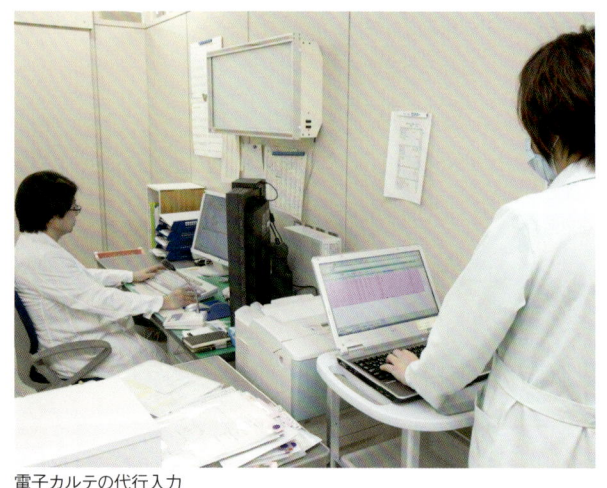

電子カルテの代行入力

医師と看護師の業務の隙間をサポート

「ドクターズクラーク」の数は、その後、次第に増えていった。2011年は28人、2012年は67人、2014年は76人に達している。このうち女性が74人を占める。

「一番気を付けたことは、優秀な人材を集めること」。こう話すのは、医療情報部で「ドクターズクラーク」を担当する村上成明次長。

働いている人たちは、子育て世代が多かった。フルタイムで働くのは難しいが、潜在的には優秀な人材が多かった。「やはり、ワーク・ライフ・バランスを考えることが重要だった」と村上次長。グループ単位で働けるようにし、仕事に「穴」を開けないように工夫した。

ドクターズクラークの仕事は忙しい。クラークの仕事ぶりを紹介すると──。

「医師が患者さんと向き合って、集中できるように気を付けている」と言う、ある女性クラークは、患者の病歴要約や紹介状などをパソコンで作成し、医師の承認を得る。検査・入院の患者に対する説明、処方せんの受け渡しなども行う。まさに、医師と看護師の業務の隙間をサポートしている重要な仕事だ。日々、外来で、忙しく働いている。

村上次長に、このほかのクラークの仕事内容を列挙してもらった。

一言で表現するなら、医師の多くの業務のうち、事務的な業務をサポートすることだ。診断書や診療情報提供書などの医療文書の作成代行や、電子カルテなどの診療記録への代行入力、カンファレンスの準備、がん登録や外科手術の症例登録など医療の質の向上のための事務作業、さらには厚生労働省などに報告する診療データの整理といった行政への対応など、多岐にわたっている。

外来業務に加えて、病棟での回診時、医師が説明したことをメモし、カルテに打ち込む作業をし

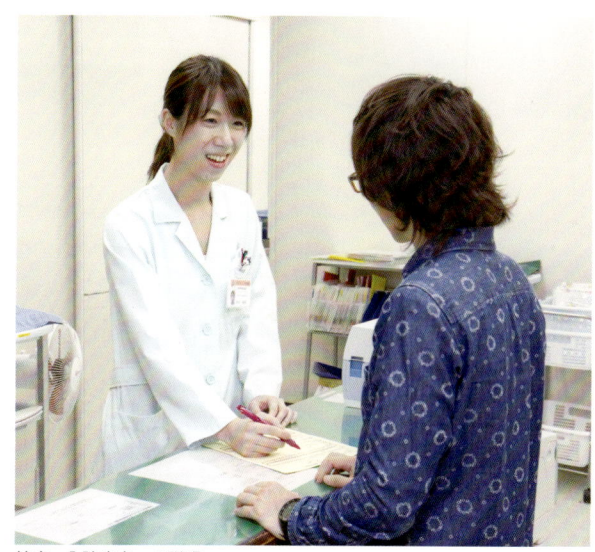

検査・入院患者への説明

ているクラークもいる。

「診療情報管理士」などの取得にも力を注ぐ

今は、ほとんどが「医師事務作業補助者認定資格」を持っており、医師をはじめ、ほかの職種の人たちから「役に立つ」「助かる」などの言葉が寄せられる。もっと上を目指すために「診療情報管理士」や「医療情報技師」の取得にも、院内全体で力を入れている。クラークの人数を増やすより、一人ひとりのクラークの資質アップを図る方針だ。

最後に、患者側のメリットは何か──。

「医師一人当たりの受け持ち患者数も多く、医師が疲弊し、本来提供すべきサービスの低下に陥る恐れもあった」と村上次長。

紹介状などをいち早く正確に作成できるなど、患者が円滑に情報提供をしてもらえることが最大の利点になっている。ドクターズクラークは、患者にとっても、医師にとってもなくてはならない存在になっている。

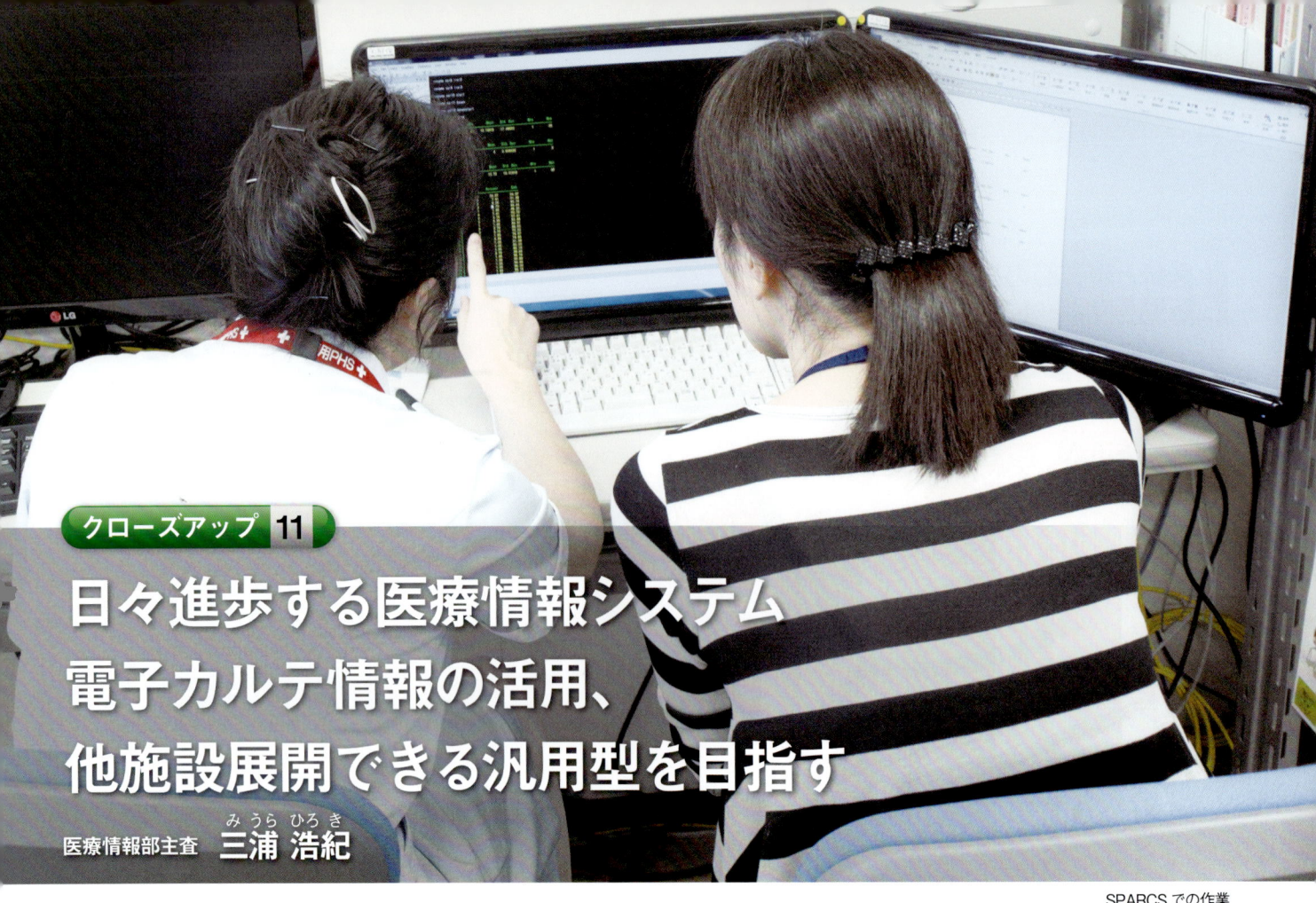

クローズアップ 11
日々進歩する医療情報システム
電子カルテ情報の活用、
他施設展開できる汎用型を目指す

医療情報部主査　三浦 浩紀（みうら ひろき）

SPARCSでの作業

■「SPARCS」の研究で広まる

　iPadを片手に、看護師ががん患者の問診データを手際よく打ち込む。「痛いところはないか」「食欲はあるか」など聞き取りデータを記録する。青森県立中央病院で、もうじき見られる光景になるはずだ。最先端を走るITソリューション（情報システム）の一例である。

　同院の内部組織が手がけるIT化について、時系列で説明すると——。

　「手軽に扱えるドクターヘリの患者カルテ・運行情報を記録するためのデータベースを作ってほしい」。医療情報部の三浦浩紀主査が、ドクターヘリが就航する数週間前に、救命救急の担当医から依頼されたことが、その始まりだった。

　並行して救急搬送記録のデータベース化も図った。それまでの管理は紙の台帳であり、厚生労働省などへの実績報告の際も、その都度、データを一個一個台帳からエクセルに転記していた。それが、クリック一つで集計可能となった。

　そのような取り組みを継続していたとき、がん患者に対して毎日の痛みを聞き取る取り組みが始まろうとしていた。「がん疼痛治療の施設成績を評価する指標の妥当性を検証する研究」で「SPARCS（スパークス）」と言われるものだ。毎日の痛みのレベルとその痛みに対する医療用麻薬の処方量を調べるためには、膨大なデータを効率的に収集しデータ解析に適した構造でデータ集積しなければならない。そのためのシステムづくりに着手した。

■電子カルテのデータを活用する

　SPARCSのシステムづくりは、がんにフォーカスしたシステムづくりだった。同院では電子カルテは導入済みだったが、電子カルテからは、「今日外来に来ている患者の一覧であるとか、今日入院中の患者の一覧を参照することはできるが、病名による抽出条件を付けて、今日外来に来ている糖尿病患者だけの一覧であるとか、今日入院中のがん患者だけの一覧といったものは参照することができない」と三浦主査。

　このため、専用のプログラムを作成し電子カル

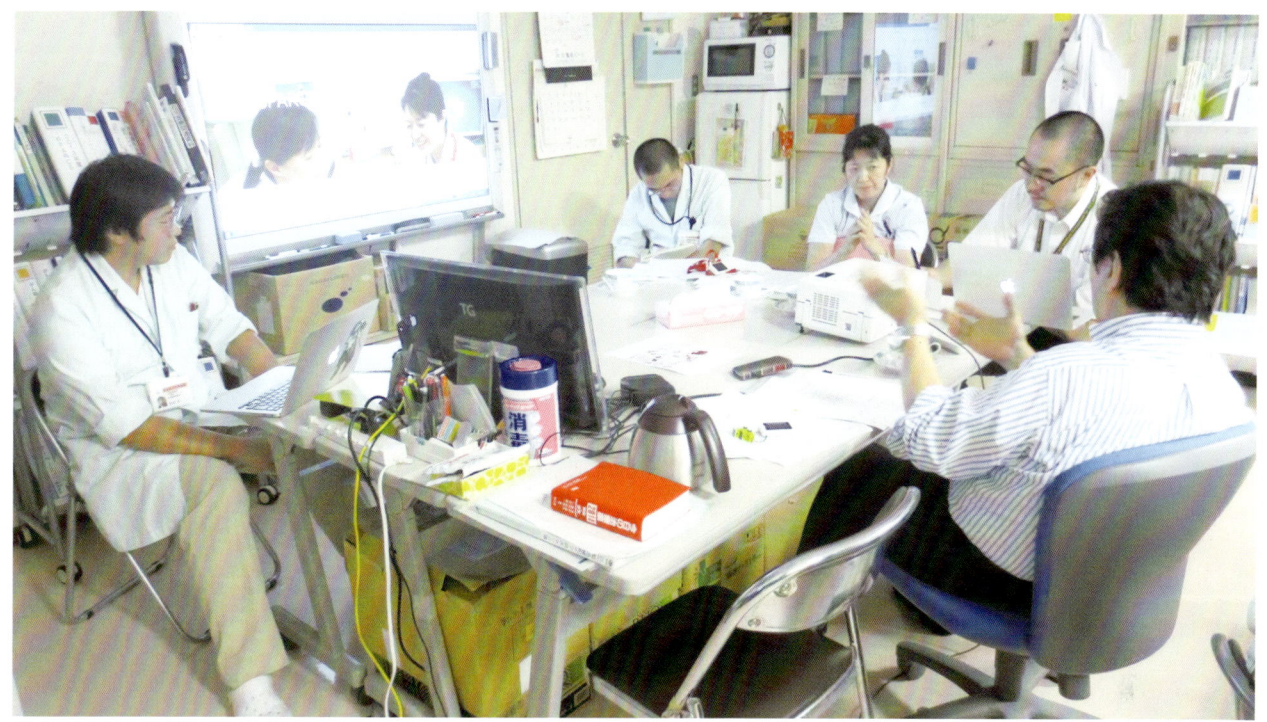

クローズアップ 11 医療情報部

SPARCS-システム開発ミーティング

テに集積された病名データで、がん患者を抽出することを検討したが、フリーテキスト入力での病名登録が多かった。このため、表記揺れ（例：「がん」「ガン」「癌」）のパターンや、その組み合わせの多さの問題などで、病名データを利用したアプローチでは、がん患者を網羅的に抽出することには限界があることが分かった。

次善の策として電子カルテに、がん患者用のチェックボックスを電子カルテベンダーに開発委託することを検討したが、数百万という多額のコストと納入までに長時間を要するため諦めざるを得なかった。

さまざまな検討の末、最終的には、ほんの少しの手間と引き換えにコストゼロで対応できる方法とした。医療者が自由に入力できる患者ごとのコメント欄に特定のタグ付け（あらかじめ決められた記号を入力する）をすることで、がん患者を特定することにした。タグ付けは医師事務作業補助者、看護師などが行った。これによって、「がん」という疾病に特化した医療情報データベースを構

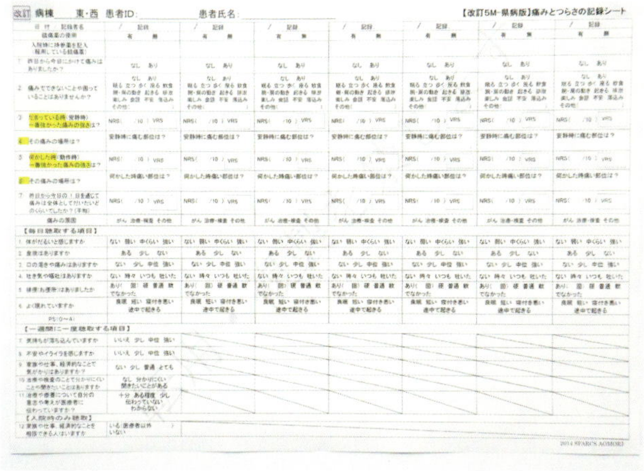

SPARCS-痛みとつらさの聞きとりシート（表）

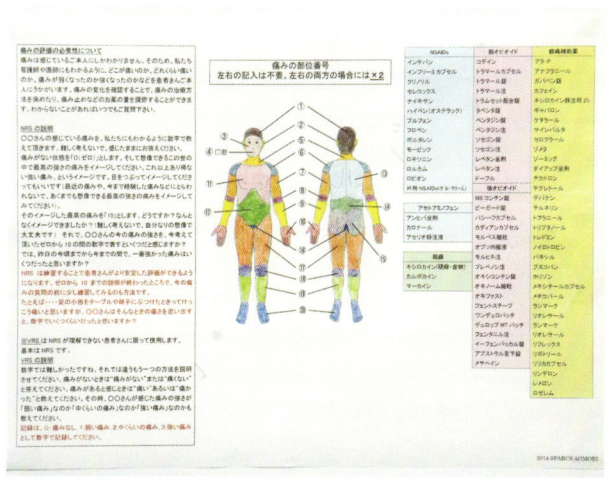

SPARCS-痛みとつらさの聞きとりシート（裏）
このシートに沿って問診した内容がデータベースの元となる

築するためのデータ情報基盤が確立した。

医療情報部が作成したSPARCSデータベースは、タグ付けされた患者のデータを電子カルテなどのデータベースから自動的に取り込む。システムは取り込んだデータからSPARCSの対象となる患者の一覧を作成し、看護師がその患者を問診する。問診した記録内容を、パート職員が入力する。この運用が確立しSPARCSデータベースが完成した。

しかし、これだけで終わりではなかった。数週間後、SPARCSチームから電子カルテ以外のシステムに格納されている病理検査、放射線治療、放射線レポートなど、いわゆる部門システムに格納されているデータを参照できないのか。また、SPARCSで集めた貴重なデータを現場の医療者にフィードバックする方法はないのか。

「これまでの医療情報部の開発するデータベースシステムは小規模なものであったが、これを機に大規模なものにも取り組むことになった」と三浦主査は話す。

この取り組みはSPARCSチームだけではなく、がん診療センターおよび関係セクションの同意を要するため、まずはSPARCSチームのアバウトなニーズからプロトタイプを作成し、がん診療センターを中心とする医療者にデモンストレーションを行った。その結果、このデータベースはSPARCSの枠を超え、がん診療センターが主体となって整備していくことが決定する。

その後、センターから当該データベースに対するニーズを広く収集し、システム構築を進めていった結果、各部門などに散在していた臨床データに加え、医事会計データまで含めたがん患者のデータを総合的に集積するデータベースシステムが誕生することになる。

このシステムによって、SPARCSで集められた

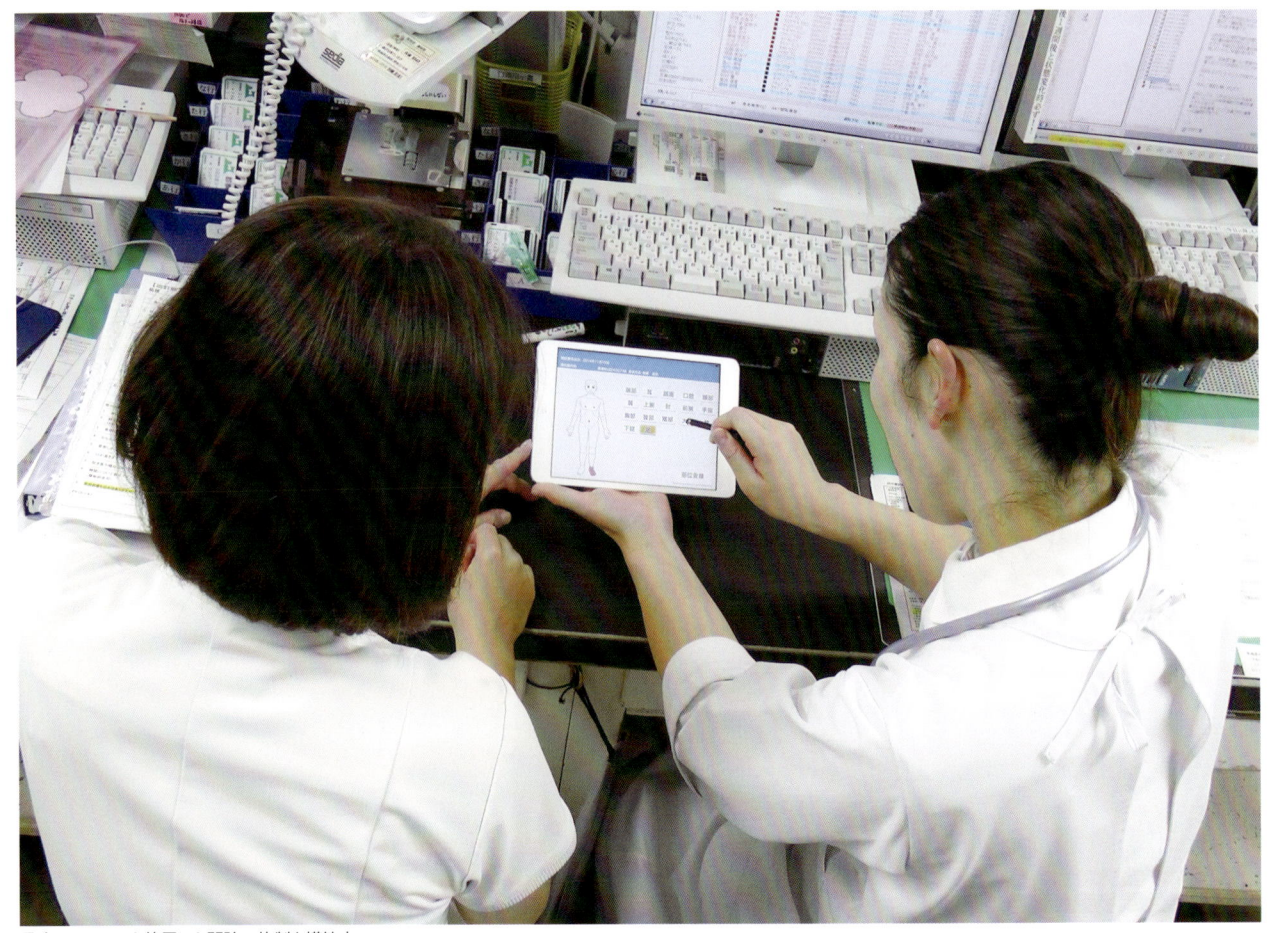

県病ではiPadを使用した問診の体制を構築中

がん総合DB スクリーンショット

痛みで困っている患者のデータが現場の医療者にフィードバックできる仕組みも整備された。

また、この取り組みは思いがけない副次的な効果も生み出した。三浦主査は次のように説明する。

「電子カルテはただデータを入力し記録するだけのシステムだったのが、入力したデータを事後に活用できるようにするにはどうすればいいのか、どのタイミングでどんな形式でデータを記録すべきか、電子カルテに対する医療者の視点が少しずつ変わりはじめた」。このデータの後利用については、今もがん診療センターにあるがん総合データベース委員会で活発に議論されており、データベースに集積されたデータを各診療科が学会などに報告する実績や統計データなどの形式で、手軽にアウトプットできることなどを主眼に検討が進められている。

現在、電子カルテに標準で実装されている機能を使ってコンピューターが情報処理しやすい形でデータを登録し、がん総合データベースから、さらに診療科ごとのデータベースへと連携をつなぐシステムの構築が進められている。

県病から他の医療機関へ——汎用型システムの構築

同院で成果を上げているSPARCSをほかの医療機関でも進めてもらうため、現在、さらにもう一段階進んだシステムづくりに着手している。電子カルテシステムは医療機関ごとにデータベースの中身が少なからず異なっているため、電子カルテのデータベースに依存することなく、既存の標準化されたデータを最大限に活用した汎用型SPARCSシステムの開発である。安価かつ短期間に導入できるものを目指して開発が進められている。

手書きの問診記録は記録の手間とシステムへの入力の手間が生じてしまうことや、取り組みによってはデータ化されることもなく、紙に記録されっぱなしのまま医療情報が死蔵化されてしまうことも想定される。このためiPadなどのスマートデバイスを活用することで問診によるデータの発生からデータベースへの記録までを、すべてデジタルデータで連携する仕組みも組み込んでいる。

SPARCSのデータベースから、がん総合データベースに発展し、さらに県病専用システムから汎用型システムへと裾野を広げている。

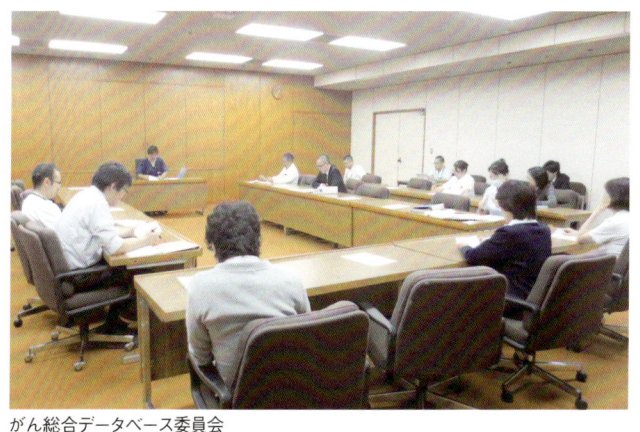

がん総合データベース委員会

COLUMN 心あたたかな病院

受付案内から荷物の運搬まで患者さんを支えています
──院内ボランティア

ボランティア
須原 通知子(すはら つちこ)さん

10人の方が患者さんのお手伝いをしています

　青森県立中央病院には、院内ボランティアと呼ばれる人たちがいる。主な活動は「新患・再来の受付案内」「病院内の案内」「高齢者や身体の不自由な方などの介助」「入退院時の荷物運搬などの介助」「患者図書室の図書管理など」と多岐にわたっている。心身とも不安状態にある患者のお手伝いを無償で行う人たちである。

　現在10人が在籍。男性3人、女性7人で、いつもは1階の総合案内近くに待機している。その中の一人が須原通知子さん。メンバーの中ではベテランである。ボランティアを始めたのは、2002(平成14)年だが、その2年前からお手伝いをしていた。夫が同院に入院し看病をしていたときに、知人から誘われたのがきっかけだった。その後、夫は亡くなったが以来、ずっとボランティアとして活動を続けている。

　新患の患者が、須原さんのところに尋ねてきた。採血、尿検査、心電図、X線検査などに、一緒に付き合った。院内は広いので大変助かっているという。時には、受付で代筆を頼まれることもある。患者の依頼で車いすに乗せて、押してあげることもある。「特別、誰かに教えてもらったわけではないけれど、日々経験しながら、少しずつ仕事を覚えていった」。須原さんは、そう振り返る。

「元気にしている?」気軽に声掛けしています

　年に1回、院長らとの懇談の機会もある。利用者目線で、改善すべきところを話す。それ以外でも、気が付いた点は、その都度、上司に伝える。入り口近くに現在ある「憩の場所」は、須原さんらの気づきがきっかけになって新設された。座る場所もなく、患者が寒い思いをしていたからだ。

　基本は外来患者への対応だが、患者を連れて入院病棟に行くこともある。知り合いの患者を見つけると「元気にしている?」「退院はいつ?」などと気軽に声を掛ける。「夫が入院しているときに、いろいろな人にお世話になったので、少しでも恩返しができれば」とボランティアを続けているという。

　現在は、毎週火曜から木曜の午前中に「出勤」している。「患者さんのお手伝いが少しでもできれば……」と言うのが、ボランティア全員の願いである。「困ったことがあったら気軽に声を掛けてくださいね」と須原さんたちは呼び掛けている。

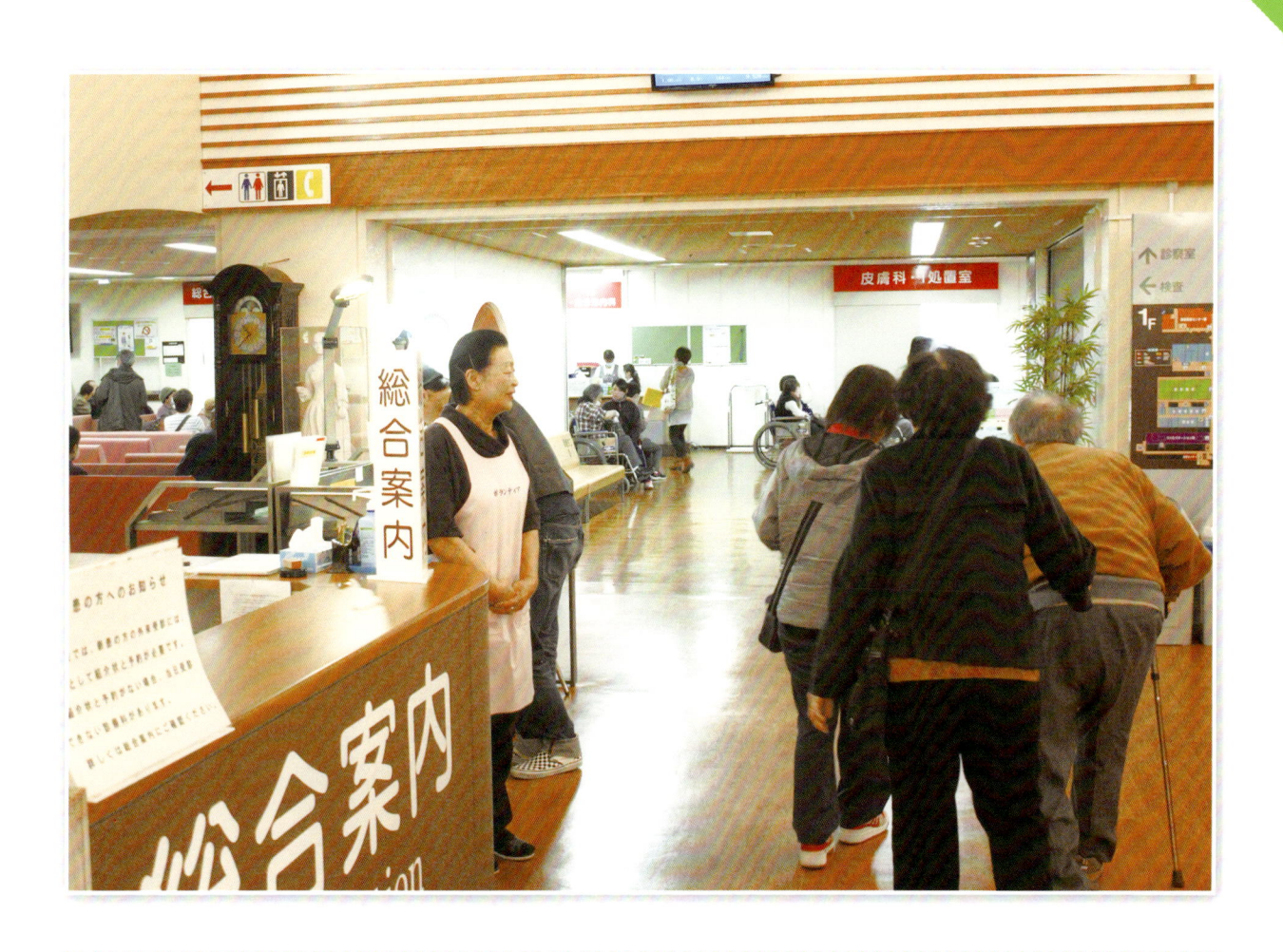

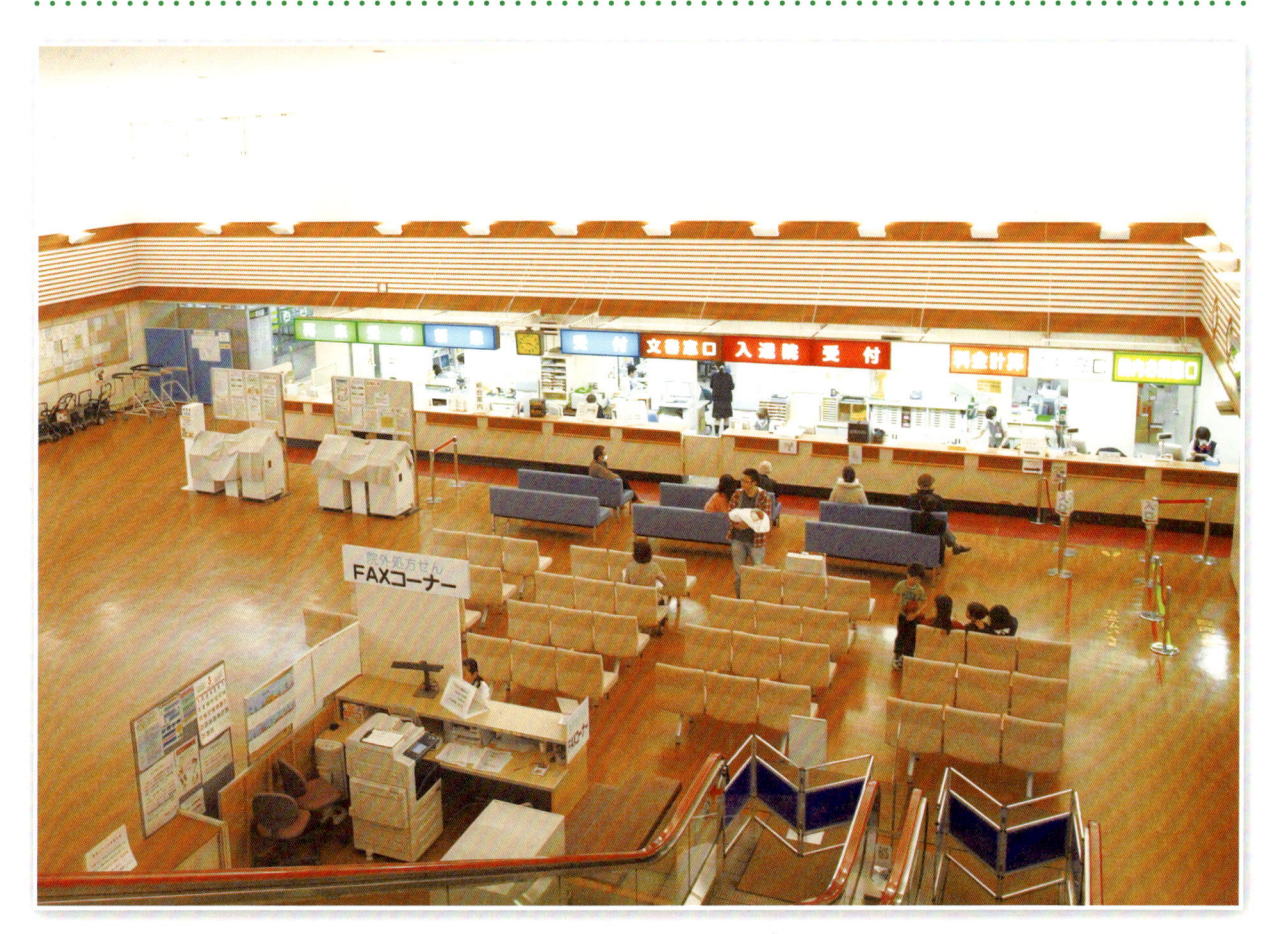

COLUMN 心あたたかな病院

院内保育所「ゆりかご」を復活
医療スタッフの職場環境充実に努めています

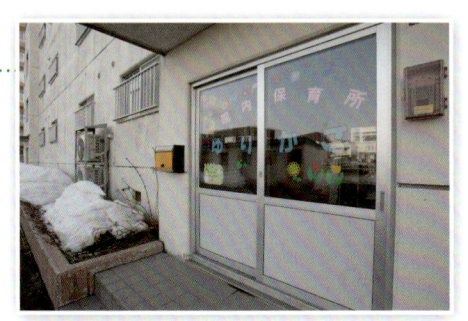

経営企画室・総括主幹
早坂 佳子（はやさか よしこ）

院内保育所ゆりかご

子どもたちの笑い声が保育所内に響いています

　午前11時。乳児から2、3歳児までの子どもたちの高い声が保育所内に響き渡っていた。子どもたちのそばでは、若い保育士たちも一緒に遊んでいた。もう少しするとお楽しみの昼食の時間だ。この保育所は「ゆりかご」と呼ばれる。365日、1日も休まずに開かれている。

　青森県立中央病院から歩いて5分。かつては同院に勤務する医師の公舎だったところを改築して、この保育所が設置された。古い公舎の2所帯分を一緒にして新設。広さは160㎡で6部屋ある。このうち事務室と病後児童保育室以外は、ドアがなく見通しが利くように工夫している。28人の子どもたちを受け入れることが可能だが、年度途中でも入所できるように定員にゆとりを持たせている。

　かつて、病院の敷地内に院内保育所があったが「預かり時間が短い」「自宅近くの保育所事情がよくなった」などの理由で、利用者が減少したため、2005（平成17）年に廃止になっていた。復活したのは2012年10月のことだ。

　女性医師が増えたことや、2007年から2009年にかけて大量の看護師を採用し、出産のための産休・育休対象者が増えたことから「復活」を望む声が大きくなっていた。そこで同院から近いこの場所に保育所が設けられた。

365日、朝7時から夜10時まで医療従事者のために開けています

　現在は定員28人のうち、就学前までの17人が通っている。医師の子どもが4人、看護師の子どもが11人、その他医療関係職種の子どもが2人の内訳だ。保育士は8人、看護師2人、栄養士と調理員が各1人配置されている。子どもたちは年齢別に2つに分けられ、それぞれの部屋で保育されている。

　この保育所の特徴について、担当の経営企画室総括主幹の早坂佳子さんは「盆も正月も休みは

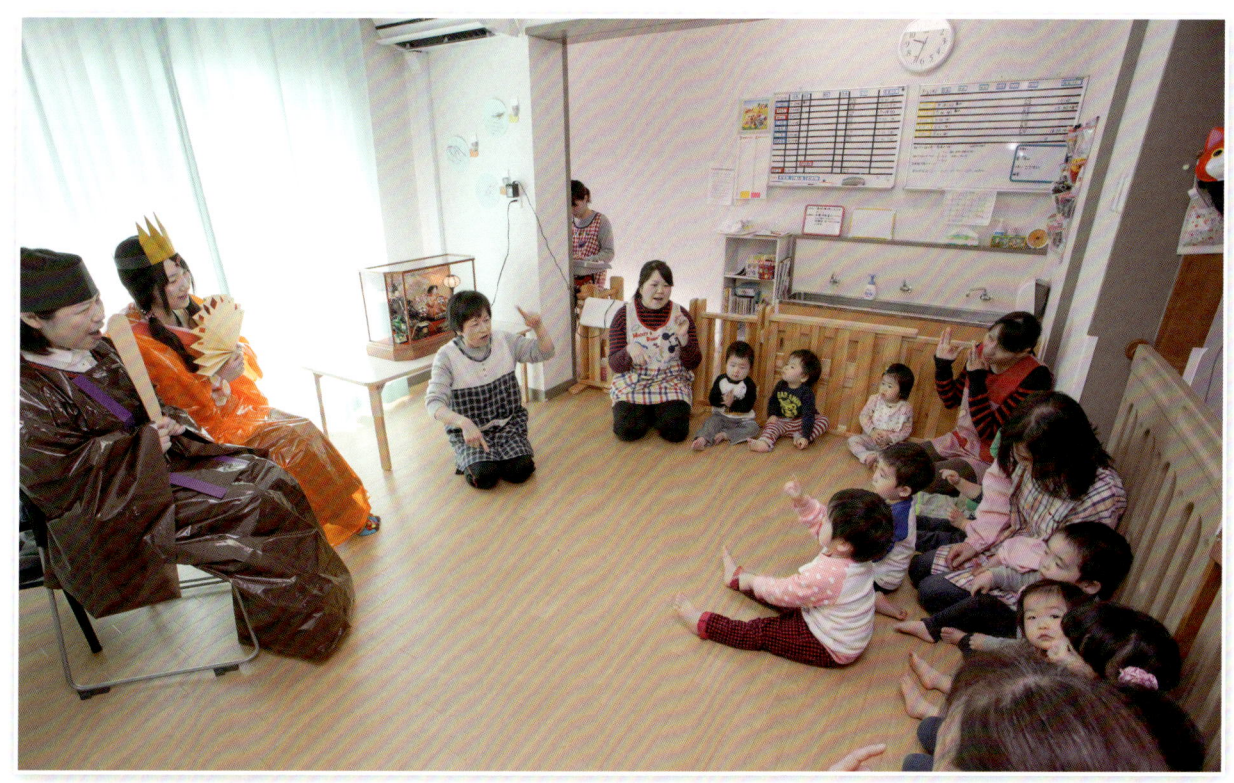

子どもたちが元気に過ごす（ひな祭り）

なく、365日開けていること。さらに、医療従事者は勉強会や院内委員会に出席することもあるため、基本的に午前7時から午後10時まで開所していること。また軽度の発熱などの病後児保育も行っている」と説明する。

　毎月かかる費用は4万5千円だ。この中には子どもたちの昼食代、午後10時までの夜間、休日保育代も含まれている。夕食代だけは別途300円かかる。月初めに、あらかじめ保育予定時間を保育所に届けておく仕組みだが、電話などによる急な時間延長も可能で、急性期の患者の仕事が多い職場だけに重宝されている。

　休日に買い物に出かけるときや疲れが取れないときなど、勤務時間帯以外の利用も認めている。「少しでも働きやすい環境づくりのために、利用者の利便性を第一に考えている。そのことが求人アップにもつながれば」と早坂さんは話す。

就学前までの
保育延長を予定しています

　現在の利用料では、どうしても赤字になるため、同院の会計から補てんしている。さらに「もう少し大きくなっても、預かってもらうところがほしい」との要望があり、2015年4月から入所者の年齢を拡大し、就学前までの子どもを受け入れている。それに伴い定員も徐々に増やし、48人とする予定だ。このため、現在の保育所では手狭になることから、病院の敷地内にある旧院内保育所を2015年度に改装することにしている。「会計的には保育所の併設は決して楽ではないが、職場環境の充実がリクルートの充実につながる。人材の確保と定着が病院全体の医療の質のアップにもなる。県民に対しての最大の貢献だと考える」と早坂さん。

　毎朝、午前7時。子どもを連れた医師や看護師たちが保育所「ゆりかご」を訪れる。きょうも、子どもたちは保育士と楽しい1日を過ごす。

Aomori Prefectural Central Hospital 病 院 案 内

県民の健康を支える

病院の理念、基本方針、患者さんの権利

病院の理念

県民の健康をささえ
安全で高度な医療を提供し
患者さん中心の心あたたかな病院を目指します

病院の基本方針

良質で安全な医療の提供
- チーム医療に基づく過不足のない医療の提供に努めます。
- 患者さんの安全安心を第一に努めます。

患者さんの権利の尊重
- インフォームドコンセント（説明と同意）に基づく信頼関係の構築に努めます。
- 患者サービス、接遇の向上に努めます。

保健・医療・福祉との連携
- 県の基幹病院として、関連する医療機関や団体との連携を深め、地域医療の充実に努めます。

臨床教育・研究の充実
- 医師臨床研修の充実、質の高い医療従事者の育成に努めます。
- 患者さんのための臨床研究を推奨し、医療水準の向上に努めます。

健全で効率的な病院経営

患者さんの権利

1. 患者さんには、人格を尊重した思いやりのあるケアを受ける権利があります。
1. 患者さんには、自分の病気について説明を受け、病院内外でのセカンド・オピニオンを求める権利があります。
1. 患者さんには、検査や治療などについて選択あるいは断る権利があります。
1. 患者さんには、自分のプライバシーにあらゆる配慮を求める権利があります。

病院の概要

病院案内

病院の概要

開設者／青森県知事
病院長／吉田 茂昭
病床数／６９４床（一般６８９床、感染５床）
標榜診療科／内科、精神科、神経内科、呼吸器科、小児科、循環器科、外科、整形外科、脳神経外科、心臓血管外科、消化器外科、皮膚科、泌尿器科、産婦人科、眼科、耳鼻いんこう科、リハビリテーション科、放射線科、歯科、歯科口腔外科、麻酔科、病理診断科

法令等による医療機関指定の状況

- 健康保険法に基づく保険医療機関
- 生活保護法に基づく指定医療機関
- 障害者の日常生活及び社会生活を総合的に支援するための法律に基づく指定自立支援医療機関（育成医療・更正医療）
- 障害者の日常生活及び社会生活を総合的に支援するための法律に基づく指定自立支援医療機関（精神医療）
- 母子保健法に基づく指定養育機関
- 戦傷病者特別援護法に基づく指定医療機関
- 感染症の予防及び感染症の患者に対する医療に関する法律に基づく結核指定医療機関
- 原子爆弾被爆者に対する援護に関する法律に基づく指定医療機関
- 労働者災害補償保険法に基づく指定医療機関
- 地方公務員災害補償法に基づく指定医療機関
- 青森県議会議員その他非常勤の職員の公務災害補償に関する条例施行規則に基づく指定医療機関
- 認定救急病院
- 難病の患者に対する医療等に関する法律に基づく指定医療機関
- 児童福祉法に基づく指定小児慢性特定疾病医療機関
- 青森県肝炎治療特別促進事業委託契約医療機関
- 覚せい剤取締法による覚せい剤施用機関
- 基幹災害拠点病院
- 救命救急センター
- 臨床研修指定病院
- エイズ治療拠点病院
- エイズ治療中核拠点病院
- 臓器提供施設
- 非血縁者間骨髄移植・採取施設
- 総合周産期母子医療センター
- 都道府県がん診療連携拠点病院
- 地域医療支援病院
- 第１種感染症指定医療機関

主な沿革

1952（昭和27）年	病院開設
1953（昭和28）年	総合病院として承認
1958（昭和33）年	救急病院に指定
1968（昭和43）年	研修病院に指定
1981（昭和56）年	新築移転、救命救急センター併設
1985（昭和60）年	電子計算機による医事会計業務開始
1986（昭和61）年	ICU（集中治療室）加算の承認
1996（平成8）年	全国がんセンター協議会に加盟 エイズ治療拠点病院に指定 一般病床714床、結核病床16床となる
1997（平成9）年	がん診療施設情報ネットワークシステム起動
1999（平成11）年	難病医療拠点病院、難病医療協力病院に指定
2000（平成12）年	（財）日本医療機能評価機構による機能評価の認定 オーダリングシステムの全部稼働
2001（平成13）年	NICU（新生児特定集中治療室）設置
2002（平成14）年	非血縁者間骨髄移植・採取施設に認定
2003（平成15）年	外来化学療法加算の承認、外来治療センターの開設
2004（平成16）年	総合周産期母子医療センター開設 一般病床689床、結核病床16床となる
2005（平成17）年	（財）日本医療機能評価機構による機能評価の更新認定 地域がん診療連携拠点病院に指定
2006（平成18）年	電子カルテシステムの本稼働
2007（平成19）年	地方公営企業法の全部適用に伴い病院事業管理者・病院局を設置
2008（平成20）年	都道府県がん診療連携拠点病院に指定 がん診療センター、循環器センター、脳神経センターを開設
2009（平成21）年	7対1看護体制移行
2010（平成22）年	糖尿病センターを設置　DPC対象病院 （財）日本医療機能評価機構による機能評価の更新認定
2011（平成23）年	一般病床689床、結核病床6床となる 新救命救急センター稼働
2012（平成24）年	地域医療支援病院の承認
2014（平成26）年	MRI（核磁気共鳴画像法）棟を稼働
2015（平成27）年	（公財）日本医療機能評価機構による機能評価の更新認定 一般病床689床、感染症病床5床となる

組織図

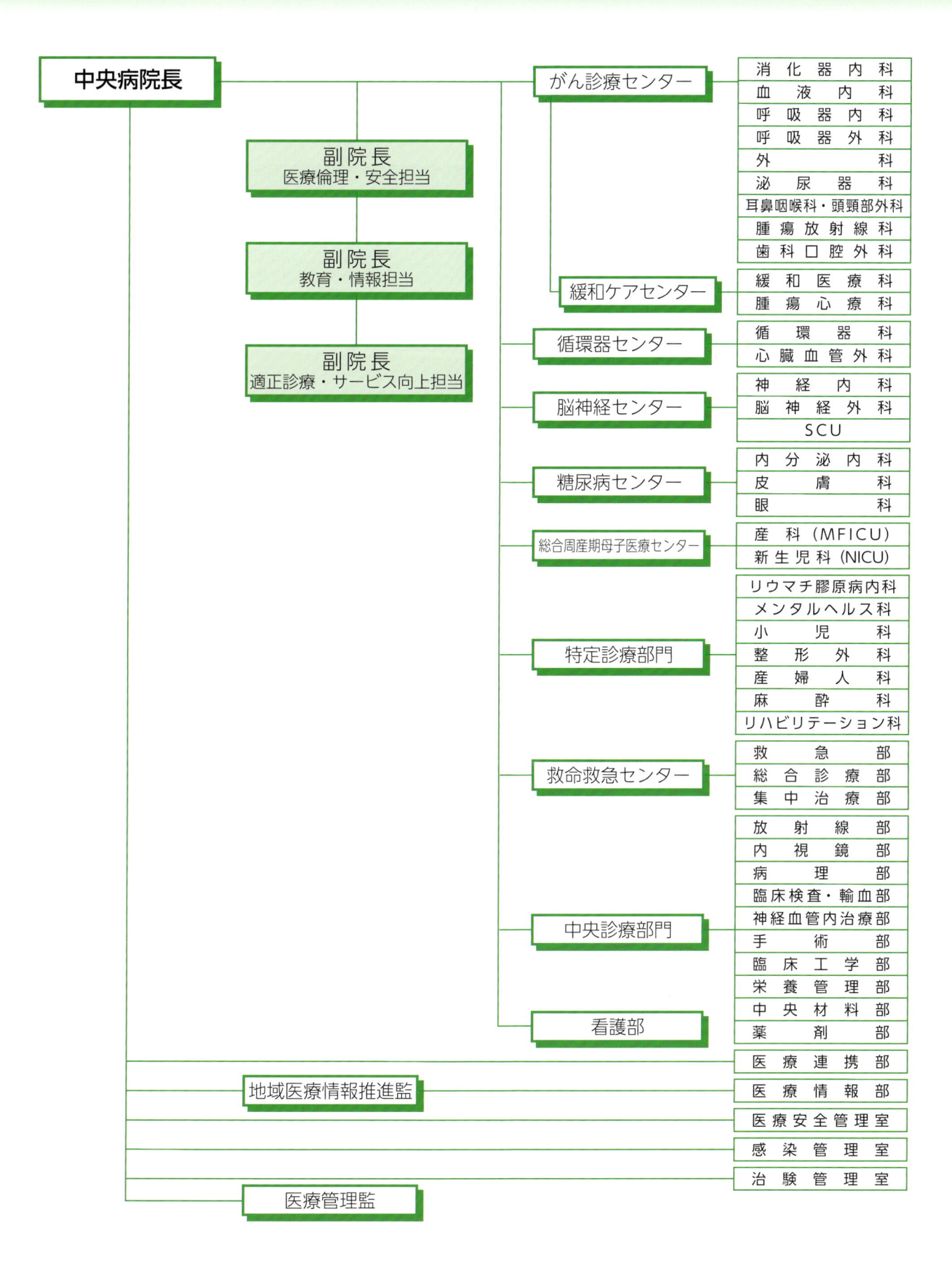

病院案内

- 中央病院長
  - 副院長（医療倫理・安全担当）
  - 副院長（教育・情報担当）
  - 副院長（適正診療・サービス向上担当）
  - がん診療センター
    - 消化器内科
    - 血液内科
    - 呼吸器内科
    - 呼吸器外科
    - 外科
    - 泌尿器科
    - 耳鼻咽喉科・頭頸部外科
    - 腫瘍放射線科
    - 歯科口腔外科
  - 緩和ケアセンター
    - 緩和医療科
    - 腫瘍心療科
  - 循環器センター
    - 循環器科
    - 心臓血管外科
  - 脳神経センター
    - 神経内科
    - 脳神経外科
    - SCU
  - 糖尿病センター
    - 内分泌内科
    - 皮膚科
    - 眼科
  - 総合周産期母子医療センター
    - 産科（MFICU）
    - 新生児科（NICU）
  - 特定診療部門
    - リウマチ膠原病内科
    - メンタルヘルス科
    - 小児科
    - 整形外科
    - 産婦人科
    - 麻酔科
    - リハビリテーション科
  - 救命救急センター
    - 救急部
    - 総合診療部
    - 集中治療部
  - 中央診療部門
    - 放射線部
    - 内視鏡部
    - 病理部
    - 臨床検査・輸血部
    - 神経血管内治療部
    - 手術部
    - 臨床工学部
    - 栄養管理部
    - 中央材料部
    - 薬剤部
  - 看護部
  - 医療連携部
  - 地域医療情報推進監
    - 医療情報部
  - 医療安全管理室
  - 感染管理室
  - 治験管理室
  - 医療管理監

171

外来受診までの手続き

1．受付時間

1階ホールでの受付時間は、新患は8時15分～11時30分、再来は7時45分～11時30分です。
※曜日やその診療科によって異なる場合もあります。詳細は、**1階ホール案内板**をご覧ください。

2．休診日

土曜、日曜、祝日など、年末年始（12/29～1/3）

3．新患について

次のどちらかに該当する場合は、「かかりつけ医」または「お近くの医療機関」で診察を受け、医療機関からの紹介状のご持参および予約受診をお願いしています。
　ア．初めてその科を受診する場合
　イ．再診まで相当の期間が開いた場合（医師の指示があった場合を除く）
なお、紹介状および予約が必要とされる期間は、診療科によって異なります。
詳しくは、各診療科にお問い合わせください。
（**予約および紹介状がない場合、当日診察を受けられないことがあります**。ただし、妊娠で初診の方は、この限りではありません）。
紹介状を持参しないで来院し、受診された場合は、**特別の場合**※を除き、初診料に加えて、**非紹介患者初診料**が加算されます。
紹介状は、新患・再来受付に提示してください。
※**特別の場合とは、**
　ア．ただちに入院や手術などを要する場合　　イ．公費負担医療の受給対象者の場合
　ウ．緊急性が高いと認められる場合　などです。

4．再来について

再来受診は予約制を導入しています。診療後、医師と相談のうえ次回の診療日時を決めてください
（予約の患者さんには「次回予約情報券」が請求書とともに発行されますので、次回診察日にお持ちください）。
診療上の都合などにより、予約時間のとおりにならない場合もありますので、ご了承願います。

5．受診の際に必要なものなど

（1）保険証、各公費医療証明書、労災保険の書類など
（2）紹介元医療機関（かかりつけ医またはお近くの医療機関）からの予約
（3）地域医療機関からの紹介状
　　　または、健康診断後の精密検査の場合は精密検査依頼用紙
（4）診察券（一度でも、当院を受診されたことのある方）
（5）お薬手帳と薬効の説明書

6．お願い

（1）保険扱いは保険証を提示した日からとなります。
（2）毎月1回は、保険証の確認をさせていただきます。
　　　保険証の提示がない場合は、医療費が全額患者さん負担となる場合もありますので、忘れずに確認などを受けていただくようお願いします。
（3）保険証・氏名・住所・電話番号・世帯主などに変更がありましたら、「変更届」をご記入のうえ、すみやかに**「再来受付窓口」**にお申し出ください。
（4）交通事故・労災・公務災害で受診される方、無保険・介護老人保健施設入所中・他病院の療養病棟など入院中の方は、そのことをお申し出ください。
（5）診察券は長期間使用しますので、紛失しないようにしてください。
　　　（紛失の際は有料〈110円〉で再発行します）

病院案内

7. 外来受診の流れ（下記の院内地図もご覧ください）

新患受付窓口	総合案内窓口	自動再来受付機	再来受付窓口
紹介状・予約のある方 保険証、紹介状、健診結果などの確認	紹介状を持参しているが予約していない方 本日の診察可否を確認し、診察可能な場合	再来受診の方	交通事故、労災、他施設入院中、自動再来受付機で受付できない方など

↓

各診療科外来

診察・検査・説明
次回受診日の確認
「診療費納入通知書領収書（請求書）」の発行（各診療科窓口または1階料金計算窓口）

↓

支払い窓口または自動精算機にてお支払い

↓

お薬受け渡し窓口 （院内処方箋をお持ちの方）	希望される調剤薬局 （院外処方箋をお持ちの方）
薬の受け取り	薬の受け取り 受け取り時間軽減のため、総合案内横の無料FAXコーナーを活用いただけます

受診手続きについてご不明な点がありましたら、お気軽に総合案内または各受付窓口にお尋ねください

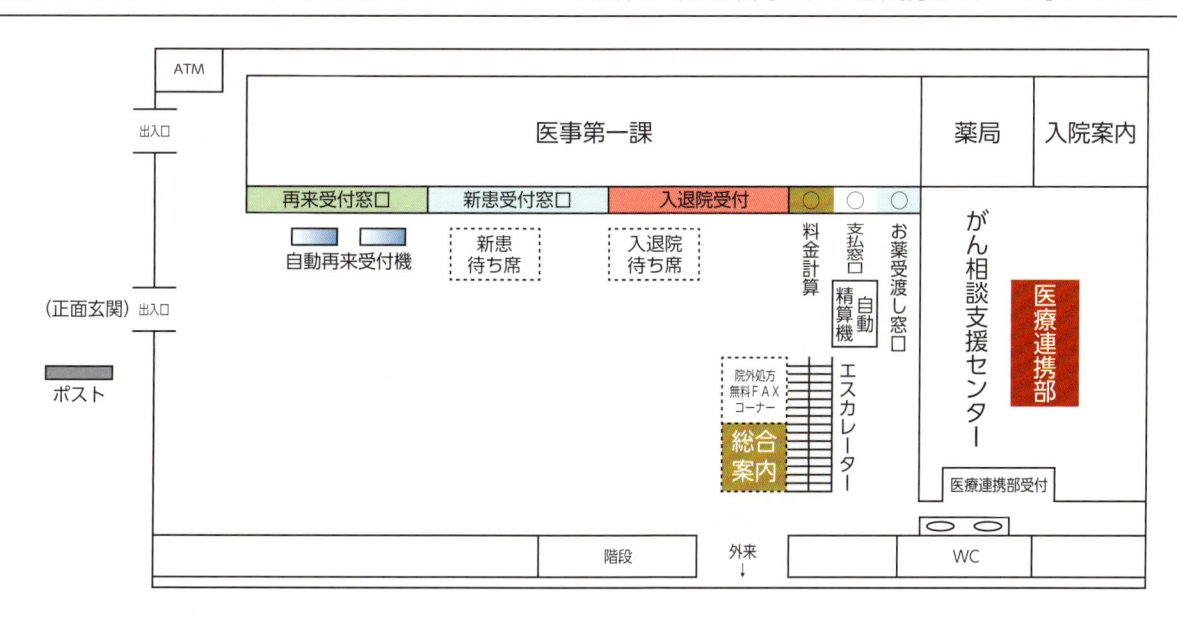

院内地図

- ATM
- 出入口
- （正面玄関）出入口
- ポスト
- 医事第一課：再来受付窓口、新患受付窓口、入退院受付
- 自動再来受付機
- 新患待ち席
- 入退院待ち席
- 料金計算
- 支払窓口
- お薬受渡し窓口
- 自動精算機
- 院外処方無料FAXコーナー
- 総合案内
- エスカレーター
- 階段
- 外来→
- 薬局
- 入院案内
- がん相談支援センター
- 医療連携部
- 医療連携部受付
- WC

院内案内図

断面図

	機械室
10F	機械室
9F	病棟
8F	病棟
7F	病棟
6F	病棟
5F	病棟
4F	病棟　　　　渡り廊下　　　　機械室／病棟
3F	人工透析　中央材料　集中治療　手術　管理部門
2F	医局　病理　食堂　臨床検査　外来診療
1F	内視鏡　リハビリテーション　臨床検査　受付　調剤　待合　X線撮影　外来診療
BF	ドライエリア　ボイラー　栄養管理　RI検査　薬剤　放射線治療

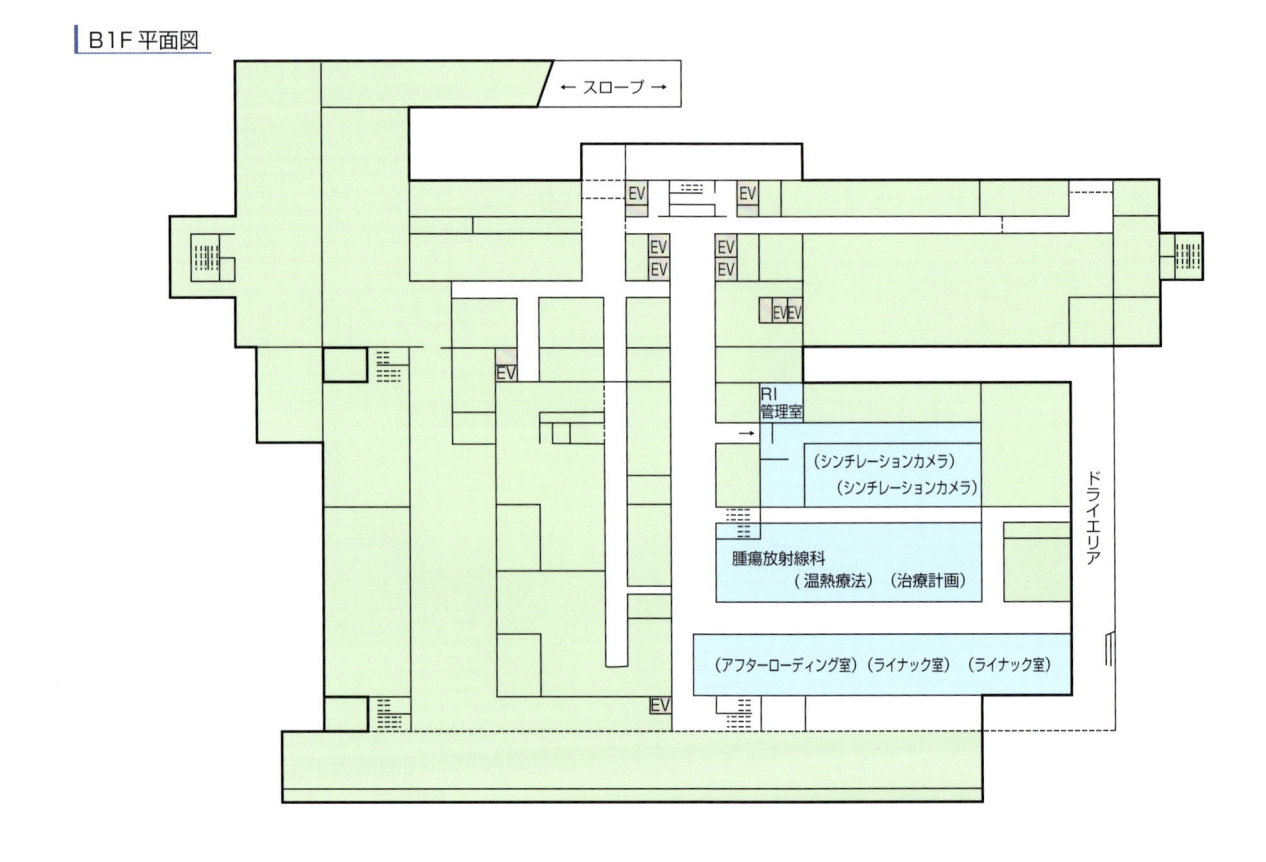

B1F 平面図

← スロープ →

RI管理室
（シンチレーションカメラ）
（シンチレーションカメラ）
腫瘍放射線科
（温熱療法）（治療計画）
（アフターローディング室）（ライナック室）（ライナック室）
ドライエリア

病 院 案 内

1F 平面図

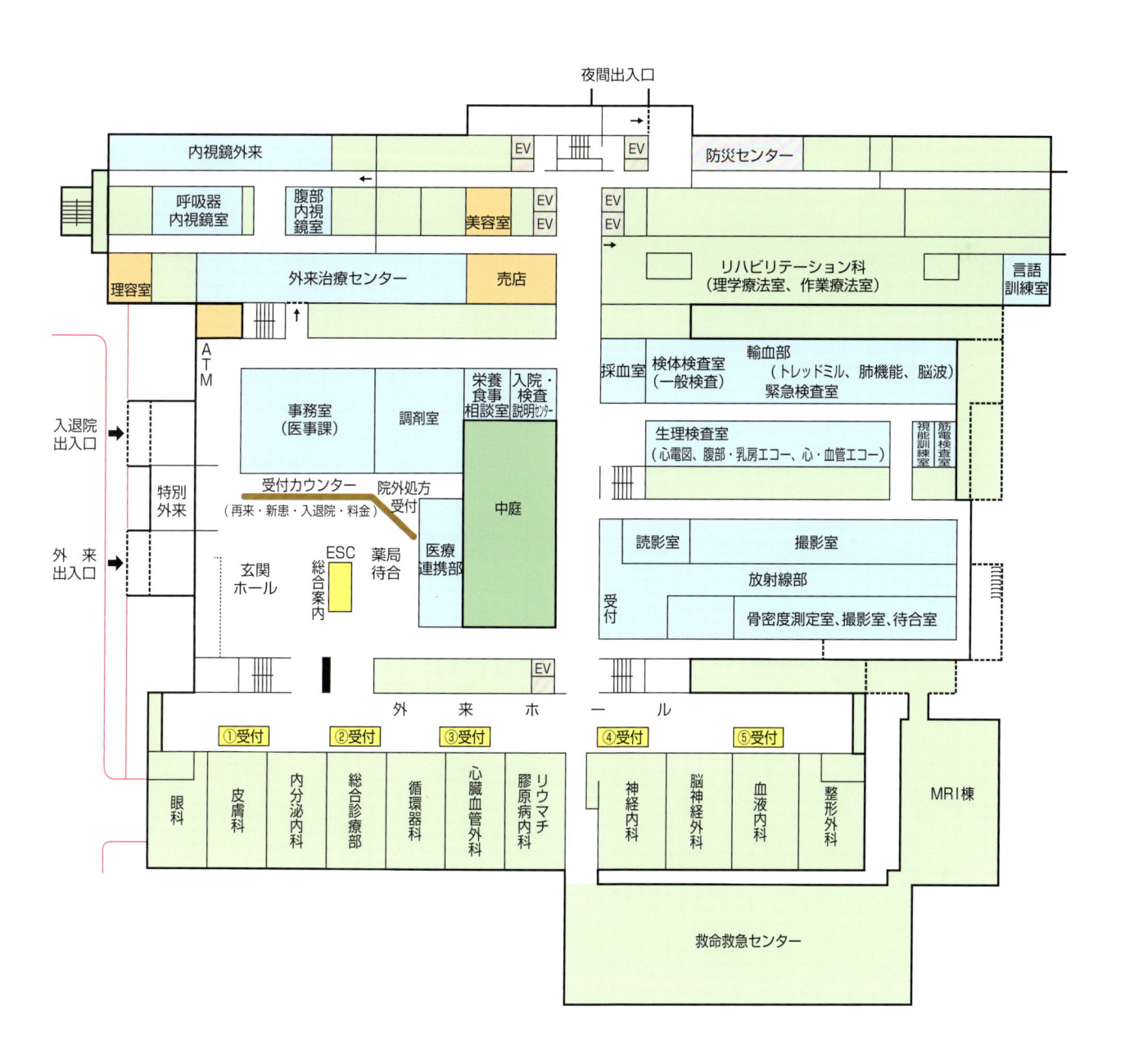

院内案内図

| 2F 平面図

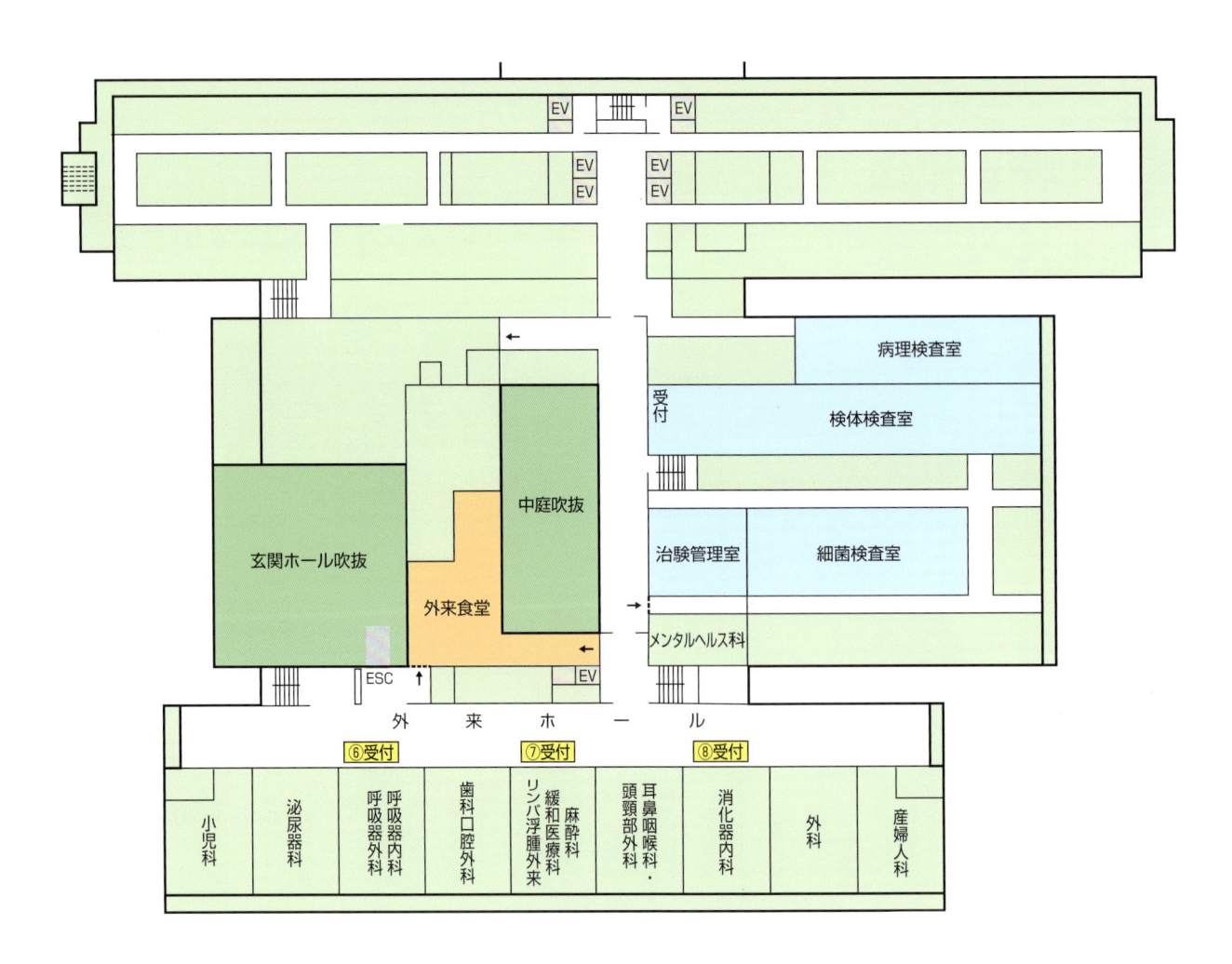

		病理検査室	
	受付	検体検査室	
玄関ホール吹抜	中庭吹抜	治験管理室	細菌検査室
	外来食堂	メンタルヘルス科	

外　来　ホ　ー　ル

⑥受付			⑦受付			⑧受付		
小児科	泌尿器科	呼吸器内科 呼吸器外科	歯科口腔外科	緩和医療科 リンパ浮腫外来	麻酔科	耳鼻咽喉科・頭頸部外科	消化器内科	外科	産婦人科

病院案内

3F 平面図

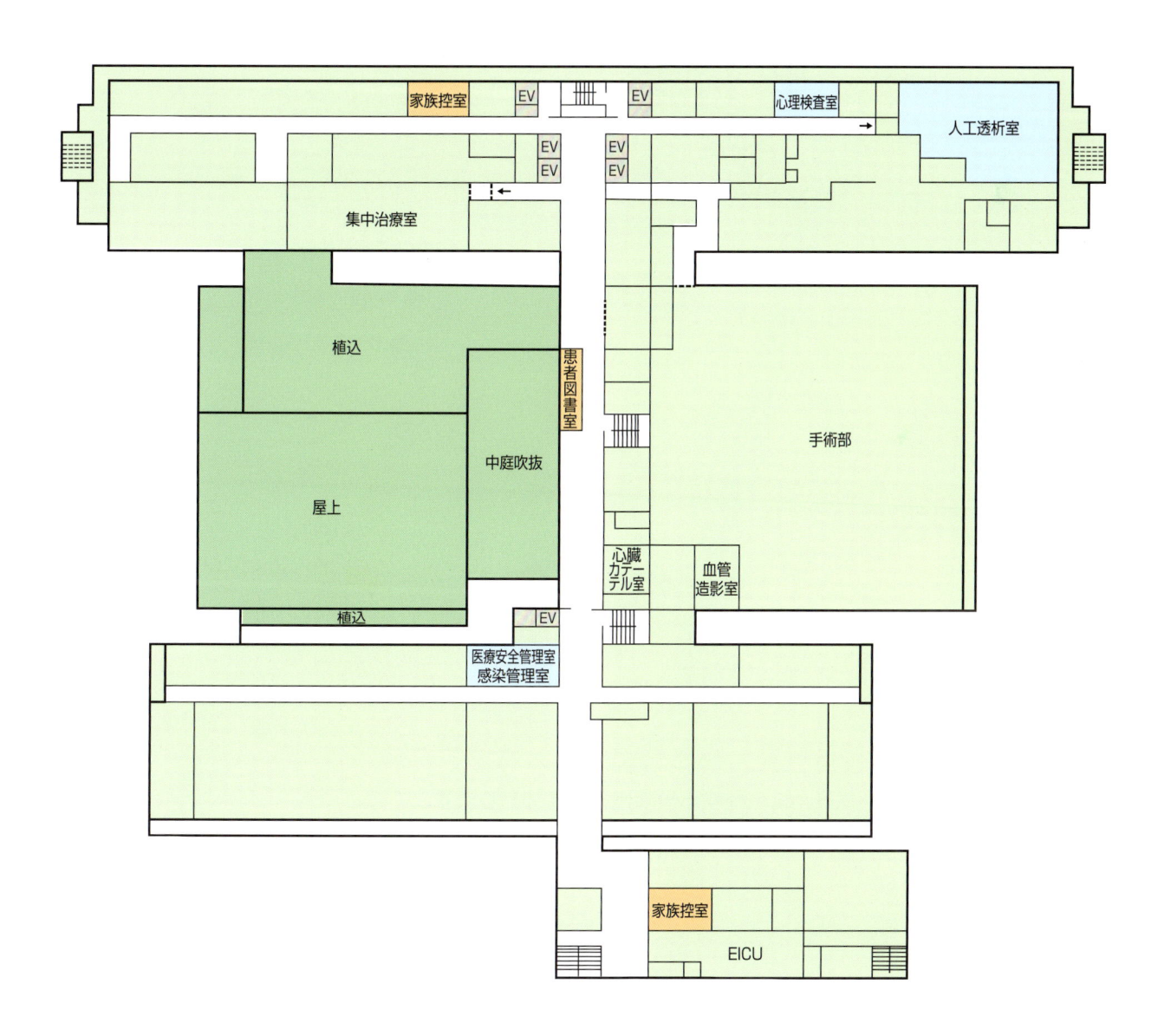

室名
家族控室
心理検査室
人工透析室
集中治療室
患者図書室
植込
中庭吹抜
屋上
手術部
心臓カテーテル室
血管造影室
植込
医療安全管理室
感染管理室
家族控室
EICU

交通のご案内

ご利用いただけるバス停留所

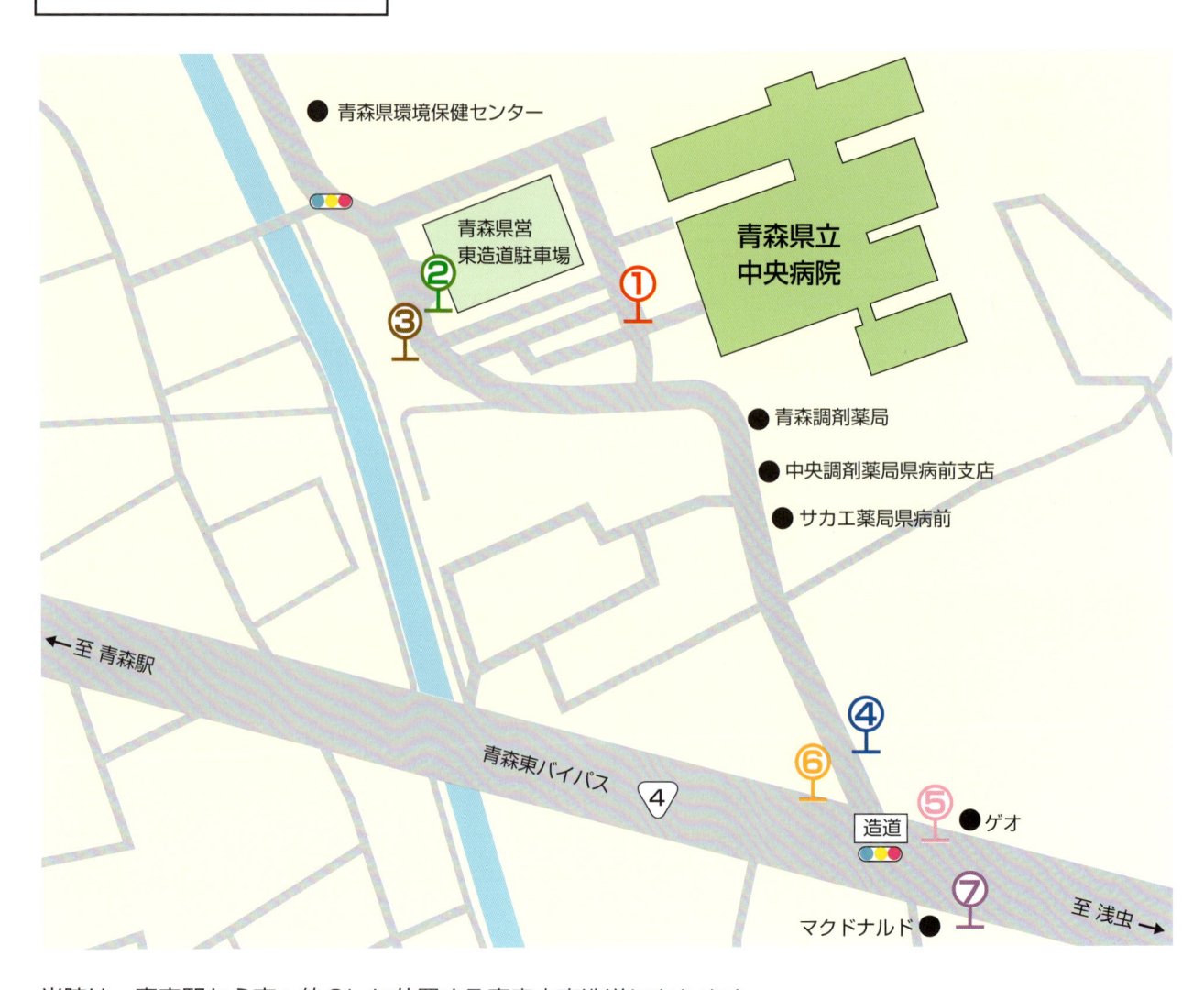

当院は、青森駅から東へ約6kmに位置する青森市東造道にあります。

病院案内

バス停留所番号	バス会社名	停留所名	主な行先等
1	青森市営バス	県立中央病院前	起点（県病構内）
	青森市市民バス（矢田・滝沢地区、青柳線）	県営中央病院前	起点（県病構内）
2	青森市営バス	県立中央病院前	青森駅方面（県病構外）
	下北交通バス（青森線）	県立病院前	むつバスターミナル方面
3	青森市営バス	県立中央病院前	東部営業所方面（県病構外）
4	青森市営バス	県立中央病院通り	青森駅、小柳、桜川方面
	下北交通バス（青森線）	県立病院通り	むつバスターミナル方面
5	青森市営バス	県立中央病院通り	東部営業所方面（東バイパス）
	弘南バス（黒石～青森線）（五所川原～青森線）	県病通り	青森営業所方面
	十和田観光電鉄バス	県病通	七戸、十和田方面
6	青森市営バス	県立中央病院通り	東部営業所、久栗坂、浅虫方面
7	青森市営バス	県立中央病院通り	青森駅方面（東バイパス）
	弘南バス（黒石～青森線）（五所川原～青森線）	県病通り	黒石駅方面　五所川原方面
	十和田観光電鉄バス	県病通	青森駅、新青森駅方面

※青森市市民バス（矢田・滝沢地区線）の一部は6・7に停車します。

その他　　　　　　　　　　　　　　　　　　　　　　　　※所要時間は夏季の目安です。

青森駅前（東口）から	タクシー（約25分）	「県病まで」と運転手さんにお伝えください。約2500円です。
矢田前駅・小柳駅から	徒歩（約20分）	矢田前駅・小柳駅にはタクシーは常駐しておりませんのでご注意ください。

敷地内平面図、当院へのアクセス

病院案内

敷地内平面図

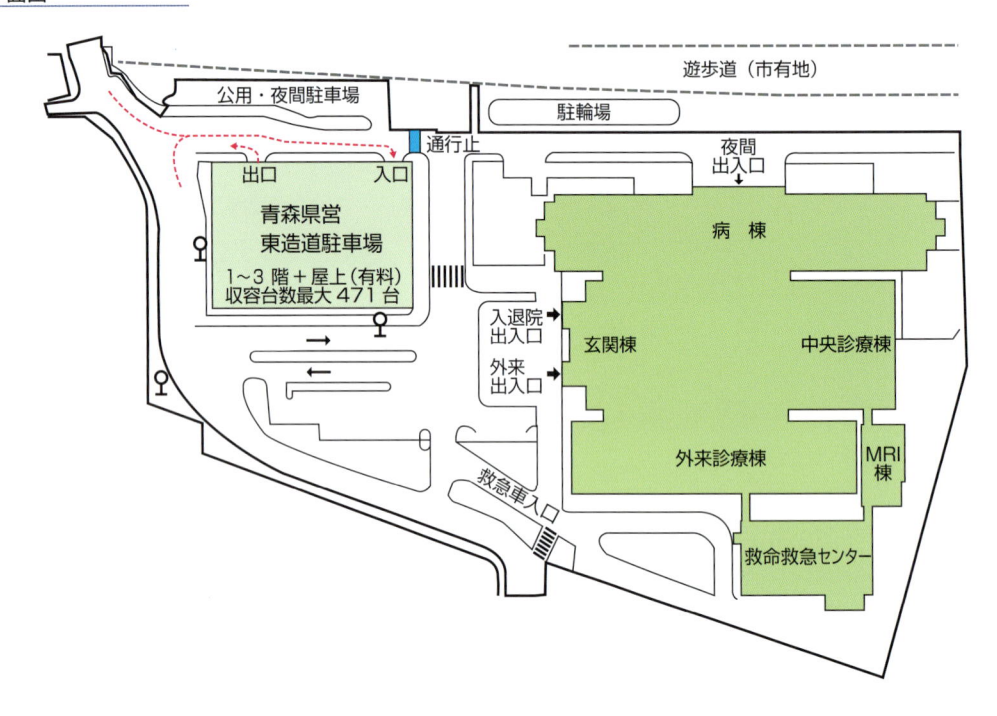

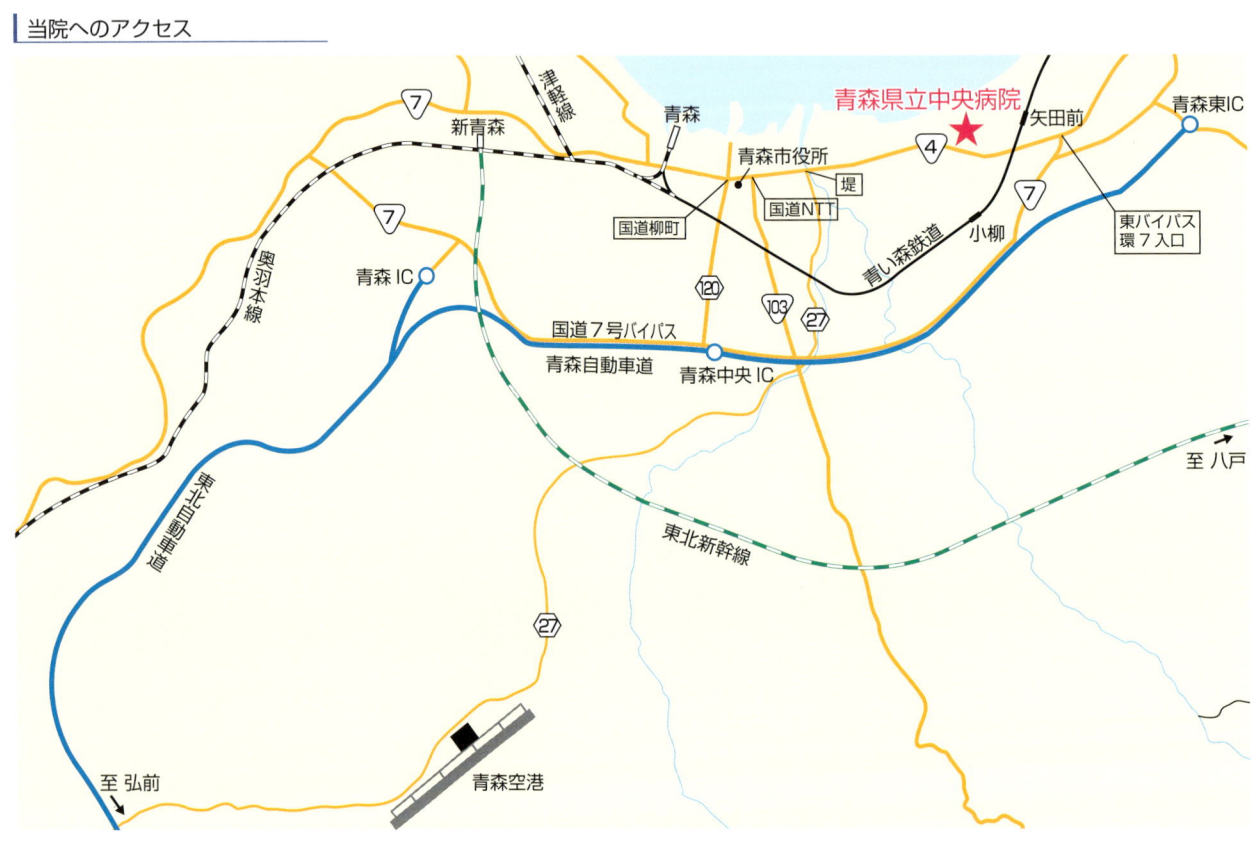

当院へのアクセス

Aomori Prefectural Central Hospital　索　引

索引

症状、検査・診断方法、疾患名、治療方法やケアなどにかかわる語句を掲載しています（読者のみなさんに役立つと思われる箇所に限定しています）。

あ

- アイソトープ（放射性同位元素） ……………… 34
- 青森県周産期医療システム ……………… 82, 86
- 悪性リンパ腫 ……………………………… 32, 124
- 足の壊疽 ……………………………………………… 72
- 足の潰瘍 ……………………………………………… 73
- 足のチェック ………………………………………… 73
- 脚（足）の動脈硬化 ………………………………… 45
- 圧迫療法 …………………………………………… 148
- アトピー性皮膚炎 ………………………………… 107
- アナフィラキシー ………………………………… 108
- アナフィラキシーショック ……………………… 108
- アプリケーター …………………………………… 111
- アルツハイマー病 ………………………………… 67

い

- 胃がんのESD ………………………………………… 23
- 息切れ ………………………………………………… 46
- 閾値 ………………………………………………… 107
- 医師事務作業補助者 ………………… 151, 156, 159
- 医師事務作業補助者認定資格 …………………… 157
- 痛み治療 ……………………………………………… 39
- 痛みの問診方法 …………………………………… 145
- １型糖尿病患者の妊娠・出産 ……………………… 81
- 遺伝性乳がん ………………………………………… 27
- 胃の粘膜下腫瘍（GIST） …………………………… 23
- 医療安全 …………………………………………… 134
- 医療安全管理室 …………………………………… 134
- 医療情報技師 ……………………………………… 157
- 医療情報部 …………………………………… 156, 157
- 医療連携部 ………………………………………… 154
- インスリン持続注入ポンプ（CSII） ……………… 81
- インターベンション・ラジオロジー（IVR） …… 60
- 咽頭がんのESD ……………………………………… 23
- 院内感染 …………………………………………… 136
- 院内救急対応システム(Rapid Response System) ………………………………………………… 141

う

- 運動ニューロン ……………………………………… 64
- 運動誘発電位（MEP） ……………………………… 68

え

- 栄養管理 …………………………………………… 127
- 栄養管理部 ………………………………………… 114
- 栄養サポートチーム（NST） ………… 126, 138
- 栄養士 ……………………………………………… 115
- 栄養障害 …………………………………………… 138
- エピペン® ………………………………………… 108
- 嚥下 ………………………………………………… 138

お

- 横行結腸 ……………………………………………… 22
- オーダリングシステム ……………………………… 37
- オーバートリアージ ………………………………… 91

か

- 開胸 …………………………………………………… 24
- 外傷 …………………………………………………… 92
- 回復期病床（GCU） ………………………………… 86
- 外来化学療法 ………………………………………… 37
- 外来看護班 ………………………………………… 128

外来治療センター	36, 115, 122, 150
学習カリキュラム	156
過多月経	110
学校生活管理指導表	109
滑膜炎	104
カテーテル	53, 54
カテーテルアブレーション（心筋焼灼術）	43, 47
カテーテル治療	50
過敏症	37
体に負担の少ない治療法	23
カロリー制限	77
眼科	70, 74
がん化学療法看護認定看護師	36
眼科専門医と糖尿病専門医との連携	75
がん看護専門外来	151
がん患者の痛み	144
がん患者の苦痛をスクリーニング	39
がん患者の登録	18
看護企画班	128
看護職員のキャリア開発	153
看護専門外来	150
看護部	128
患者サポート	154, 155
患者サポートカンファレンスチーム	155
患者支援委員会	155
がん診療センター	18, 20
がん診療センター企画室	20
がん診療連携拠点病院	18, 40, 122
関節超音波（エコー）	104
関節破壊修復	101
関節リウマチ	100, 104
関節リウマチの原因	105
感染管理	136
感染管理室	136
がん総合データベース	161
肝臓病教室	127
がん疼痛	39
冠動脈CT	44
冠動脈ステント留置術	44
冠動脈バイパス手術	50
がん登録	20, 21
がんの告知	40
がん放射線療法看護認定看護師	146
顔面神経のモニタリング	69
管理栄養士	78, 96
緩和医療	40
緩和医療科	19
緩和医療先進県	145
緩和ケア	39, 130, 144
緩和ケア看護外来	130
緩和ケアセンター	20
緩和ケアチーム	37, 39
緩和ケア認定看護師	145

き

機械弁	53
器質的な心疾患（心筋梗塞、心筋症、弁膜症など）	47
逆紹介	66
逆搬送	82
キャンサーボード	21
救急部	88
急性骨髄性白血病	33
急性・重症患者看護専門看護師	141

索引

急性前骨髄球性白血病 ･･････････････ 121
急性リンパ性白血病の長期生存率 ･･････ 33
救命救急センター ･･･････････････････ 88
救命救急センター看護班 ････････････ 128
教育支援システム「私のあゆみ」･････ 152
教育入院 ････････････････････････････ 79
胸腔鏡手術 ･･････････････････････････ 24
狭窄症 ･･････････････････････････････ 52
狭心症 ･･････････････････････････ 44, 50
強度変調放射線治療（IMRT）･･････････ 34
胸部不快感 ･･････････････････････････ 44
極端に小さい胎児 ････････････････････ 85
拠点病院 ････････････････････････････ 37
筋萎縮性側索硬化症（ALS）･･･････ 64, 65

く

区域除去 ････････････････････････････ 25
くも膜下出血 ････････････････････････ 56
クリッピング手術 ･･････････････ 61, 63, 68
クレアチニン ････････････････････････ 77
グレースケール法 ･･････････････････ 105

け

経カテーテル的大動脈弁置換術 ･･･････ 53
経腸栄養 ･･････････････････････････ 138
外科 ････････････････････････････････ 19
血液内科 ････････････････････････････ 19
血液のがん ･･････････････････････････ 32
血管障害 ････････････････････････････ 73
血糖値 ･･････････････････････････････ 80
減塩 ････････････････････････････････ 126
健康運動指導士 ･･････････････････ 78, 96

現場活動 ････････････････････････････ 90
顕微鏡「ルメラ700」･････････････････ 75

こ

コイル塞栓術 ････････････････････ 60, 61
抗がん剤治療の副作用 ･･････････････ 131
口腔ケア ････････････････････････････ 19
高次脳機能障害の検査 ･･････････････ 116
肛門温存術 ･･････････････････････････ 30
抗リウマチ薬 ･･････････････････････ 100
誤嚥性肺炎 ････････････････････････ 139
呼吸器外科 ･･････････････････････････ 19
呼吸器内科 ･･････････････････････････ 19
呼吸ケアチーム加算 ････････････････ 140
呼吸サポートチーム（RST）･･････････ 140
心のケア ････････････････････････････ 19
骨髄異形成症候群 ････････････････････ 32
骨髄移植 ････････････････････････････ 32
骨髄液 ････････････････････････････ 121
骨髄液の濃縮 ･･････････････････････ 125
骨髄検査 ･･････････････････････････ 120
骨髄の再構築 ･･････････････････････ 124
骨髄バンク ････････････････････････ 125
骨粗しょう症 ････････････････････････ 99
コンタミネーション ････････････････ 107
根治性 ･･････････････････････････････ 26

さ

細菌性腟症 ･･････････････････････････ 85
臍帯血移植 ･･････････････････････････ 32
在宅での褥瘡対策 ･･････････････････ 143
在宅療養 ････････････････････････････ 65

細胞化学染色 ･･････････････････････ 121
撮像素子 ･･････････････････････････ 62
三次救急 ･･････････････････････････ 88

し

ジェネラリスト看護師 ･･････････････ 128
視覚誘発電位（VEP） ････････････････ 68
歯科口腔外科 ･･････････････････････ 19
子宮弛緩法 ････････････････････････ 85
子宮内膜 ････････････････････････ 110
子宮内膜アブレーション ･･････････ 110
資質アップ ･･････････････････････ 157
持続血糖測定 ･･････････････････････ 80
耳鼻咽喉科 ････････････････････････ 19
集学的治療 ････････････････････････ 35
周産期死亡率 ･･････････････････････ 86
重症筋無力症 ･･････････････････････ 65
集中治療看護班 ･･････････････････ 128
集中治療室（ICU） ･･････････････ 48, 141
十二指腸の乳頭部切除 ･･････････････ 23
絨毛膜羊膜炎 ･･････････････････････ 85
手術看護班 ･･････････････････････ 128
術中モニタリング ･･････････････････ 68
腫瘍心療科 ････････････････････ 19, 40
腫瘍放射線科 ･･････････････････････ 19
循環型医療連携 ･･････････････････ 103
循環器科 ･･････････････････････ 42, 44
循環器センター ･･････････････････ 42
消化器内科 ････････････････････････ 19
小細胞肺がん ･･････････････････････ 25
硝子体 ････････････････････････････ 74
硝子体手術 ････････････････････････ 71

硝子体手術と白内障手術を同時にする「トリプル手術」
 ････････････････････････････････ 75
小腸のカプセル内視鏡 ･･････････････ 23
小児科 ･･････････････････････････ 114
情報の共有化 ･･････････････････････ 37
小葉 ･･････････････････････････････ 26
初期研修医教育 ････････････････････ 95
褥瘡 ･･････････････････････････････ 142
褥瘡管理者 ･･････････････････････ 143
褥瘡対策チーム ･･････････････････ 142
褥瘡発生率 ･･････････････････････ 143
食物アレルギー ･･････････････････ 106
食物経口負荷試験 ････････････････ 107
助産師外来 ････････････････････････ 83
除痛率評価システム ･･････････････ 145
徐脈性不整脈 ･･････････････････････ 46
自律神経の温存 ････････････････････ 31
心筋梗塞 ･･････････････････････ 44, 50
心筋焼灼術（カテーテルアブレーション） ･･･ 43, 47
神経血管内治療 ････････････････････ 60
神経血管内治療部 ････････････････ 114
神経障害 ･･････････････････････ 72, 73
神経障害で痛みを感じない場合 ･･････ 72
神経内視鏡手術 ････････････････････ 62
神経難病 ･･････････････････････････ 64
神経難病ネットワーク ･･････････････ 64
神経難病の専門相談員 ･･････････････ 65
人工血管置換術 ････････････････････ 54
人工呼吸管理 ･･････････････････････ 87
人工呼吸器管理 ････････････････････ 140
人工弁 ････････････････････････････ 53
人材育成 ････････････････････････ 156

索引

新生児死亡率 ・・・・・・・・・・・・・・・・・・・・・・・ 86
新生児集中ケア認定看護師 ・・・・・・・・・・・・・・ 132
新生児集中治療室（NICU） ・・・・・ 82, 85, 86, 132
新生児搬送 ・・・・・・・・・・・・・・・・・・・・・・・・・ 91
新生児臨床研究ネットワーク ・・・・・・・・・・・・・ 87
心臓血管外科 ・・・・・・・・・・・・・・・・・・・・・・・ 42
心臓病教室 ・・・・・・・・・・・・・・・・・・・・・・・・ 126
心臓弁膜症 ・・・・・・・・・・・・・・・・・・・・・・・・ 52
心臓リハビリテーション ・・・・・・・・・・・・・ 43, 48
診断が難しい症例 ・・・・・・・・・・・・・・・・・・・・ 95
心肺運動負荷試験（CPX） ・・・・・・・・・・・・・・ 49
心拍動下冠動脈バイパス手術 ・・・・・・・・・・・・・ 51
心房細動 ・・・・・・・・・・・・・・・・・・・・・・・・・・ 47
診療情報管理士 ・・・・・・・・・・・・・・・・・・・・・ 157
診療報酬 ・・・・・・・・・・・・・・・・・・・・・・・・・ 156

す

水頭症 ・・・・・・・・・・・・・・・・・・・・・・・・・・・・ 63
スクリーニング ・・・・・・・・・・・・・・・・・ 130, 145
ステロイド性骨粗しょう症 ・・・・・・・・・・・・・・ 99
ステント ・・・・・・・・・・・・・・・・・・・・・・・・・・ 50
ステント内の再狭窄率 ・・・・・・・・・・・・・・・・・ 44
スペシャリスト看護師 ・・・・・・・・・・・・・・・・ 128
3T（テスラ）－MRI ・・・・・・・・・・・・・・・・・ 61

せ

生活の質（QOL）
　　・・・・・ 19, 29, 39, 49, 51, 58, 111, 151
精神的な苦痛 ・・・・・・・・・・・・・・・・・・・・・・・ 39
生体弁 ・・・・・・・・・・・・・・・・・・・・・・・・・・・・ 53
生物学的製剤 ・・・・・・・・・・・・・・・・ 36, 100, 104
生物学的製剤休薬 ・・・・・・・・・・・・・・・・・・・ 101

整容性 ・・・・・・・・・・・・・・・・・・・・・・・・・・・・ 26
セカンドオピニオン ・・・・・・・・・・・・・・・・・・・ 33
ゼネラルリスクマネージャー（GRM） ・・・・・・ 134
全看護師段階別教育 ・・・・・・・・・・・・・・・・・・ 152
穿孔 ・・・・・・・・・・・・・・・・・・・・・・・・・・・・・ 22
全身麻酔 ・・・・・・・・・・・・・・・・・・・・・・・・・・ 68
センチネルリンパ節生検 ・・・・・・・・・・・・・・・・ 27
専門看護師（CNS） ・・・・・・・・・・・・・・ 133, 141
前立腺 ・・・・・・・・・・・・・・・・・・・・・・・・・・・・ 28
前立腺がんのダヴィンチ手術 ・・・・・・・・・・・・・ 29
前立腺がんの治療 ・・・・・・・・・・・・・・・・・・・・ 34

そ

早期大腸がん ・・・・・・・・・・・・・・・・・・・・・・・ 22
造血幹細胞 ・・・・・・・・・・・・・・・・・・・・・・・・ 151
造血幹細胞移植 ・・・・・・・・・・・・・・・・・・ 32, 124
造血幹細胞移植センター ・・・・・・・・・・・・・・・・ 32
総合周産期母子医療センター ・・・・・・・・・・・・・ 86
総合診療医 ・・・・・・・・・・・・・・・・・・・・・・・・ 94
総合診療部 ・・・・・・・・・・・・・・・・・・・・・・・・ 89
総合的疾患活動性指標 ・・・・・・・・・・・・・・・・ 100
僧帽弁閉鎖不全症 ・・・・・・・・・・・・・・・・・・・・ 53

た

胎児治療 ・・・・・・・・・・・・・・・・・・・・・・・・・・ 83
耐性獲得 ・・・・・・・・・・・・・・・・・・・・・・・・・ 107
大腿骨頸部骨折 ・・・・・・・・・・・・・・・・・・・・・ 112
大腸ESD ・・・・・・・・・・・・・・・・・・・・・・・・・・ 23
大腸がん（用手腹腔鏡補助下手術〈HALS〉） ・・・ 31
大動脈狭窄症 ・・・・・・・・・・・・・・・・・・・・・・・ 53
大動脈弁閉鎖不全症 ・・・・・・・・・・・・・・・・・・・ 53
大動脈瘤 ・・・・・・・・・・・・・・・・・・・・・・・・・・ 54

見出し	ページ
ダヴィンチ	28
多系統萎縮症	65
多地点カンファレンス	27
多発性硬化症	65
多発性骨髄腫	32
短腸症候群	139

ち

見出し	ページ
地域完結型医療	112
地域がん連携パス	19
地域連携パス	112
チーム医療	37
中央診療部門	114
超音波検査	93
超早産	85
超低出生体重児	86, 132
超低出生体重児の集約化	87
重複がん	18
直腸がんの括約筋間切除	30

て

見出し	ページ
定位放射線照射	34
抵抗力低下による細菌感染	73
低侵襲性	26
転移性骨腫瘍	35
電子カルテ	158

と

見出し	ページ
動悸	46
動悸症状（頻脈感、脈の乱れ、結滞など）	47
頭頸部がん	34
頭頸部外科	19

見出し	ページ
透析予防	76
疼痛初期アセスメント表（痛みの記録用紙）	144
糖尿病	70, 72, 74, 76, 78, 80
糖尿病教室	71, 78
糖尿病食	78
糖尿病性壊疽の予防	73
糖尿病性腎症	76
糖尿病センター	70, 74
糖尿病透析予防指導	127
糖尿病ネットワーク	79
糖尿病の足病変の危険因子	73
糖尿病の合併症	72
糖尿病の合併症予防	131
糖尿病の放置	73
糖尿病網膜症	74
動脈硬化	52
ドクターズクラーク	156, 157
ドクターヘリ	56, 90, 92, 158
ドクターヘリ出動要請のキーワード	90
ドクターヘリの基地病院	88

な

見出し	ページ
ナーシングスキル	153
内視鏡的粘膜下層剥離術（ＥＳＤ）	22
内視鏡的粘膜切除術（ＥＭＲ）	23
内分泌内科	70

に

見出し	ページ
25Ｇ（ゲージ）システム	74
日常生活動作（ADL）	58
日本磁気共鳴専門技術者	117
乳管	26

索 引

乳がん ……………………………… 26
乳がん看護 ……………………… 133
乳がん看護認定看護師 ………… 27
乳児死亡率 ……………………… 86
乳腺 ………………………………… 26
乳腺MRI ……………………… 117
乳房温存術 ……………………… 26
乳房再建 ………………………… 27
乳房切除術 ……………………… 26
尿失禁の防止 …………………… 29
尿道膀胱吻合 …………………… 28
妊娠中の食生活 ………………… 126
妊娠糖尿病 ……………………… 126
認知症患者のスクリーニング … 66
認知症連携パス ………………… 66
認定看護師 ……………………… 133

ね

粘膜下層 ………………………… 22

の

脳幹腫瘍の手術 ………………… 69
脳梗塞 ……………………… 56, 59
脳腫瘍 …………………………… 34
脳腫瘍の手術 …………………… 69
脳卒中 ……………………… 58, 62
脳卒中ケアユニット（SCU）… 56, 58
脳動脈瘤 …………………… 60, 61
脳内出血 …………………… 56, 62
脳の血流動態 …………………… 117

は

パーキンソン病 ………………… 65
バーチャルスライド …………… 118
肺がん …………………………… 24
敗血症 …………………………… 73
肺静脈隔離術 …………………… 47
肺に優しい人工呼吸管理 ……… 87
肺の部分切除 …………………… 25
バイパス手術 …………………… 54
ハイブリッド手術 ……………… 55
肺や肝臓などの腫瘍 …………… 35
肺葉の切除 ……………………… 24
ハイリスクを抱える妊婦 ……… 84
白血球細胞 ……………………… 120
白血病 ……………………… 32, 120
母親学級 …………………… 83, 151
バルーン療法 …………………… 73
破裂脳動脈瘤（くも膜下出血）… 57
パワードップラー法 …………… 105

ひ

非小細胞肺がん ………………… 25
微小転移 ………………………… 27
泌尿器科 ………………………… 19
皮膚科 …………………………… 70
皮膚・排泄ケア ………………… 142
皮膚病診断 ……………………… 71
ヒヤリ・ハット ………………… 135
病院の新成長プラン …………… 27
病気を抱える妊婦 ……………… 85
美容ケア教室 …………………… 131
標準治療 …………………… 35, 37

188

病棟医	95
病棟看護班	128
病変の浸潤度	23
病理標本	118
病理部	114
頻脈性不整脈	46

ふ

フォローアップ	87
腹腔鏡手術	28
不整脈	46
フットケア	78, 151
フットケア外来	131
フライトナース	129
プロフェッショナル	156
分子標的治療	37

へ

閉鎖不全症	52
閉塞性動脈硬化症	45
弁形成術	52
弁置換術	52

ほ

蜂窩織炎	148
放射性同位元素（アイソトープ）	34
放射性同位元素（アイソトープ）治療	35
放射線治療	27, 146
放射線部	114
訪問診療	65
母子分離	87
母性看護専門看護師	85

母体胎児集中治療室（MFICU）	82, 84, 85
発作性心房細動に対するカテーテルアブレーション	47

ま

マタニティビクス	151
末梢血液像	120
末梢血幹細胞移植	32
末梢血幹細胞採取	124

み

ミキシング	122
脈の乱れ	46

む

無菌室	32

め

メタボ	96
メタボ外来	96
メディコトリム	96, 126
メトトレキサート	101
メンタルケア	40

も

網膜症の硝子体手術	74
目標達成に向けた治療	100

や

薬剤部	114, 122

索引

り
- リアリティ・ショック ······ 153
- リウマチ医療の平準化 ······ 103
- リエゾンチーム ······ 41
- リハビリテーション ······ 48
- リビング・ウィル ······ 66
- 緑内障 ······ 75
- 臨床検査・輸血部 ······ 114, 120
- 臨床工学技士 ME ······ 29, 124
- 臨床工学部 ······ 114, 124
- 臨床的寛解 ······ 100
- リンパ液 ······ 148
- リンパドレナージ ······ 148
- リンパ浮腫 ······ 27, 130, 148, 151
- リンパ浮腫看護外来 ······ 148

れ
- レジメン ······ 37

ろ
- ローターブレーター ······ 45
- ロコモティブ症候群 ······ 97
- ロボット手術 ······ 28

わ
- ワーク・ライフ・バランス ······ 157

A
- ADL（日常生活動作）······ 58
- ALS（筋萎縮性側索硬化症）······ 64, 65
- ASL 法 ······ 117

C
- CGM ······ 80
- CNS（専門看護師）······ 133, 141
- CPX（心肺運動負荷試験）······ 49
- CSII（インスリン持続注入ポンプ）······ 81
- CV ポート ······ 37

E
- EICU ······ 88
- EMR（内視鏡粘膜切除術）······ 23
- ESD（内視鏡的粘膜下層剥離術）······ 22

G
- GCU（回復期病床）······ 86
- GFR ······ 77
- GIST（胃の粘膜下腫瘍）······ 23
- GRM（ゼネラルリスクマネージャー）······ 134

H
- HbA1c ······ 80

I
- ICU（集中治療室）······ 48, 141
- IgE 抗体 ······ 106
- IMRT（強度変調放射線治療）······ 34
- IT ソリューション ······ 158
- IVR（インターベンション・ラジオロジー）······ 60

M
- MEP（運動誘発電位）······ 68
- MFICU（母体胎児集中治療室）······ 82, 84, 85
- MRI ······ 116

N

NICU（新生児集中治療室） ····· 82, 85, 86, 132
NST（栄養サポートチーム） ·········· 126, 138

Q

QOL（生活の質）
············ 19, 29, 39, 49, 51, 58, 111, 151

R

Rapid Response System（院内救急対応システム）
································ 141
RST（呼吸サポートチーム） ················ 140

S

SCU（脳卒中ケアユニット） ············ 56, 58
SPARCS ···························· 39, 158
S状結腸 ······························· 22

T

T2T ································ 100
t-PA治療 ···························· 59

V

VEP（視覚誘発電位） ···················· 68

青森県立中央病院

〒030-8553 青森県青森市東造道2丁目1-1　TEL.017-726-8111
http://aomori-kenbyo.jp/

- ■装幀／久原大樹（スタジオアルタ）
- ■本文DTP／濵先貴之（M−ARTS）
- ■取材／井川 樹
- ■撮影／福士 憲（福士写真事務所）
- ■図版／岡本善弘（アルフォンス）
- ■イラスト／久保咲央里（デザインオフィス仔ざる貯金）
- ■編集協力／山田清美
- ■編集／西元俊典　橋口 環

青森県立中央病院
―― 新しい医療モデルの創造を目指して

2015年7月31日　初版第1刷発行

編　著／青森県立中央病院
発行者／出塚 太郎
発行所／株式会社 バリューメディカル
　　　　東京都港区芝 4-3-5 ファースト岡田ビル5階
　　　　〒108-0014
　　　　TEL　03-5441-7450
　　　　FAX　03-5441-7717
発売元・取材／有限会社 南々社
　　　　広島市東区山根町 27-2　〒732-0048
　　　　TEL　082-261-8243

印刷製本所／大日本印刷株式会社
※定価はカバーに表示してあります。

落丁・乱丁本は送料小社負担でお取り替えいたします。
バリューメディカル宛お送りください。
本書の無断複写・複製・転載を禁じます。

Ⓒ Aomori Prefectural Central Hospital,2015,Printed in Japan
ISBN978-4-86489-033-5